U0189832

综合医院平急转换管理

——卫生应急防控体系构建与操作指引

蒋光峰　李环廷　魏丽丽　孔心涓　主编

中国海洋大学出版社
·青岛·

图书在版编目（CIP）数据

综合医院平急转换管理：卫生应急防控体系构建与操作指引/蒋光峰等主编．— 青岛：中国海洋大学出版社，2022.10
ISBN 978-7-5670-3286-6

Ⅰ.①综… Ⅱ.①蒋… Ⅲ.①医院—突发事件—卫生管理—中国 Ⅳ.① R197.32

中国版本图书馆 CIP 数据核字（2022）第 185265 号

综合医院平急转换管理
——卫生应急防控体系构建与操作指引
ZONGHE YIYUAN PINGJI ZHUANHUAN GUANLI
——WEISHENG YINGJI FANGKONG TIXI GOUJIAN YU CAOZUO ZHIYIN

出版发行	中国海洋大学出版社
社　　址	青岛市香港东路23号　　**邮政编码**　266071
出 版 人	刘文菁
网　　址	http://pub.ouc.edu.cn
订购电话	0532-82032573（传真）
责任编辑	王　慧　　　　　**电　　话**　0532-85901092
电子信箱	shirley_0325@163.com
印　　制	青岛中苑金融安全印刷有限公司
版　　次	2022年10月第1版
印　　次	2022年10月第1次印刷
成品尺寸	170 mm × 230 mm
印　　张	18.5
字　　数	270千
印　　数	1—1200
定　　价	78.00元

发现印装质量问题，请致电0532-85662115，由印刷厂负责调换。

编　委　会

主　　编：蒋光峰　李环廷　魏丽丽　孔心涓

副主编：姜文彬　赵　林　高玉芳　高祀龙　脱　淼

　　　　张　艳　祝　凯　吴　倩　杜忠军

编　　委：（按姓氏笔画排序）

于溪霖　王　刚　王　伟　王　超　孔　雪　叶　敏

田红森　冯　英　朱瑞刚　任蕾娜　刘　霞　刘莹莹

汤继文　许庆超　李　丽　李倩倩　杨海朋　吴　越

谷如婷　张　倩　张丙良　张宏岩　张新伟　邵传锋

范学宾　林　辉　尚全伟　周沛红　赵玉晓　赵雅菲

修　红　娄建坤　贾圣杰　徐　帅　唐雅琳　盖丁凯

盖玉彪　董永珍　董海成　潘月帅　潘世香　魏　明

前言

　　《中华人民共和国传染病防治法》将传染性非典型肺炎、炭疽中的肺炭疽以及新型冠状病毒肺炎（COVID-19）归为乙类传染病，但是按照甲类传染病的要求进行管理。对乙类传染病按甲类传染病管理是一种紧急状态下的管理模式，需要采取下面的方式进行管理：2 h内上报并对确诊患者、疑似患者分类和隔离管理；划定封控、管控区，严格管理传染源；做好医务人员应急动员，提前储备保障物资。

　　按甲类传染病管理的乙类传染病具有传染性强、波及范围广的特点，严重威胁人民群众的生命健康。目前定点救治医院不足，为处置疫情，需要紧急启用备用公立医院，将其作为应急救治场所，基于此编写本书。全书共分四章。第一章主要是对突发公共卫生事件的概述，阐述了突发公共卫生事件的概念、分类、特点、处理措施以及我国在应对急性呼吸道传染病疫情方面的管理举措等。第二章介绍了综合医院在转为定点救治医院时，需要重组管理组织架构，建立应急管理制度及协调联络机制，设计门诊停诊及急诊、在院患者分流方案，进行隔离病区的布局再造与重构等，组建应急救援医疗队并建立人力资源调配体系，重新梳理物资调配及后勤保障体系，同时要做好思想宣传与舆情应对工作，为平急转换结束后迅速复医重建做好准备，等等。第三章针对备用医院应急改建、患者管理、医务人员管理、标本采集、终末消毒、转运、复医等制定切实可行的操作指引，为综合医院平急转换提供实战经验参考。第四章介绍了方舱医院的疫情防控体系构建和具体的操作指引。

本书文字简洁、精炼，内容以具体临床工作为基础，使读者能够正确地处理应急定点救治医院改建过程中所存在的问题，同时，采用流程图的形式清晰地呈现规范的操作流程，实用性与可借鉴性强。

在本书的编写、审定过程中，全体编者根据实际工作现状对书稿内容进行了反复斟酌和修改。医学科学技术在飞速发展，突发公共卫生事件具有不确定性，因此应急管理工作的内容会不断地更新和发展。由于编写人员的水平有限，书中难免有错漏和不妥之处，恳请阅读本书的同仁批评指正！

编者

（青岛大学附属医院）

2022年6月

目录

概 述

第一节　突发公共卫生事件的概念、分类及特点

突发公共卫生事件对公众健康危害大，影响范围广，并且成因多样，治理方式复杂，给国家经济发展和人民群众带来巨大的经济损失和人员伤亡。近年来，突发公共卫生事件的应急管理越来越受到世界的广泛关注，许多国家根据国情建立起较为完善的突发公共卫生事件应急管理体系。

一、突发公共卫生事件的概念

根据我国2003年公布的《突发公共卫生事件应急条例》，突发公共卫生事件是指突然发生，造成或者可能造成社会公众健康严重损害的重大传染病疫情、群体性不明原因疾病、重大食物和职业中毒以及其他严重影响公众健康的事件。

二、突发公共卫生事件的分类

（一）根据发生原因分类

突发公共卫生事件可划分为生物病原体所致的疾病事件、急性呼吸道传染病事件、食物中毒事件、有毒有害因素污染事件、自然灾害事件、意外事故造成伤亡事件和不明原因引起的群体疾病事件。

1. 生物病原体所致的疾病事件

这类事件主要指传染病（包括人畜共患传染病）、寄生虫病、地方病区域性流行、暴发流行或出现死亡，预防接种或预防服药后出现群体性异常反应，群体性医院感染，等等。

2. 急性呼吸道传染病事件

急性呼吸道传染病主要通过飞沫传播和接触传播，具有基因结构变异大、类型复杂、传播速度快、传播途径多、传染性强、人群普遍易感等特点。近年来，典型的急性呼吸道传染病事件包括2003年的严重急性呼吸综合征（SARS）、2004年的甲型H5N1禽流感、2009年的甲型H1N1流感和2019年的新型冠状病毒肺炎（COVID-19，简称新冠肺炎）。

3. 食物中毒事件

食物中毒是指人摄入含有生物性、化学性有毒有害物质后或把有毒有害物质当作食物摄入后所出现的非传染性的急性或亚急性疾病，属于食源性疾病的范畴。

4. 有毒有害物质污染事件

这类事件包括水体污染、大气污染、放射污染等有毒有害物质造成的事件，且波及范围极广。

5. 自然灾害事件

这类事件包括地震、火山爆发、泥石流、台风、洪水等。自然灾害事件不但会造成自然生态环境的破坏，而且会造成人民财产损失以及各种公共卫生问题。

6. 意外事故造成伤亡事件

这类事件是由煤矿瓦斯爆炸、飞机坠毁等重大生产安全事故造成的人员伤亡和财产损失的事件。

7. 不明原因引起的群体疾病事件

这类事件由不明原因所致，公众缺乏对其的防护知识，也没有针对该类事件特定的监测预警系统，使其造成严重的后果。

（二）根据引起事件的原因分类

根据引起事件的原因，突发公共卫生事件可以分为由自然灾害引起的突发公共卫生事件和由人为因素或社会动乱引起的突发公共卫生事件。

三、突发公共卫生事件的特点

（一）成因多样性

突发公共卫生事件的原因多样，包括自然灾害、意外事故、社会安全事件、污染、食物中毒等。

（二）分布差异性

突发公共卫生事件的分布在时间、空间、人群上均有差异。

（三）传播广泛性

我们生活在一个全球化的世界，传染病一旦具备了3个基本流通环节，即传染源、传播途径以及易感人群，就可能在全球范围内广泛传播。

（四）危害复杂性

突发公共卫生事件不但对人的健康有影响，而且对环境、经济和社会都会造成重大影响。

（五）治理综合性

突发公共卫生事件发生后的处理需要在政府的领导下，多个系统及多个部门协调和配合。在处理公共卫生事件的同时，还要注意解决一些深层次的问题，如社会体制机制问题、工作效能问题。

（蒋光峰 李环廷 谷如婷 赵雅菲 于溪霖）

第二节 我国突发公共卫生事件的应急管理

党的十八大以来，我国高度重视应急管理体系建设和应急管理能力提升。党的十八届三中全会明确指出要"健全公共安全体系"，并成立国家安全委员会，统筹协调国家安全工作。党的十九大进一步强调"树立安全发展理念，弘扬生命至上、安全第一的思想，健全公共安全体系"。我国突发公共卫生事件的应急管理不断完善，同时也存在一定缺陷。新冠肺炎疫情既为健全完善我国应急管理体制机制提供机遇，也对我国现行应急管理体系提出挑战。

一、公立医院应急管理转型背景

（一）突发公共卫生事件冲击医疗卫生系统的韧性，医疗卫生系统的应对能力迫切需要提升

现阶段，各国密切关注重大突发公共卫生事件并迫切寻求克制之法。重大突发公共卫生事件具有突发性与不可预知性，严重冲击医疗卫生系统的韧性与应对弹性。公立医院作为国家及省市应急体系中的关键一环以及事件预警及应对的前哨单位，是重大突发公共卫生事件防控的前沿阵地和主要战场。

目前公共卫生应急处置机制对突发事件采取的应对措施相对滞后，传统的医院风险治理策略存在诸多局限，在灾难感知、应对过程中逐渐僵化，表现为医疗资源挤兑、次生灾害频发、地域性收治能力不足、应急功能严重不足等系统脆弱性问题。以新冠肺炎引起的全球疫情为例，在持续两年多流行的形势下，尽管国内外很多医院有足够的准备时间和资源，但部分医院仍难以有效应对新冠肺炎患者激增的情况，难以有效满足非新冠肺炎患者的核心医疗需求。因此，如何提升公立医院的紧急应对效率，以最大化发挥公立医院在应急体系建设过程中的专业优势和价值引领作用，是卫生行政部门和公立医院管理者所关注的重点问题，更是亟待解决的现实性问题。

（二）平急结合视角下应急体系建设可为提升医疗卫生系统的紧急应对效率补充新的思路与路径

新冠肺炎疫情暴发至今，国内外学者开展了较多关于加强医疗机构应急体系建设的研究，但主要聚焦在医疗卫生系统原有韧性的提升方面，如完善管理体制、强化应急队伍建设、使信息畅通以及研制预案。2020年6月2日，习近平总书记在北京主持召开专家学者座谈会，指出要立足平战结合、补齐短板，统筹应急状态下医疗卫生机构动员响应、区域联动、人员调集，建立健全分级、分层、分流的传染病等重大疫情救治机制。

结合突发公共卫生事件往往具有集中式暴发以及负面效应辐射极广的特点，需坚持"平急结合"与"平急转换"同步，这就需要弹性可变的硬件规划、各类医疗救护流程的优化以及医院运营管理的改组谋划等环节的协调。因此，快速、高效地转变公立医院管理职能及常态运行模型，筹建应急备用医院，实现区块化医疗资源的重新分配，合理、有序地实现医院转型，将极大地提升医疗卫生系统的承压能力，保障人民健康安全，打破常规思维，为提升医疗卫生系统的紧急应对效率补充新的思路和路径。

二、突发公共卫生事件处理的基本原则

突发公共卫生事件的应急工作应遵循预防为主、常备不懈的方针，贯彻统一领导、分级负责、反应及时、措施果断、依靠科学、加强合作的原则。

（一）统一领导、分级负责

突发公共卫生事件由于情况复杂，发生范围广，需要国家和各级政府的领导和配合。根据我国2003年颁布的《突发公共卫生事件应急条例》，突发公共事件发生后，国务院和地方各级政府均设立突发事件应急处理指挥部，对突发公共卫生事件的应急处理工作进行统一领导、统一指挥。地方其他部门在各自的职责范围内做好突发事件应急处理的相关工作。

（二）反应及时、措施果断

在突发公共卫生事件发生后，国家立即成立应急处理指挥部，统一指挥和协调各部门开展预防与控制突发公共卫生事件的工作。突发公共卫生事件发生得突然，涉及范围广，如果不及时处理，必然会带来严重的后果，事件发生后及时反应、采取果断的措施是控制突发公共卫生事件蔓延的关键。

（三）依靠科学、加强合作

突发公共卫生事件成因多样、危害复杂，因此在及时、果断地处理的同时要依靠科学的管理，依靠现代科学技术，使突发公共卫生事件的处理科学化，为事件的有效预防提供保障。突发公共卫生事件预防与应急处理工作是一个复杂的系统工程，需要各部门的参与和协作。

三、突发公共卫生事件分级标准

根据突发公共卫生事件的性质、涉及范围及危害程度，可以将其划分为四级，包括特别重大（Ⅰ级）、重大（Ⅱ级）、较大（Ⅲ级）和一般（Ⅳ级）突发公共卫生事件。

（一）特别重大突发公共卫生事件（Ⅰ级）

（1）肺鼠疫、肺炭疽在大、中城市发生并有扩散趋势，或肺鼠疫、肺炭疽疫情波及2个以上省份，并有进一步扩散趋势。

（2）传染性非典型肺炎、人感染高致病性禽流感发生，并有扩散趋势。

（3）涉及多个省份的群体性不明原因疾病发生，并有扩散趋势。

（4）新传染病发生或我国尚未发现的传染病发生或传入，并有扩散趋势，或我国已消灭的传染病重新流行。

（5）烈性病菌株、毒株、致病因子等丢失事件发生。

（6）周边以及与我国通航的国家和地区发生特大传染病疫情，并出现输入性病例，严重危及我国公共卫生安全。

（7）国务院卫生行政部门认定的其他特别重大突发公共卫生事件发生。

（二）重大突发公共卫生事件（Ⅱ级）

（1）在一个县（市）行政区域内，一个平均潜伏期内（6天）发生5例以上肺鼠疫、肺炭疽病例，或者相关联的疫情波及2个以上的县（市）。

（2）传染性非典型肺炎、人感染高致病性禽流感疑似病例出现。

（3）腺鼠疫流行，在一个市（地）行政区域内，一个平均潜伏期内多点连续发病20例以上，或流行范围波及2个以上市（地）。

（4）霍乱在一个市（地）行政区域内流行，1周内发病30例以上，或波及2个以上市（地），有扩散趋势。

（5）乙类、丙类传染病波及2个以上县（市），1周内发病水平为前5年同期平均发病水平2倍以上。

（6）我国尚未发现的传染病发生或传入，但尚未造成扩散。

（7）群体性不明原因疾病发生，扩散到县（市）以外的地区。

（8）重大医源性感染事件发生。

（9）预防接种或群体性预防性服药出现人员死亡。

（10）一次食物中毒人数超过100人并出现死亡病例，或出现10例以上死亡病例。

（11）一次急性职业中毒人数超过50人，或死亡人数超过5人。

（12）境内外隐匿运输、邮寄烈性生物病原体、生物毒素造成我境内人员感染或死亡。

（13）省级以上人民政府卫生行政部门认定的其他重大突发公共卫生事件发生。

（三）较大突发公共卫生事件（Ⅲ级）

（1）肺鼠疫、肺炭疽病例出现，一个平均潜伏期内病例数未超过5例，流行范围在一个县（市）行政区域以内。

（2）腺鼠疫流行，在一个县（市）行政区域内，一个平均潜伏期内连续发病10例以上，或波及2个以上县（市）。

（3）霍乱在一个县（市）行政区域内发生，1周内发病10~29例或波及2个以上县（市），或在市（地）级以上城市的市区首次发生。

（4）一周内在一个县（市）行政区域内，乙、丙类传染病的发病水平超过前5年同期平均发病水平。

（5）在一个县（市）行政区域内发现群体性不明原因疾病。

（6）一次食物中毒人数超过100人，或出现死亡病例。

（7）预防接种或群体性预防性服药出现群体心因性反应或不良反应。

（8）一次急性职业中毒人数10~49人，或死亡人数不超过4人。

（9）市（地）级以上人民政府卫生行政部门认定的其他较大突发公共卫生事件发生。

（四）一般突发公共卫生事件（Ⅳ级）

（1）腺鼠疫在一个县（市）行政区域内发生，一个平均潜伏期内病例数未超过10例。

（2）霍乱在一个县（市）行政区域内发生，1周内发病不超过9例。

（3）一次食物中毒人数30~99人，未出现死亡病例。

（4）一次急性职业中毒人数不超过9人，尚未出现死亡病例。

（5）县级以上人民政府卫生行政部门认定的其他一般突发公共卫生事件发生。

四、我国突发公共卫生事件应急管理的发展历程

我国突发公共卫生事件应急管理的发展历程可以大致分为以下几个阶段。

（一）中华人民共和国成立初期

在那个时期，我国借鉴苏联模式，建立以县、乡、村"三级预防保健网"为核心的公共卫生防疫体系。在中央和地方各级建立起公共卫生防疫机构，各级卫生防疫机构建立相应的应急管理机制，分管各级防疫工作。

（二）改革开放后

改革开放后，我国突发公共卫生事件管理主要采取"救火队"管理，突发公共卫生事件的应急管理体系建设相对滞后，应急管理机制建设尚未健全。

（三）2003年严重急性呼吸综合征暴发后

2003年的SARS使我国开始高度重视突发公共卫生事件的应急管理体系建设。2004年，国务院卫生行政部门设立卫生应急办公室，并在全国各地成立突发公共卫生事件应急指挥中心，负责处置突发公共卫生事件及日常的应急管理工作。2006年，国务院制定《国家突发公共事件总体应急预案》，提出了"中央统一指挥，各地方协同合作治理"的应急处理原则。2008年，构建了"一案三制"的核心框架，建立了突发公共卫生事件应急管理的组织体系、一般程序、法律规范与行动纲领。任何应急管理都不能离开法律法规的保障和支持。SARS暴发后我国先后颁布了《突发公共卫生事件应急条例》《重大动物疫情应急条例》《突发公共卫生事件交通应急规定》《中华人民共和国突发事件应对法》《国家突发公共事件总体应急预案》等法律法规，这标志着我国进入依法治理突发公共卫生事件的新阶段。

（四）2008年至今

2008年至今，我国突发公共事件应急管理体系逐渐完善，突发公共卫生事件应急管理体制已完成5个功能系统的建设，即指挥决策系统、信息管理系统、应急处置系统、物资保障系统和专家咨询系统的建设。这一时期，我国逐渐形成以《中华人民共和国突发事件应对法》为中心、单项法律法规相互配

合的法律体系，以及以国家应急预案为主干、各地方预案为分支的应急预案体系，在中央设置突发公共卫生事件应急管理办公室，在地方各级设置突发公共卫生事件应急管理部门，负责各地区突发公共卫生事件的应急管理。党的十八大以来，我国高度重视应急管理体系建设。党的十八届三中全会明确突出"健全公共安全体系"，并成立国家安全委员会，统筹协调国家安全工作。党的十九届四中全会提出"构建统一指挥、专兼常备、反应灵敏、上下联动的应急管理体制，优化国家应急管理能力体系建设"。这一时期我国突发公共卫生事件应急管理进入法制化、制度化、规范化的发展阶段，未来会不断完善、发展应急管理系统和法律体系。

五、急性呼吸道传染病暴发形势下我国突发公共卫生事件的应急管理

（一）我国急性呼吸道传染病应急管理的进步之处

2019年年底，我国武汉暴发新冠肺炎疫情，引起了全国乃至全世界的重视。在2020年9月8日全国抗击新冠肺炎疫情表彰大会上，习近平总书记指出，新冠肺炎疫情是百年来全球发生的最严重的传染病大流行，是新中国成立以来我国遭遇的传播速度最快、感染范围最广、防控难度最大的突发公共卫生事件。在此次抗疫过程中，我国在党的领导和指挥下，始终把人民的生命安全放在首位，快速启动公共卫生突发事件一级响应机制，实施严厉的管控政策，依靠科学手段不断完善新冠肺炎的防治举措，同时充分发挥社会主义制度优势，走出了一条具有中国特色的抗疫之路。与之前的突发公共卫生事件相比，此次新冠肺炎疫情中我国应急处理的进步之处可以分为以下几点。

1. 处理突发公共卫生事件的能力提高

疫情发生后，党和国家第一时间派出包含院感团队在内的国家工作组，力求精准、快速、高效地应对，组织动员全国各地医务人员奔赴一线，确保救治工作顺利进行。2020年5月，国家发展和改革委员会公布了《公共卫生防控救治能力建设方案》，聚焦新冠肺炎疫情防控救治能力短板，调整和优化医疗资源布局，强化中西医结合，集中力量加强防控能力建设。同时在疫情高风险地区采取"封城"策略，其他省市制定控制人口聚集和流动政策，有效地控制疫情扩散蔓延；根据疫情的严重程度及时调整疫情危机评估等级，灵活地根据

具体疫情制定相应策略。

2. 及时发布疫情信息

突发公共卫生事件的出现会给人民的心理带来一系列的冲击，在这种情形下，媒体的报道起着非常重要的作用，可以安抚公众、引导公众的正确行为。疫情发生后，国家卫健委每日通过官方网站以及各种新闻媒体，报告全国和世界疫情的控制情况，公布每日此类急性呼吸道传染病确诊及疑似患者的新增人数、死亡人数、治愈人数等，使人民及时了解当前疫情的发展状况；政府部门信息公开透明，同时各省市也通过官方公众号等形式，及时向全国人民通报疫情进展。充分利用智能化信息技术帮助病例筛查与追踪，积极为医疗救治和疫情防控提供信息和技术支撑，力求实现疫情信息公开、疫情相关消息传达畅通。

3. 运用互联网实现日常生活服务和疫情防控

疫情期间，为减少人员流动，控制疫情传播，各单位利用互联网线上办公，避免通勤过程中发生感染；学校开展线上授课，使学生在家里就可以学习新知识，同时也提供了新型的教学方式；医院开通线上问诊，减少医院的人员流动，避免交叉感染。全国各地区开通疫情健康码，根据健康码的颜色区分高风险、中风险、低风险人群，并将健康码作为人民出行的依据，为疫情的辨别提供依据。

（二）关于我国突发公共卫生事件应急管理的思考

此次急性呼吸道传染病疫情中我国迅速做出应急处理，展现了中国速度、中国规模。但在这次波及全球的重大突发公共卫生事件面前，我们的应急响应工作仍有很多的进步空间。疫情防控工作既要立足当前，科学精准防控，打赢疫情防控攻坚战；更要放眼未来，总结经验教训，补短板、堵漏洞，该坚持的坚持，该完善的完善，该建立的建立，该落实的落实，完善疫情防控体系机制，健全我国公共突发卫生事件应急管理体系。

1. 突发公共卫生事件应急管理体系尚未完善

尽管我国已经设置了县、市、省等的突发公共卫生事件应急管理部门，但是所成立的应急管理部门只是临时性的机构，难以发挥突发公共卫生事件应急管理部门应有的作用。所以必须设立专门的、常设的应急管理机构，这样才能有效地开展突发公共卫生事件应急管理工作。我国突发公共卫生事件应急管理体系还存在着分段管理、属地管理的现象，各级突发公共卫生事件应急管理机构只负责本地区内的应急管理工作，没有同其他地区进行沟通和协调，影响了突发公共卫生事件应急管理工作的效率。

2. 信息化建设相对滞后

目前我国各类医疗卫生机构都有自己专属的信息系统，但还未实现信息互通互联，使得卫生部门之间、政府及卫生部门之间不能及时共享信息，给疫情的及时监控带来不便。本次急性呼吸道传染病疫情的抗击中，最突出的问题就是重复、繁重的填表任务，它消耗了大量的人力、物力、财力，间接反映了疫情防控中的短板，包括信息化建设不充分、大数据运用意识不强、"互联网+"理念缺乏等。

3. 各级部门应急管理能力欠缺

地方政府的应急管理机构在急性呼吸道传染病的应急管理中，过度依赖上级政府的指挥和决策，本级应急管理办公室缺乏专业性和权威性，难以应对复杂的突发公共卫生事件；各层级应急预案模板化、同质化严重，应急预案缺乏针对性和实用性。各级医院也存在应急管理意识相对较弱、应急管理体系不完善、应急管理队伍不足等问题。

（李环廷　魏丽丽　张　艳　王　伟）

应急管理体系构建

第一节　应急管理组织架构

2002年我国广东发生的SARS迅速扩散至东南亚地区乃至全球，直至2003年疫情被逐渐消灭。从那时起，我国逐步将各类突发事件的应急处理工作提上日程，随后为了预防和减少公共卫生相关突发事件的发生、发展和传播，控制、减轻乃至消除突发公共卫生事件引起的社会危害，相继颁布了一系列法律法规。尤其在2019年年底新冠肺炎疫情暴发以来，为了切实加强和提高应对突发事件的紧急医学救援能力，我国在全国范围内迅速加大了卫生应急队伍建设，增加了应急工作的投入力度，同时依托部分三级综合大型公立医院，建立起一大批区域性应急救治中心，负责全国各地公共卫生应急工作。在疫情防控和经济社会发展面临巨大压力时，政府优先选择多院区办院的大型公立综合医院或集团，赋予"平急结合"功能，将其作为应急备用医院，让其承担定点救治工作。一旦发生重大突发事件，则由政府应急管理部门或卫健委指派专员协助并参与医院成立的党委领导下的公共卫生救治领导组工作，负责统一决策、指挥协调、调度各方力量。医院组织架构和管理模式是灾难应急能力的基础，现将综合医院在应对突发公共卫生事件的过程中尽快转为应急管理组织架构的经验总结如下。

一、建立应急管理组织架构

公共卫生事件发生后，应急备用医院启用并转化为定点救治医院，院党政领导班子立即明确医院转型，形成院级疫情防控指挥体系，按照分工分层次处理应急事务。另外，医院迅速成立公共卫生救治工作组，负责公共卫生救治的指导工作和应急处理的总体管理，同时协助政府部门，指挥和协调全院医疗、院感、护理等相关业务科室共同完成此项工作。公共卫生救治工作组包括医疗救治组、院感督导组、设备物资保障组、后勤保障组和综合协调组（图2-1）。其中，医疗救治组负责组织专家和医务人员对患者进行医疗救治和病情信息统计；院感督导组负责制定医院感染相关工作标准和流程，对医务人员进行院感防护的培训，指导做好全院的各种消毒工作；设备物资保障组负责各种医疗药品、器械、物资供应及储备和医疗救治装备的正常运行和保养；后勤保障组负责保洁、安保、车辆管理、环境整治、病房改造、维修、公共卫生救治小组的日常生活管理；综合协调组负责统筹、协调、安排全院各项与公共卫生救治相关的工作。

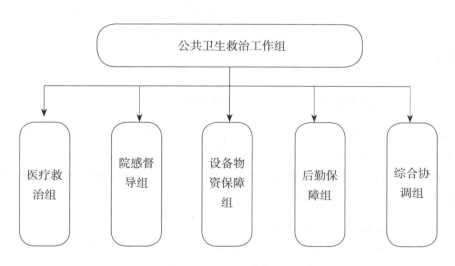

图2-1 应急管理组织架构图

二、详细编制各类应急预案，全面锻造平急结合的应急队伍

应根据国家、省、市相关应急预案，结合医院的现实情况修改与编制公共卫生应急事件总体预案及专项预案，同时做好预案的可行性论证。经反复论证确定预案后，要积极组织培训和演练，不断修订与完善，做到动态管理，坚决杜绝将其束之高阁、不闻不问。依据政府规定的应急备用医院床位规模，按照以老带新的原则建立医院应急医疗队，加强应急队伍管理，由医务部协同护理部、院感部、教育培训部等，多部门共同管理应急队伍的日常事务。应急队员来自医院的各个部门和科室，在没有应急任务时，他们要承担日常的医疗工作，有应急任务时则紧急抽调出来完成应急医疗任务。如何确保有应急任务时能够快速反应、有效应对，关键在平时的培训。为了保证应急队伍的整体力量和水平，医院结合日常医疗工作，制定应急队伍的长效培训机制，定期进行临床急救技能培训、封闭式应急专项培训以及野外应急作战训练等，持续提升应急队员的应急反应能力、医疗救治能力、机动部署能力以及自我保障能力。新冠肺炎疫情暴发后，由公共卫生救治工作组领导负责应急队伍的组织、协调、监管和调用。做到分工明确、各司其职。医院还增加了感染性疾病、呼吸与危重症、重症医学等专业人才储备；有计划地安排应急医疗队的队员到呼吸科与重症医学科轮转与培训，提升应急救治能力，出现平急转换时，应急医疗队员迅速转换为医疗队员。

三、提高全员的应急意识，打造应急文化高地

文化从广义上来说是指人类在社会实践过程中所获得的物质精神生产能力和创造的物质、精神财富的总和；从狭义上来讲指精神生产能力和精神产品，包括一切社会内部的意识形态，以及与之相适应的礼仪制度、组织机构、行为方式等方面的知识与设施。

应急文化则是组织文化的组成部分，是一个国家、民族、区域、社区、单位甚至家庭在应急实践过程中形成的应急意识、应急行为规范、应急价值观以及外化的行为表现等。应急文化对现实生活中人们的应急行为具有长期、持续的影响，甚至具有决定作用。应急文化所作用的群体可以是一个国家、民族、社区、企业、单位、班组、家庭等。重视应急文化建设，将公共卫生安全

提升到社会意识领域，并通过各种教育、培训、实战演习、应急演练来促使应急文化沉淀为人们日常生活中的思想观念，打造应急文化高地。作为区域医疗中心的综合性三级甲等公立医院，应从树立应急意识做起，通过加强教育培训、组织应急演练、开展"技术比武"等方式，提高全员的应急意识，营造浓厚的应急文化氛围。

综上所述，公共卫生救治工作组结合日常医疗工作，制定应急队伍的长效培训、演练、实战机制，定期进行急救技能培训、情景模拟培训，以保证应急队伍的整体力量和水平。另外，应急队伍的应急培训演练要做到常态化、立体化，每季度开展基于仿真的全方位应急流程培训与实景演练，同时会同政府相关部门联动、协同演练，当发生突发公共卫生事件发生时，医院能迅速平急转换，达到就地扩容的目的。

（魏丽丽　姜文彬　张　艳　冯　英）

第二节　应急管理制度及协调、联络机制

为切实提高医务人员依法防疫的自觉性，面对突如其来的急性呼吸道传染病等重大公共卫生事件，我院深入开展了《中华人民共和国传染病防治法》《突发公共卫生事件应急条例》及其相关配套文件的学习活动。公共卫生救治工作组坚持边摸索、边实践、边防治和边总结的工作作风，先后制定了一系列公共卫生应急管理制度及协调、联络机制。

一、完善应急管理制度，科学防治

（一）不断完善隔离病房医院感染管理制度

为做好医院感染控制，保护患者和医务人员的安全，我院公共卫生救治

工作组根据《医院隔离技术规范》（WS/T 311—2009）、《经空气传播疾病医院感染预防与控制规范》（WS/T511—2016）、《新型冠状病毒肺炎防控方案（第八版）》《新冠肺炎定点救治医院设置管理规范》《山东省新冠肺炎疫情防控不同场景医疗卫生人员防护指引》的规定，制定了隔离病房医院感染管理制度。在隔离病房内建立了由科主任、护士长、感控医师、感控护士组成的医院感染管理小组，全面负责隔离病房的医院感染管理工作。同时建立健全各项消毒隔离相关规章制度，涉及病房布局与设施、医务人员的个人防护、消毒措施、手卫生、标本运送、出院患者的卫生处置、职业暴露处置、医疗废物管理等。

（二）建立集中生活驻地卫生防护管理规定

公共卫生救治工作组高度重视医疗救治队员集中的生活驻地的卫生管理，制定了《集中生活驻地卫生防护管理办法（标准操作流程）》，包括上下班流程、防护及房间的消毒管理规定等，为保障医疗救治队员的自身安全打下了坚实的基础。

（三）建立健全应急设备、应急物资储备、信息支持及后勤保障制度

（1）建立依据大数据的各类防护物资、设备等的应急物资储备库，存储基准数量（至少3个月）的防疫物资，同时与供应商做好沟通并签署应急设备与物资紧急供应协议，确保在紧急时能快速获取必需的设备和物资。

（2）建立出入院及医保等信息支持系统平急转换预案，利用现代通信信息化手段，实现院内外信息互联互通。后勤保障预案应涵盖医院封闭后物理硬隔离、基础设施以及无死角的视频监控系统等，定期演练，确保平急转换顺畅。

二、建立信息化应急救治通道及应急管理协调、联络机制

（一）建立信息化应急救治通道，协助患者三级转诊

建立信息化数据平台，迅速整合批量数据资源，快速实现数据共享，定点救治医院对获取的医疗数据资源进行统一管理、规范处置。定点救治医院救治组安排专人负责与当地卫生健康委属地管理人员进行信息对接，保证信息可靠、完整，方便为批量传染病患者集中办理入院登记手续等。

1.坚持首诊负责，强化沟通机制

为加快患者分流，实现"应收尽收、应治尽治"的患者收治要求，"平急

结合"转换后的定点救治医院应当成立每日数据上报小组，将每日患者的收治情况及时向当地卫生行政主管部门上报，保证属地卫生健康委对全市范围内各级医疗机构资源进行合理、有效地调度。通过自下而上的数据上报，保证数据信息及时、准确、完整，从而全面保证市卫生健康委对应急患者进行由上而下的分诊转诊分流。

2. 信息优先，无接触办理入院

传染病患者未到达定点救治医院之前，通过信息化数据共享，定点救治医院联络员利用已掌握到的传染病患者的基础信息，提前为患者办理入院手续，简化入院办理流程，实现无接触办理入院，有效避免因接触而引发的感染风险。

3. 优化信息平台建设，实现患者批量收治

通过对入院收治信息端头升级优化，设置批量患者收治功能。将拟收治患者的信息通过信息化手段批量导入入院系统，实现为批量患者办理入院手续。此功能的实现大大提升了定点医院的收治能力，能够在最短时间内实现收治能力最大化。

4. 入科登记分流，多次调整优化

传染病患者入科后，收治科室医务人员对患者的就诊信息进行多轮次验证，保证患者信息的正确性及完整性。考虑到短时间内收治批量患者，个人信息的不确定性增加，进行身份识别时一定做好沟通、核对。收治病区在正式收治患者前提前将打印好的患者信息一览表放置到患者的床头，方便患者如实填写个人信息。对不能书写的老年患者或患儿，由医务人员床旁问诊后代为填写。如果患者为无民事行为能力个人，需要与患者家属进行电话沟通，第一时间了解患者的基本信息及疾病信息，为后续诊断治疗提供坚实的信息化基础。

（二）建立应急管理协调机制，构建行政多部门合作管理模式

应当全面提升定点救治医院对突发公共卫生应急事件的防控能力，提高定点救治医院的医疗救治能力，着力加强公共卫生应急管理体系建设。突发公共卫生应急事件发生后，为保障备用医院"平急转换"后顺利构建完善的医疗救治体系，根据责任和分工，成立应急救治工作小组。汲取应急患者救治过程中的经验教训，做好应急管理医疗救治工作，全面提升应急管理医疗救治能

力，为人民群众的生命安全保驾护航，需要构建行政多部门合作的管理模式。

为完善应急救治体系，使应急患者救治通道畅通，成立应急医疗救治组，由定点救治医院分管医务管理工作的直属领导担任应急医疗救治组组长。应急医疗救治组根据责任和分工共分为医疗工作组、信息沟通联络组、数据上报组、外围管控组等。

医疗工作组主要负责患者的疾病诊疗，规范诊疗行为，按照最新诊疗规范为患者实施积极、有效的医疗救治工作。该小组由医务管理部主任任组长，各临床科室医疗救治小组组长为组员，共同管理传染病患者的医疗救治工作。医疗内容不仅限于对常规患者的诊疗，还应涵盖对疑难危重患者的多学科会诊、远程诊疗等。每日召开视频会议，视频会议可以采用钉钉会议、腾讯视频等。视频会议内容涵盖每日收治患者的基本情况（在院患者人数，病危及病重人数，入院、出院、分娩、手术、转科患者等）、当前在院患者病情的进展情况、可收治患者人数、下一步工作方向、重点工作内容以及工作中遇到的问题等。如遇到特殊患者，需要逐级汇报患者的病情，院区医务管理部联系专家进行多方会诊后为患者制订下一步诊疗方案。

信息沟通联络组：主要负责同省市级及区级应急指挥部联络，收集患者的入院信息，办理住院手续，协调科室收治患者，在患者住院期间与当地卫生健康委针对患者分诊及转诊问题进行各项沟通协调，在患者出入后收集信息并分级上报，为出院患者办理手续，患者出院后分流处置，等等。

（1）负责患者的信息收集，具体内容包括患者的姓名、性别、年龄、家庭住址、手机号、既往病史等。如果患者为新冠肺炎患者，需要对接最近一次核酸检测日期、核酸检测及抗体检测结果，信息应尽量翔实、全面。

（2）通过信息对接使收治科室了解目前在院患者人数，有效对拟收住院患者进行合理、有效的住院分配。

（3）利用沟通途径（如电话、微信群或钉钉）与收治科室人员进行信息对接。提前将已获得的信息（如转运车辆车牌号、患者人数、患者间是否存在亲属关系、是否有单间隔离患者）告知收治科室。实时共享转运车辆到达时间，给收治科室人员留出准备时间，方便医务人员穿戴防护用品，做好床位分配等工作。

（4）与住院处工作人员核对信息后为患者办理出入院手续。患者入院时需提供姓名、性别、身份证号、手机号、详细家庭住址等信息。上报信息尽量翔实，方便后期对接医保，办理患者医保费用结算。患者出院时需完善患者的医保信息，如医保种类（职工医保、城镇居民医保、省内异地医保、省外医保等），是否购置商业保险，及时为患者办理出院结算。

（5）收治科室医疗救治组组长做出病情评估，认为患者符合出院指征，上报院级医疗救治组，院级救治专家组评定后，认为患者符合出院标准，填报患者出院信息。如患者为新冠肺炎患者，需根据最新的诊疗方案，经出院审查评定后提交出院申请，经院救治专家组核定后确定最终出院患者的名单。

（6）与医疗救治组沟通，提交出院患者名单的最终版，根据患者上报信息，遵循属地管理原则，及时将出院患者的信息提交给区医疗卫生行政主管部门，各主管部门逐级对接接收社区。接收社区做好出院患者的接收工作。社区具备接收条件后安排车辆将符合出院指征的患者转运回社区，进行定向管理。

（7）通过电话沟通、建立专题小组微信群等建立多部门沟通机制，提高沟通效率。通过与安保后勤部协作，保证患者入院及出院时对外围通道的管控，减少人流交叉，保证患者完成转诊后患者出入通道的终末消毒处置。构建患者外出检查预约机制，经感控风险评估后，确定所有预约检查患者的外出检查顺序。患者外出检查期间院感部门与陪检医务人员进行无线通话，对检查全过程进行院感指导，全方位地保证陪检医务人员的安全。患者出入通道均为污物电梯，为提高污物电梯的运行效率、减少交叉感染，通过内部沟通协调，制定污物电梯使用时间序列表，保证了电梯运行的效率及使用人员的安全。

数据上报组：按照传染病患者收治期间相关文件精神，在规定时间内完成各项数据的上报工作。例如，对各类突发传染病，要按照传染病上报要求在规定上报时限内完成上报工作。

细化数据。上报内容既包含工作量内容，如当日在院患者总数、入院人数、出院人数、患者病情及症状分型、儿童数，也包含工作质量数，如一级护理、二级护理、三级护理、吸氧、采血、静脉输液、肌内注射、皮下注射、换药、吸痰、导尿、核酸采集。

上报每日防疫物资、卫生材料、生活用品，根据收治科室的日均消耗量，将科室运行所需物资上报给安保后勤部门。通过电话沟通或微信群等形式提前了解患者对个人物品的需求，将需求提交给外围物资采购部门人员进行定量采购，采购后定向发放给患者。特殊需求无法满足时，需与上级部门及时沟通解决；沟通后仍不能满足者，及时向患者做好沟通工作，以取得患者的谅解。

每日上报定点医院患者的就餐需求，保证患者的餐食供应。提供特殊餐食，满足患者的就餐需求。

上报每日拟出院患者人数。有条件的医院设立出院患者处置室，患者进行淋浴等卫生处置、更换新衣物后方可出院，最大限度地减少接触暴露风险。

外围管控组：外围管控组人员作为定点救治医院运行的保障人员，为定点医院正常运行提供全方位保障工作。外围配送人员按照上报清单将收治科室所需物资配送到科室。配送物品及配送路线需由院感专家在收治患者前规划。收治科室每日产生的医疗废物由安保后勤部安排专人进行定向转运。院感专家应提前设置好医疗废物的转移路线、医疗废物暂存间的位置等。由院感专职人员对参与此项工作的转运人员进行院感知识培训。在日常工作中院感部门仍需通过视频监控对外围工作人员的实际工作、行为进行实时监控，发现问题，立即提出整改意见，保障外围工作人员的安全。

（魏丽丽　姜文彬　杜忠军　王　伟）

第三节　转型期门诊停诊及急诊、在院患者分流方案

当发生急性呼吸道传染病等突发公共卫生事件时，为了能够集中优势医疗资源，合理利用防护设备和物资，采取专门诊疗措施，实现精准施治，尽全力挽救患者的生命，全国各地应按区域划分，根据需要采取应急处置措施。

日常正常运营的医院在疫情防控期间被临时划定为专门收治急性呼吸道

传染病患者的备用医院或定点医院，一旦启用，该类医院需要及时调整原有的诊疗业务，在最短时间内完成门诊停诊及急诊、在院患者分流工作。为了更好地抗击疫情，医院需要立即建立专项工作组织架构，成立公共卫生救治工作组，在最短时间内完成门诊停诊及急诊、在院患者分流、疏散，尽快收治感染患者。为了确保整个转型工作流程顺畅、秩序井然、医治及时，需要设计行动方案，逐步、有序地推进工作。

一、转型期门诊停诊期间就医保障工作

（一）妥善保障患者就医

接到诊治急性呼吸道传染病患者定点医院任务后，医院迅速启动门诊停诊及急诊、在院患者疏散应急预案。医院停诊后，就近指定1~2所医院作为辖区内群众就医的综合保障医院。医院要落实属地责任，在停诊期间，围绕辖区群众医疗保障工作设计工作方案，通过医院官方网站、公众号等媒体发布医院暂停门诊接诊工作的公告，公布咨询电话及医院的网址，方便广大患者进行咨询，并说明将根据省、市、区各级疫情防控指挥部的要求及时向社会公告开诊时间，请广大患者予以谅解。

（二）重点保障特殊患者就医

成立重点保障特殊患者就医工作专班，制定对急危重症、孕妇等特殊患者的应急救治预案，统筹安排好辖区内特殊群众的就医需求。省、市卫生健康委员会安排联络员来负责与定点医院的沟通和联系，配合专班工作，帮助协调解决特殊患者的就医问题。同时对该部分患者做好解释工作，将其合理、就近分流至其他医院就诊，切实解决婴幼儿患者、血液透析患者、肿瘤患者等特殊患者的就医问题。

二、转型期急诊、在院患者的分流与安置

"人民至上、生命至上"，为了能妥善解决分流急诊和在院患者就医问题，需要充分挖掘定点医院区域周边的医疗资源。

（一）妥善安置在院患者

妥善做好在院患者的解释、安置工作。急诊和所有在院患者由各专业科

室医疗组主诊组长评估病情，结合医院各院区、医联体及周边其他医院的现状，进行分类疏散，按病情危重程度、距离优先等原则24 h内完成腾空，为已治愈或好转的患者办理正常出院手续，后期电话随访或通过互联网医院线上咨询。在院患者分流如图2-2所示。

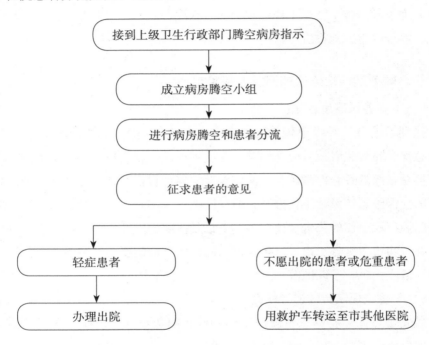

图2-2　在院患者分流图

（二）强化社区卫生服务中心的服务能力

对于部分需要进一步康复治疗的患者，双向转诊至社区卫生服务中心，继续进行康复治疗。医院要发挥人才和学科优势，集中优质资源，组织专家团队，为社区卫生服务中心提供多学科会诊和技术支持，全面加强社区卫生服务中心的技术能力，做好对转诊患者的医疗服务。

（三）加强对重症患者的急救转运能力

安排固定急救车组，负责本区域内急危重患者的急救、转运工作。对于转运分流的危重患者，由相关科室主任和护士长安排相应医务人员护送。将需要专科继续诊疗、手术的患者转院或分流至其他院区（多院区办院的大型公立综合医院或集团医院）继续治疗，对于风险大、情况复杂的病例，则由政府主导实施"一患一策"，迅速解决问题。将患者按照上面的分类进行疏散后，由患者出院随访中心进行追踪随访。

对于突发公共卫生事件，时间就是生命。定点医院按照转型期门诊停诊和在院患者分流方案及时完成停诊和患者分流任务，既可以保障原有住院患者的诊疗安全，又可以确保急性呼吸道传染病患者得到及时诊治，还可以防范院内交叉感染事件，杜绝医务人员的职业暴露，有利于圆满完成转型任务。

（蒋光峰　姜文彬　董永珍　王　超）

第四节　隔离病区环境布局再造与重构

合理的空间布局、流程设置可以最大限度地减少易感人群的潜在暴露风险，因此，合理的建筑布局再造与重构在突发公共卫生事件紧急救治过程中发挥至关重要的作用。各应急备用医院应在当地应急指挥部的指导下，储备一批既能快速接收患者，又能符合"平急结合"需求的隔离病区。隔离病区环境布局再造与重构既是严格落实个人防护、病区环境清洁与消毒等各项防控措施的基础，也是实现在诊治过程中物理隔离传染源的重要举措。

对隔离病区环境布局再造与重构实施"一院一策""一楼一层一策"，对大型公立综合医院或集团医院可集中一个院区进行改造。有条件的医院在整体环境布局中可独立设置感染楼，配备独立的放射、检验、药剂等辅助科室，按照隔离病区的设置规范病区，设置"三区两通道"并配备负压病房、负压手术室等。没有条件的医院可考虑在大楼周围通过设置医用临时板房或医用集装箱，满足辅助科室、负压功能用房等的规范要求。

一、制定隔离病区环境布局再造与重构方案

（一）明确隔离病区环境布局再造与重构的目的与功能要求

在突发公共应急事件发生后，医院进行"平急结合"转型，转换特点为短期和临时。隔离病区环境布局再造与重构应符合国家现行有关标准的规定。再造与重构的目的是进行临时、局部、快速改造。隔离病区环境布局再造与重构应满足传染病医院的医疗流程，应从设计源头上遵循有效控制传染源、切断各种潜在传播风险、重点保护易感人群的基本原则。

（二）隔离病区内部重要建筑的分布、功能和通道以及电梯的设置

隔离病区内部重要建筑包括发热门诊、病区、检查功能科室、各类人员和物品的通道、不同功能和用途的电梯等。

（1）发热门诊应严格落实"三区两通道"的管理，设置在医疗机构内相对独立的区域，设立醒目标识，合理设置患者的出入口及医务人员的专用通道，方便发热患者出入及转运，合理设定清洁物品及污染物品流线，从多方面有效控制院内交叉感染。对患者的诊疗活动应当限制在污染区，污染区的功能设置应满足对发热患者诊疗全流程的需要，实现对发热患者的全流程闭环管理。发热门诊内应配备手卫生设施、消毒设施设备、医务人员防护用品等感染防控相应的设施及设备；发热门诊应严格落实通风管理，可采用自然通风或机械通风，如采用机械通风，需要保障气压梯度流向为清洁区高于潜在污染区、潜在污染区高于污染区，严防气压反流造成感染。在改建发热门诊时，应有"平急结合"的思维，应留有可拓展的空间，如诊疗间、疑似患者留观室。

（2）对隔离病区应严格按照"三区两通道"原则做好区域划分，对"三区"（清洁区、半污染区、污染区）及"两通道"（医护通道和患者通道）应当设立清楚并做好标识。为切实做好医患分流、洁污分流，做到人流、物流界限清晰，并根据医务人员通道、患者通道、洁污物流通道合理设置功能分区，患者、医疗废物和感染性织物的运送用一个出入口，工作人员和清洁物资的运送用另一个出入口。为有效避免院内交叉感染，应严格细化各功能分区管理，在隔离病区内部严格落实双通道设置。医务人员的工作流线走向为从内通道经过缓冲间进入病房，物品从内通道经中间传递箱传递进入隔离病房；对清洁区产

生的垃圾按照医疗垃圾处置，带入污染区统一打包处理。患者、各种标本、医疗废物等均从病区另一端的电梯（污物电梯）到达相应楼层的指定地点。对污物电梯实行运行管控，杜绝污物电梯运送人员与医务人员碰头。

在住院楼外适当区域调运、放置两个全封闭集装箱，定点集中收集感染区的医疗废物。对医疗废物采用双层包装袋进行分层鹅颈式封口，做到定向转运。

检查及检验科室均应按照"三区两通道"原则设置，保证医务人员单向运行。设立相应的功能间，如污染区、一脱间、二脱间、缓冲间、清洁区。有条件的医院应该在楼梯外设立独立的计算机断层扫描（CT）室、检验室等。

（三）隔离病区的床位配置数和病房设置要求

每个隔离病区可设置40～60张病床，病床的排列应平行于有采光窗的墙面。最好将房间设置为单人间，不具备条件的医院每个房间一般放置1～2张病床。平行床间距应大于1.10 m，病床的床沿与墙面的间距应大于0.60 m，病床与病床通道的距离应大于1.10 m；病房应配备包含马桶、洗脸盆及淋浴设施的卫生间；病房门的开口朝向走廊，病房的房门应设置观察窗，方便医务人员观察病情，病房门的宽度应大于1.10 m；抢救室设置在护士站旁；在病房走廊设置防撞设施及靠墙扶手。

（四）隔离病区环境布局再造与重构

应充分了解原建筑的设施、设备，包括通风系统（自然通风、机械通风的运行模式），手卫生设施（上下水系统），厕所的位置与数量，污物处置的空间与设施，门、窗的位置，等等。通过现场实地考察，多组反复论证，在充分考虑各功能区设置的基础上进行隔离病区环境布局再造与重构。停用隔离病区的中央空调、物流传输系统及多余的箱式电梯，关闭厕所的换气扇，将不用的辅助房间进行封孔处理，从细节入手减少院内感染风险。设置必要的隔断，使隔离病区符合"三区两通道"的要求，做到标识清楚、分区明确。

（1）对医务人员与患者应做好物理间隔，分别设置不同的通道（包括垂直交通的楼梯、电梯）。医务人员经医务人员的工作走廊进出病区；入院患者经入院处置后，经过外围走廊（污染通道）进入病房。应对隔离病区的走廊门加装自动闭合器，必要时加装安全门禁系统。

（2）选择既通风良好又有足够空间的场所设立医务人员防护用品的脱摘间。

（3）在所有功能间（如缓冲间、一脱间、二脱间）和病房走廊等加装插线板，为以后安装空气消毒机提供电力保障。

（4）设置脚踏式或自动感式洗手设施，安装错位门及设置隔离衣存放处等，减少卫生处置室的暴露风险。

（5）内走廊墙上需设医护观察窗及单侧开启的传递窗。传递窗为自锁式、双门封闭的，尺寸为600 mm×600 mm×600 mm，为给患者传递食物、药品等提供便利。

（6）为强化学科间交流，为患者提供更优诊疗方案，宜将多学科联合会诊室及远程会诊室设置在隔离病区的清洁区。

（7）增加隔离病区的可视对讲系统，尽最大可能做到病区无死角。没有条件的医院可以在一脱间、二脱间安装摄像头及对讲机，实现实时通话。通过此功能的设置可实现对医务人员防护用品的摘脱全程监督、指导，以便及时发现问题、及时叫停、及时纠正。

（8）具备条件的定点医院可以设置一定数量的负压隔离病区和重症监护病房（ICU）。在出院通道内增设出院患者清洁间，通过对出院患者进行喷雾消毒，最大限度地保证出院患者的安全。

（9）为有效减少不同区域间的空气对流问题，对存在缝隙的建筑的玻璃幕墙及变形建筑进行密封处理。

（10）对需要消毒的位置应安装紫外线消毒灯。为保证紫外线消毒灯的消毒效果，安装高度应距离地面1.8 m。应对紫外线消毒灯设置防误开功能，防止操作不当造成的眼部损伤。

（11）为有效避免交叉感染，对于隔离病区内送风、排风系统应设置从清洁区、半污染区、污染区分区的独立风向。负压隔离病区的换气次数为每小时至少12次，污染区、半污染区的换气次数为每小时至少6次，清洁区的换气次数为每小时至少3次。

（12）对隔离病区进行再造与重构时还要充分考虑到辅助房间，如防护用品库房、仪器设备储存间、清洁消毒功能间、医疗废物暂存间。隔离病区应具备独立的污水处理系统，污水经过消毒处理后排入市政排水管网，经消毒处理后污水应当符合《医疗机构水污染物排放标准》（GB 18466—2005）。应在综合考量的基础上做好病区与检验、检查等医技科室间的有效衔接，做到既便于感染防控工作，又能方便患者，最大限度地实现全程闭环管理。

隔离病区再造及重构必须由多部门联动协作，环境布局及流程优化应包含临床、管理、医技部门的合作，管理部门应涵盖医务、护理、感控以及安保后勤，同时也少不了信息、药剂、检验、放射等部门的积极参与，只有通过多部门的联动协作，才能使再造及重构后病区的建筑布局与流程更好地满足患者的诊疗需要和医务人员防控感染的需要。

二、隔离病区环境布局再造与重构的模式

（一）"三区两通道"模式

严格按照"三区两通道"原则将隔离病区划分为污染区、半污染区和清洁区，在"三区"之间设立缓冲区。严格设定患者进入病区的路线，患者走污染区通道，避免与其他人流交叉。通过制定医务人员内部单向作业路线，强制执行跨区卫生处置，以降低医务人员感染的风险。

（二）"三区两通道"模式的优点

此种模式下各功能分区内房间的设施、设备满足国家相关法规的要求，空间区域划分合理，能够最大限度地降低医务人员暴露的风险，降低医务人员在污染区工作时的劳动负荷，减少防护用品消耗。疫情结束后可直接将隔离病区转换为救治其他呼吸道传染病患者的病区或将隔离病区局部改建后用于经接触或经血传播疾病患者的救治。

三、隔离病区环境布局与构建时注意事项

（1）隔离病区环境布局再造与重构所采用的建筑材料便于擦拭消毒。用隔断进行区域隔断时上达房顶，下至地面，不留空隙。

（2）应把新安装或改建的洗手池升级为脚踏式或感应式。

（3）应在清洁区设立数量合理的医师办公室，原则上每个病区应至少设置1间配有医师工作站、洗手池的办公室。

（4）对于清洁区中医务人员的更衣室、防护用品穿戴室（区）、防护用品储藏室（区）和医务人员防护用品脱摘室（区），需要根据所开隔离病区的数量事先改造、预留充分，并随着病区开放数量的增加，及时进行调整。

（5）如医务人员防护用品穿脱区开放到最大量仍不能满足使用需要，则需要通过错峰上下班等管理手段，以减少医务人员聚集和等候的时间，降低医务人员的劳动负荷。

（6）在清洁区、医务人员防护用品脱摘区新安装洗手池时，洗手池的间距应大于1 m，具有非手触式开关。

（7）在收治患者前应将污染区中不用或可能不用的仪器、设备、物品、一次性高值耗材等封存好，减少在疫情结束后终末消毒的工作量和精密仪器、一次性高值耗材的损耗。

（8）当突发紧急情况时，设置互锁功能的所有门都应能立即处于可开启状态。

隔离病区环境布局再造与重构没有固定模式，改造过程中应根据突发公共卫生应急事件传染病防控的要求，结合被改建医院现有的建筑与布局特点灵活设计和改造，体现"一院一策""一楼一层一策"，使之符合预防患者和医务人员感染的要求，兼顾"平急结合"和降低成本的基本原则。

（蒋光峰　张　倩　董永珍　朱瑞刚）

第五节　物资调配及管理体系

专业的公共卫生救治队伍既具有高水平的医疗技术，也拥有科学调配医疗、救治、生活等方面应急物资的能力，在突发公共卫生事件中起着不可替代的作用。新冠肺炎疫情发生初期，恰逢我国传统的春节假期，由于配套的医疗设备、抢救和防疫物资储备不足，应急调配不顺畅，物流配送受阻，诊疗服务能力严重下降。因此，加强疫情常态化背景下的医疗物资调配管理，对于及时、精准地应对突发性公共安全事件至关重要，也是衡量定点医院现代化管理水平的重要体现。

一、保障物资的准备

按照规范的要求设立独立的防疫物资储备室，同时根据物资的应急救援性质分门别类地准备各项保障物资，配置必需的急救类设备、药物、防护物品、体温检测类物品等。设备物资保障组负责落实具体的物资储备计划，专人管理，定期清点，动态化调配，形成防疫物资和设备应急预案，保障防疫物资供应和设备配置。

二、日常应急设备的维护保养

设备物资保障组负责完善应急设备的使用流程、规范，并设立账目，分级分类管理，使用各应急设备，并保证在应急状态下能够按照既定流程完成应急调配。同时，建立健全应急设备使用、维护、保养的相关管理规定。安排专人定期维护、保养应急设备，保障应急情况下随时可以调配使用。

三、建立健全信息保障系统

从院内紧急呼叫系统着手建立健全全院信息保障体系，目的是实现应急系统情报共享，针对紧急疫情变化快速响应，处置各项事务。医院各职能部门或专业科室均可以实现与其他单位部门间的合作与应急协作，以保障在突发事件的应急处置中快速应答。

四、定期组织物资保障应急演练

制定物资保障相关应急演练预案、流程和规章制度，每年进行1～2次常态化培训和应急演练，以保障应急情况下能够快速调配人力资源、防疫物资，及时配合应急救治。物资供需平衡是理想状态。疫情发生后，需要尽快落实物资调配，使渠道畅通，利用科技手段进一步优化供需平衡，保障防疫物资精准、有效地匹配。在配置物资的过程中，要保证突发的物资需求信息能够被及时、有效地传递，疫情发生地所需的物资种类、数量等信息能够被实时上报至数据库终端，系统会根据最低配置标准和就近原则，智能匹配各项应急防疫物资，保证供需平衡，实行动态调整和优化。

（李环廷　高玉芳　修　红　姜文彬）

第六节　后勤保障管理体系

突如其来的疫情对医院的后勤、物资保障系统提出了颇为严峻的考验。为积极应对疫情相关公共卫生事件防控，医院迅速反应、科学调配，锻炼出了一支"能打、能抗"的后勤应急保障管理团队。

一、构建核心后勤应急保障管理体系

鉴于公共卫生事件的突发性、复杂性及特殊性，目前在疫情防控背景下，医院的医疗属性发生了转变，医院后勤等相关部门的战略使命也发生了转变。提供全天候、多样化的后勤保障服务是定点医院后勤部门的核心使命。为了能完成这一使命，医院要将后勤组织的多层级结构变更为扁平化结构。医院要根据国家疫情防控指导文件以及《新型冠状病毒肺炎诊疗和防控方案》，制定针对后勤全体人员的通用性管理规章制度，构建新型医院后勤管理疫情防控组织。各部门以部门负责人为第一责任人，严格按照要求落实疫情防控各项规章制度。同时，在原有三级组织架构基础上结合公共卫生救治工作组架构进行调整，集中科骨干力量成立后勤保障专项团队（包括设备及工程管理组、防疫物资管理组、后勤人员管理组等），负责物资的调配、保障和设备的日常维修工作。"以点带面"，既集中专业优势，迅速满足应急保障需求；又全面提升后勤保障的管理水平和管理质量，最终确保圆满完成防疫工作。

二、完善应急配套设施

（一）规划隔离观察室

为确保医务人员的安全，在定点医院需要特别规划设计针对医务人员的隔离观察室。其功能定位为发热门诊、预检分诊、紧急救治、核酸检测等一线医务人员隔离、休息的地方，以保障医务人员在抗疫期间能安静地休息，再投入紧张的医疗救治工作中。

（二）确保空调系统运行安全

在新冠肺炎疫情暴发期间，国务院印发了《新冠肺炎流行期间办公场所和公共场所空调通风系统运行管理指南》，指南中对医院空调系统的运行提出了相关标准和规范。按照指南中的相关规范，定点医院的普通区域应停止使用新风系统和中央空调。为了确保区域内空气流通，应该开门、开窗。对于确实需要使用空调的特殊净化区域，可以通过采取以下方式来确保空调系统运行安全。

（1）对所有空调通风系统进行梳理，关闭有空调回风区域的回风扇，可以采用全新风方式。

（2）严格巡查设备，确保空调机组的自控、电机、电气以及灭菌灯等重要部件运转正常。

（3）加强对空气进风口和排风口、凝结水盘、过滤网等的清洁和消毒管理，最大限度地避免污染。

（三）电梯运行

电梯空间小、密闭，人员高度集中，一旦成为传染源，很容易发生传播。工作组制定电梯运行应急预案，固定某一电梯为运送疑似或确诊患者的直梯，落实"一梯一消、专梯专运"。

三、建立标准化动态供应链

对于医院的耗材库房，实行日常精细化管理，以临床需求为导向，以安全为主要原则，以"零库存"为主要目标。对于收治伴有心力衰竭、肾衰竭的急性呼吸道传染病患者的病区，本着以患者为主，降低危重症患者死亡率的原则，及时配备床旁连续性肾脏替代治疗、体外人工膜肺氧合仪等医疗设备，实现物资平衡和确保物资供应链稳定。

四、根据疫情防控的实际需求进行后勤业务流程再造

（一）联合防控，严格控制院内感染

医院后勤管理部门联合院感防控部门对物资、院感防控进行双重监督，综合分析人流、物流动线，合理设置感染防控关键点，并严格管理和控制这些关键点，切实将消毒、杀菌工作压紧、压实。

（二）完善外来物品及仪器、设备的清洁、消毒制度

1. 物品中转站的布局

按照疫情防控要求，在物品中转地周围设置警戒线，以防止非工作人员随意进入。

2. 人员行为的管理

运输人员需持48 h内阴性核酸检测报告，戴医用外科口罩、手套，做好手卫生。接收人员每两天进行一次核酸检测，工作期间必须着工作服，戴一次性外科口罩、一次性帽子、乳胶手套，做好手卫生。

3. 清洁、消毒措施

接收外来物品（包括仪器、设备）后，物品接收人员立即用1 000 mg/L的含氯消毒剂喷洒物品的外包装，消毒处理后再将物品运至外来物品集中存放点或相应科室、部门。

4. 定期对外来物品集中存放点、设施开展环境核酸检测

对物品中转站及外来物品集中存放点开展每两天一次的环境核酸检测。院感专职人员负责环境核酸检测工作。

（三）加强对医疗废物和污水的管理

疫情防控期间，对医疗废物进行分类、处置至关重要。对公共区域的废弃口罩，发热门诊、隔离病房的诊疗活动中所产生的医疗废物，被新冠肺炎患者或疑似感染者污染的物品，均要严格按照相关要求进行处置，同时将感染区域的垃圾纳入医院医疗废物信息化系统中统一管理。

污水的处理需要符合《新型冠状病毒污染的医疗污水应急处理技术方

案》中的相关要求，处理后排放水的水质要符合《医疗结构水污染物排放标准》的要求，规范医疗污水应急处理，确保污水排放达到相关标准。

五、建立安全、可控的环境

医院门诊、医院感染控制、放射科等科室应该积极配合医院后勤部门进行发热门诊、隔离病房、留院观察病房的改造、建立。

面对新冠肺炎疫情，后勤保障应急管理工作经受着重大考验。尤其在新发病例数量激增、缺乏对重大传染性疾病的应急管理经验的情况下，医院后勤保障管理部门秉承"抓重点、克难点"的原则，积极对应急管理体系持续进行优化调整，为医院、社会整体疫情防控工作的落实和推进保驾护航。

（李环廷　赵　林　董永珍　孔　雪）

第七节　转型期医疗队组建及人力资源调配体系

备用救治医院在接到上级转换为定点救治医院的任务后应第一时间成立公共卫生救治工作组，全力进行疫情防控工作。由医院党政领导任总指挥，负责公共卫生救治的指导工作和应急处理的总体管理，统筹医疗救治资源，组建应急医疗队，由医务部协同护理部、院感部、教育培训部等多部门共同管理应急队员的日常事务。

一、组建应急医疗队

（一）应急医疗队

1.普通救治队

护理队员：以病房护士为主，如呼吸内科、消化内科、心血管内科、儿科及外科病房的护士。按照普通病区60张病床设置，床护比要达到1∶0.7，护士至少42人；可以适当配置辅助科室（如门诊、手术室）护士，人数控制在总人数的1/5以内；设置总护士长1名，负责3个病区；病区设置护士长1名，可以由重症医学科、急诊科等科室副护士长担任或有经验的高年资护师担任，下设6个护理小组。

医疗队员：以内科医师为主；医疗队组长应具有科室管理经验，由重症医学科或呼吸与危重症医学科副主任及以上医师担任，最好有相关工作经验；医疗队内至少包含1名呼吸专业或重症医学专业医师，确保能熟练使用呼吸机；按60张病床设置，医护比为1∶3，至少有14名专业医师。

2. 重症救治队

护理队员：以ICU专业护士为主，按ICU病区30张病床设置，床护比为1∶4，需要配置护士至少120人；可适当配置呼吸专业及急诊专业护士，人数控制在1/3以内；设置总护士长1名，可以由护士长担任或有经验的副护士长担任，下设6个护理小组。

医疗队员：以重症专业医师为主，医疗队组长由具有科室管理经验的重症医学科副主任及以上医师担任；医疗队内可以包含呼吸专业、急诊专业或其他内科专业医师，不超过1/2；按30张病床设置，医护比为1∶3，配置医师约40名。

（二）开展传染病相关专业化培训及演练

应急医疗队应准确掌握传染病相关知识。应急医疗队队员必须完成院感防护措施理论及操作培训并且考核合格，方可进入隔离病区污染区。定点医院应制定《急性呼吸道传染病救治理论培训大纲》《急性呼吸道传染病防治演练应急预案》《急性呼吸道传染病防治演练脚本》《急性呼吸道传染病院感防护规范》等文件，针对急性呼吸道传染病诊疗规范、急性呼吸道传染病院感防护、隔离病房制度流程等进行专业化培训及演练。

为确保应急医疗队员严格做好标准预防和分级防护，定点医院感染管理部通过线上、线下方式开展多样多次培训，医院感染管理部专职人员对所有会接触确诊/疑似急性呼吸道传染病患者的医务人员进行专项培训，要求人人掌握防护服的穿脱流程，考核合格后方可开展工作，还要预先培训第一、第二、第三梯队的医护储备员；不定期在微信群、OA平台发布最新的防控知识，要求各科室感控员组织全科人员学习；组织感控专职/兼职人员、感控督导员、重点科室主任和护士长参加医院定期开展的急性呼吸道传染病防控培训，持续提高定点医院应急医疗队员的院感防控能力。

（三）梳理院感管理制度和流程，修订诊疗工作流程

重新梳理定点医院院感防控工作流程和管理制度，制定《急性呼吸道传染病消毒隔离制度》《急性呼吸道传染病医疗废物管理制度》《急性呼吸道传染病发热门诊管理制度》《急性呼吸道传染病隔离病区管理制度》《应急医疗队健康管理制度》等院内防控制度10余个，修订《定点医院发热门诊就诊流程》《应急队员出入污染区工作流程》《患者入院流程》《核酸标本转运流程》《隔离病区终末消毒流程》等定点医院工作流程20余个，制定《隔离病区医师诊疗工作流程》《应急队员驻地管理及上下班操作流程》《应急队员穿脱防护用品操作流程》等10余项流程，加强感染防护措施。

（四）建立感控日志，实时督导，当日反馈，不断优化防护及工作流程

感控专职人员及感控督导员通过远程监控系统对应急医疗队员脱防护服的操作以及污染区的各项工作进行24 h全程、无缝隙监管，在此过程中记录院感相关问题，并通过对讲机或手机进行实时语音沟通与提醒，以一对一指导的方式，对每一位队员的实际工作及操作予以有针对性的培训。要求各病区每日提交病区感控存在的问题及整改措施，做到感控问题日总结、流程日优化，并以图片加文字、视频等方式使全员知晓。

二、建立应急医疗队员动态实时管理机制

按照编组模式建立备用人员梯队，根据疫情动态进展实时调控人力。定点医院应服从上级急性呼吸道传染病疫情防控工作指挥部安排，根据患者的确诊情况陆续启用收治病区，随疫情进展，应急医疗队员可以随时到位，救治病区随时开诊；陆续开放病区，保障急性呼吸道传染病确诊患者被及时收治，同时后方医院的工作可以有序安排。

根据诊疗方案及时为患者行核酸检测，按照出院标准，核酸检测结果转阴后方可出院。根据急性呼吸道传染病患者护理人员的配置要求（床护比

1：0.7），动态调整病区在岗护士人数，病区患者人数低于20人后，医务部门根据病区患者的情况将病区进行合并管理，满足医务人员配比后，及时撤离冗余应急医疗队员，对应急医疗队员实施动态管理。另外，关注应急医疗队员的身心健康及适应能力，实行病区小组负责制，本着保护应急医疗队员的原则，必要时及时通知相关应急医疗队员撤出。

三、明确职责，统一排班原则

（一）护理人员的工作职责及班次安排

1. 工作职责

护理人员负责观察病情、处理医嘱、执行医嘱、书写护理文书以及对隔离病区各区域（清洁区除外）的日常消杀工作。

2. 班次

隔离病区污染区设4 h工作制，因为污染区护理人员穿戴二级防护用品，工作压力大。在清洁区护理人员的工作模式为8 h工作制。污染区护士可将护理内容汇报给清洁区护士，由清洁区护士书写记录。护理交接班及各项护理操作的准备工作均在清洁区完成，减少护士在污染区的工作时间，减少院感机会，减轻工作负荷。

（二）医师的工作职责及班次安排

1. 工作职责

医师负责制定诊疗方案、下达医嘱、书写医疗文书、采集患者的核酸以及清洁区的日常消杀工作。

2. 班次

根据具体医疗工作安排，设置8 h工作制或12 h工作制。污染区医师可将医疗文书内容汇报给清洁区医师，由清洁区医师书写记录。为患者采集核酸的物品准备在清洁区完成，减少工作人员交叉感染的机会，减轻工作负荷。

（三）院感工作人员的工作职责及班次安排

1. 工作职责

院感工作人员负责制定隔离病区医院感染相关工作标准和流程，对医务人员进行院感防护的培训，督导工作人员正确穿脱防护用品，发现问题，及时提醒并协助正确处理突发情况，负责隔离病区各区域环境和物体表面核酸采集工作。

2. 班次

根据具体院感工作安排，可设置8 h工作制或12 h工作制。监督防护服的穿、脱，督导院感措施的落实，对消毒隔离措施提供指导意见，负责污染区环境和物体表面的采样工作。必须在清洁区完成核酸检测的准备工作，减少院感人员在污染区交叉感染的机会，减轻工作负荷。

（魏丽丽　高祀龙　杜忠军）

第八节　应急医疗队队员的健康管理与人文关怀体系

从事急性呼吸道传染病确诊病例救治的医务人员为特定密接人群，对其工作及生活均实行闭环管理。在封闭管理下的医务人员面对高强度、高负荷的工作，还要承受可能被感染的巨大心理压力，医务人员容易出现应激反应，产生焦虑、抑郁等心理健康问题，若医务人员出现身体不适、不良情绪、不良心理，医疗救治工作会受到一定影响，因此闭环管理期间要加强对参与医疗救治的一线医务人员的健康管理及人文关怀，定点医院需建立对应急医疗队队员的健康管理与人文关怀体系。

一、建立个人健康主动上报机制

为了保障应急医疗队队员的持续战斗力，要进行健康监测及疾病的紧急救治。定点医院应在组建应急医疗队后，第一时间成立健康管理小组，每日监测应急医疗队队员（包括医护人员、工勤人员、司机、酒店管理人员等）的体温及急性呼吸道传染病的相关症状；同时紧急成立核酸采集小分队，每日上午固定时间在应急医疗队进驻的隔离酒店为全体医疗队队员采集鼻拭子，完成核酸检测。

健康管理的理念是自己是健康的第一责任人。应急医疗队队员通过小程序主动上报体温及相关症状，健康管理小组负责每日收集所有队员的体温及健康情况，全面掌握队员的健康状况。同时，定点医院应建立"医疗队医务人员疾病紧急救治流程"，若医疗队医务人员出现发热、咳嗽、胸闷、憋气、腹泻、全身乏力、眼部不适等症状，主动上报健康管理小组，由急性呼吸道传染病救治专家组对医疗队医务人员进行线上会诊，提出诊治方案，进行观察或治疗。

二、制定在污染区工作中出现不适症状的紧急应对策略及职业暴露处置流程

为防止应急医疗队队员进入污染区时感染急性呼吸道传染病，应急医疗队队员需要按二级防护要求着个人防护用品（包括N95口罩、帽子、防护服、医用手套、防护面屏、鞋套等），当进行吸痰、气管切开等高风险操作时还要加戴正压头套、手套，穿一次性隔离衣等，从而形成一个相对密闭的空间，加之在污染区工作时间长，应急医疗队队员极易出现器械相关压力性损伤、恶心、呕吐、低血糖、胸闷、憋气、晕厥等不适症状，增加暴露的风险。为保障应急医疗队队员安全，提高一线应急医疗队队员的现场应急处置能力，医院制定相关应对策略及职业暴露处置流程，指导应急医疗队队员预防出现不适症状。

（一）预防器械相关压力性损伤

可将水胶体敷料修剪为合适大小，粘贴于鼻梁部以减轻N95口罩的压力；需要佩戴护目镜时，在双侧面颊部贴大小合适的水胶体敷料；穿防护服，佩戴双层手套，在使用透明胶带将第二层手套粘贴于防护服衣袖前，建议将手背处防护服的衣袖拉平，避免防护服衣袖堆积于手背、拇指处，影响手部的灵活性，压迫手背部神经而导致麻木。

（二）预防恶心、呕吐、腹泻、低血糖

合理安排驻地酒店的送餐时间及班车车次。一线的应急医疗队队员在上班前30 min进餐完毕，不饱餐，不快速进餐，不食产气、油腻、高糖食物，不要空腹进入污染区。应急医疗队队员在轮值夜班班次时，应提前进食清淡、易

消化的食物，避免凌晨发生低血糖。另外，在穿防护服前，组长再次询问队员的身体情况，如队员有不适，不再安排其进入污染区工作。

（三）预防胸闷、憋气、晕厥

关注年轻、无援鄂经历、在定点医院隔离病区工作的应急医疗队队员的心理、性格特征及在污染区工作的状态。在清洁区交接班时合理安排本班次的工作，明确任务；与患者的沟通尽量在清洁区完成。另外，告知应急医疗队队员在污染区工作时，合理使用小推车、治疗车等工具，尽量避免快速蹲起、快步走路、大幅度搬运、大声说话，与患者的沟通尽量为指令性、非语言性的。

三、关爱应急医疗队队员

（一）全面了解应急医疗队队员的人群特征

了解应急医疗队队员的工作年限、文化程度、专业及科室，了解其有无援鄂经历、是否参加过定点医院及隔离病区工作等，因人而异，提前干预，尽早地评估队员的身体及心理状况，识别发生心理创伤的目标高危人群，从信念维度着手，增强队员的信念，激发其内心的自豪感，使其积极地面对急性呼吸道传染病疫情。另外，鼓励队员正视自身的负面情绪，梳理和改变非理性的观念并加以调整。

（二）进一步加强对应急医疗队队员的心理支持

由于急性呼吸道传染病的高传染性及确诊患者病情的复杂性，在临床一线工作的应急医疗队队员遭受着前所未有的心理与生理压力。长期、巨大的心理压力会导致队员情绪不稳定，降低机体机能和工作效率。定点医院应该为队员建立一对一联络人，并邀请心理医师加入，按照医疗队排班开展工作，做到关心但不打扰，在保障队员休息的前提下，动态了解队员的心理状况，激发其救援的自豪感、使命感、责任感，同时关注队员的负面情绪，予以引导和排遣。

（1）通过视频会议、录制视频、钉钉学习强院等方式开展急性呼吸道传染病院感防控知识、防护用品使用、消毒隔离等专项培训；制定穿、脱防护用品的流程，确定一、二、三级防护适用范围，规范应急医疗队队员的防护行为；通过全程监控系统、现场督察的方式对队员进行现场防护指导，确保队员的安全。

（2）安排科主任、护士长定期对应急医疗队队员进行电话慰问并与其沟通，引导队员正确认识疫情发展态势，增加安全感和战胜疫情的信心；另外，安排专门工作人员对接应急医疗队队员，帮助其解决家庭问题，以"用心"换取他们的"放心"，以"爱心"坚定他们的"信心"。

（3）医院心理科或精神科专家向应急医疗队队员提供专业性、针对性的心理辅导，通过音乐疗法、曼陀罗绘画、电话沟通等心理支持方式加强心理疏导，缓解队员的心理压力。

（4）利用微信群实时发布消息，保持沟通顺畅，引导应急医疗队队员进行心理调适；不偏听偏信，保持思想定力，以事实为依据，不信谣、传谣；保持积极、健康的心理状态，通过阅读、娱乐活动、体育锻炼等践行健康的生活方式。

（三）科学安排班次，充分保障应急医疗队队员休息

在应急救治工作中，不应长时间工作或频繁更换班次，也不能采用"持久战"与长时间休息交替进行，过度的紧张和过度的放松容易打乱生物钟及人体的自我调节能力，更加容易出现不适症状。在疫情期间必须合理排班，因为过度疲劳会增加应急医疗队队员被感染的风险，科学安排休息对于队员的健康至关重要。隔离病区队员实行轮班制，每班次4~6 h，保证进入污染区工作的队员有充足的睡眠时间，使每一位队员保持最佳的工作状态，顺利进出污染区并提高工作效率和防护安全性。

（四）多部门协同，给予关怀和支持

定点医院领导要大力支持和关怀，医院多部门协同合作，进一步落实应急医疗队队员的保障制度，为队员提供强有力的关怀和支持。工会小组在疫情期间应深入开展"爱心送暖"活动，解决队员的家庭困难；由第三方公司按标准要求为队员配送一日三餐，饮食荤素搭配，确保营养均衡；采购中心为队员提供充足的生活物资保障。

（魏丽丽　张　艳　刘莹莹）

第九节 急性呼吸道传染病患者救治管理体系

一、为急性呼吸道传染病患者提供差异化管理和救治

（1）在收患者住院前，了解患者的病毒株、性别、年龄、严重程度等，本着"同株同室""不同株单间隔离"的大原则，合理安排患者的病房，便于后续的管理和救治。在后续科学合并病区时，除以上原则外，根据患者的核酸检测结果，在病房内分区域安排患者，把核酸采集进程相同、病毒载量相近的患者安排在相邻病房，在同一病房中形成相对独立的诊疗区域，便于医务人员在同一病房中分区域进行相应诊疗护理活动，避免不同类患者之间的交叉感染。

（2）执行三级医师查房，主要形式有值班医师电话问诊，微信视频视诊，利用核酸检测、CT检查的时机现场查房。对重症患者实行院内专家组会诊制度，每日上午专家组与科主任进行视频连线，了解科室患者的情况，同时予以指导。

（3）执行护理交接班制度，保证护理工作的连续性。建立污染区及清洁区交班记录本，每班次对患者的情况进行交接，内容包括新入院、出院、危重、病情变化、特殊治疗、饮食、药物治疗、医疗处置、核酸采集、心理状况、物资情况、存在的感控问题、明日出院名单、本班未完成工作、下一班需要完成的工作等。

二、为急性呼吸道传染病患者实施优质护理服务

（一）实施友善护理，关注患者的感受

（1）在隔离病区内开展友善护理，做"有温度的护理"。患者入住病房，即可获得一份入院介绍、一套清洁被褥、一套洗漱用品、一部手机、一

包口罩、一包消毒湿巾。患者入住后扫描清洁区医师、护士，污染区医师、护士的群聊二维码，即可实时获得关于住院期间安全注意事项、如何佩戴口罩、开窗通风时间、病房内设施介绍等的音频及视频，减少患者对环境的陌生感，拉近医护患的距离，增加患者内心的安全感。同时医院为每个病区在污染区、清洁区分别配备2部手机，确保工作人员能随时联系，有问题及时解决。对学龄患儿，医院积极与政府部门沟通，为每人配备智能手机，方便进行网课学习，保证停课不停学。

（2）建立医护患微信群，医务人员开展线上服务。护理人员通过微信给患者发送关怀和激励的话语，在防护服上画上爱心、卡通人物，拉近与患者的距离，重点关注患者的就餐、睡眠、用药情况，加强护患沟通，与患者交流沟通或通过微信、互联网讲述有关护理人员的感人事迹，让患者了解护理人员"把危险留给自己，把希望留给患者"的奉献精神，让患者更多地了解、理解护士，从而促进护患之间互相鼓励、支持，增强患者对医务人员的信任感，提高患者的依从性。

（二）多元化、递进式科普宣教，普及疾病及自我防护知识，提高依从性

健康宣教由单一的口头宣教改为多元化、递进式宣教，即医务人员在收集患者信息时注重患者的性别、年龄、教育程度及接受能力等，提供个体化、有针对性的宣教。充分利用微信、互联网的便利性，挖掘信息化优势，一对一推送相关知识，从最基础的疾病知识、传播途径、处理措施、疾病的整体转归情况等方面进行普及、宣教，积极引导患者通过官方媒体获取疫情相关信息，树立患者对呼吸道传染病的正确认识。

另外，开展递进式科普宣教，强化宣教效果。通过微信每日推送对患者日常自我防护的要求、疾病相关知识、垃圾分类知识、核酸检测须知等科普知识；患者外出检查或出院前一天有针对性地推送关于穿、脱防护用品，检查和出院流程的视频，让患者提前了解，减少陌生感带来的忙乱、焦虑、恐惧；在患者外出检查、出院等关键环节，在污染区工作的护理人员逐一检查患者的N95口罩、手套、帽子、鞋套戴或穿得是否合适，隔离衣穿得是否规范，协助高龄患者、幼儿患者、其他活动不便的特殊患者完成规范的个人防护；护理人员在污染区工作时，利用送饭、发药等时机，告知患者佩戴口罩、开窗通风、多饮水、勤洗手，进行强化教育。

（三）注重护患沟通，强化社会支持系统

工作中加强护患沟通，注重非语言沟通技巧的应用，注重护士行为文化，让患者感受到护理人员的"温度"。充分利用治疗或查房时间，密切观察患者的面部表情、肢体细小动作、不经意的眼神等，及时了解患者的心理状态。协助患者与家属沟通，鼓励家属以电话或微信等形式向患者传递亲情、关爱与思念。

（四）引导患者主动参与自我健康管理

（1）建立生活作息表，模拟正常的生活节奏，引导患者主动参与，使在院患者保持正常的生活习惯，结合休息与运动，兼顾身体健康与心理健康，保障患者早日战胜疾病。

（2）制作防跌倒、防坠床、防烫伤、防止挤压伤以及关于用电、用水安全的音频、视频，让患者提前知晓各种安全隐患，预防各类不良事件的发生。

（3）对于无症状患者、轻症患者、有自理能力的患者，引导其主动开窗通风、佩戴口罩、多饮水、洗手等，让其主动参与自我健康的管理，同时增加其活动量，在一定程度上预防深静脉血栓的发生。

（五）出院患者的管理

在患者出院前一天，应急医疗队主管医师应告知患者拟明日出院，打印出院记录并告知患者在出院后需要注意的事项，可以拍照后通过微信发送给患者。护理人员推送佩戴口罩、七步洗手法、开窗通风、行李处置、药物服用方法等视频，对于高龄患者予以现场指导。

（孔心涓　高祀龙　潘世香　徐　帅）

第十节　急性呼吸道传染病普通患者的护理

按甲类传染病管理的乙类急性呼吸道传染病具有高致病性、高传染性，病情严重的患者死亡率高。有效落实院感防控措施，加强救治管理和临床护理工作，可以有效降低患者的死亡率。依据患者的症状及临床表现将患者分为轻型、普通型、重型和危重型，轻型患者和普通型患者的临床护理措施一致。

一、急性呼吸道传染病的防控

对于确诊或疑似急性呼吸道传染病的患者必须在第一时间进行隔离；对于患者所经过的场所必须用空气消毒剂进行消毒，注意开窗通风，增加病房的空气流通，非必要不使用空调。必须外出的患者则应主动配戴口罩，避免去人多、拥挤的场所。急性呼吸道传染病的患者应注意饮食的营养配比，增加饮食量与饮水量，同时加强体育锻炼，增强机体的免疫力；在春季等传染病高发季节，应适当服用板蓝根及感冒冲剂等抗病毒药物，并按照规定及时接种肺炎疫苗或人血丙种球蛋白，通过增强机体的免疫力来提升对呼吸道传染病的抵抗能力。

二、严格执行隔离制度

应尽快把确诊或疑似传染病患者隔离在固定场所，以避免大范围传播。并通过物理或化学消毒法，进行场所的空气消毒及物品表面消毒，清除或杀灭人体表面及其周围环境中的病原体；对于接触过患者的物体（如患者的排泄物、医疗用品或个人的生活用品）必须进行消毒处理，之后再丢弃或复用，严格执行医院的传染病消毒隔离规定。

传播途径疾病的隔离预防措施如下。

（一）空气传播的隔离与预防

空气隔离适用于已经确诊或可疑的经空气传播的疾病，如肺结核、水痘、麻疹。预防经空气传播的疾病需要在标准预防的基础上，采取空气隔离措施。

具体措施如下。

（1）应把患者安置在负压病房内，尽可能单间隔离，无条件时可安排同种呼吸道感染疾病患者于同一房间。诊疗工作应有计划，集中治疗、护理，降低出入频率。

（2）没有负压病房时，应将患者安置在独立的、通风良好的隔离区域内，达到区域隔离预防的要求。单间隔离病房中两张病床之间距离大于1 m，对不同种传染病患者分室安置，严格进行空气消毒。在各区安装符合手卫生要求的手卫生设施。

（3）无条件收治时，应尽快将患者转送至有条件收治呼吸道传染病的医疗机构，并注意转运过程中对医务人员的防护。

（4）当患者病情允许时，应戴外科口罩，并限制其活动范围。

（二）飞沫传播的隔离与预防

飞沫隔离适用于确诊或可疑感染经飞沫传播的疾病，如百日咳、白喉、病毒性腮腺炎、流行性脑脊髓膜炎。在标准预防的基础上，还应采用飞沫传播隔离预防。具体措施如下。

（1）对传染病患者或可疑传染病患者单间隔离。无条件时，可将相同病原体感染的患者安置于同一间病房。

（2）应限制患者的活动范围，减少转运；需要转运时，医务人员应注意防护；患者病情允许时，应戴外科口罩，并定期更换。

（3）可能的情况下患者之间、患者与探视者之间的距离保持在1 m以上，探视者戴外科口罩。

三、感染防护与管理

（1）患者住院期间佩戴医用外科口罩。

（2）应分区域安置疑似病例或确诊病例，谢绝探视。

（3）严格处理患者的呼吸道分泌物、排泄物、呕吐物等。用含吸水成分的消毒粉、漂白粉或一次性吸水材料完全覆盖大量污染物后，浇上足量的5 000 mg/L～10 000 mg/L的含氯消毒剂，作用30 min以上，清除干净。清除过程中避免接触污染物。对患者的排泄物、分泌物、呕吐物等用专门容器收集，用20 000 mg/L的含氯消毒剂，按粪、药比例1∶2浸泡消毒2 h。

四、生命体征的监测与患者的护理

（1）严密观察患者生命体征的变化，监测临床病情。对于患者的意识、生命体征的变化进行严密的监测，主要包括持续的心电监护、血氧饱和度监测、中心静脉压监测等项目。护理人员对于患者的痰液的颜色及量、尿液量与大便量进行观察和记录，同时注意患者的口唇处是否发绀，注意保证机体的水、电解质以及酸碱平衡。一旦发现患者的体温超过38℃，则应立即通过冷敷或酒精擦浴、温水擦浴的方式进行降温，并遵医嘱予以必要的解热镇痛药物；当患者伴随低氧血症或呼吸衰竭时，应及时采取氧疗、无创通气或机械通气等治疗手段，并给予针对性机械通气护理及管道护理。重点监测体温，呼吸节律、频率和深度及血氧饱和度等。

（2）对发热患者根据医嘱给予退热处理。

（3）使用退热药物后应密切监测体温的变化和出汗情况。

（4）使用无创呼吸机辅助通气，应按医嘱调节吸气压力、呼气压力和吸氧浓度等参数。

（5）对行气管插管或气管切开，建立人工气道的患者，护理人员需要在实施三级防护措施下，采用密闭式吸痰，做好人工气道管理。

五、病情观察与护理

（1）观察患者的生命体征、意识及全身症状，如全身肌肉疼痛、乏力、食欲下降。

（2）观察患者咳嗽、咳痰、胸闷、呼吸困难及紫绀的情况。

（3）遵医嘱实施氧疗，并观察治疗效果。氧疗装置专人专用，防止交叉感染。

（4）重症患者记录24 h出入量，观察呕吐物，观察大便的次数、性质和量等。

（5）遵医嘱按时、按剂量正确给药，注意观察药物的不良反应。

（6）对生活不能自理的患者，做好日常护理。

（7）做好患者的健康指导，保证充分的睡眠、营养等。

（8）落实皮肤护理，做好压力性损伤的预防与护理。

（9）预防并及时发现患者的并发症，遵医嘱正确实施护理措施。

六、营养支持与管理

患者住院期间生活行为、饮食改变。发烧患者会消耗大量的营养，患者摄取的营养不足，会造成患者身体中的营养物质（如蛋白质）严重流失，因此，应当给患者提供营养丰富、易消化、清淡的食物。

（1）忌辛辣刺激、含防腐剂以及重盐的食物，如辣椒、腌制食品。因为重盐、辛辣刺激的食物会对支气管造成严重的刺激，继而使支气管的反应变大，从而使患者的心悸、喘息、呼吸急促以及咳嗽等一系列呼吸系统症状加剧。

（2）患者可以多食用一些蛋白质含量高的食物，如豆制品、家禽、瘦肉以及肝，通过摄入这些食物使体内的热量增加，提高免疫力。消化功能较差的患者应当少食多餐。

（3）多食用富含钙、维生素C以及维生素A的食物。富含钙的食物对提升人体气管抗过敏能力有一定的效用，代表食物有芝麻酱、青菜、猪骨以及豆腐等。富含维生素C的食物在预防感冒以及抗炎、抗癌方面具有较大的作用，代表食物有青椒、大枣以及番茄等。富含维生素A的食物具有润肺的功效，并且能够对气管发挥保护作用，代表食物有韭菜、蛋黄、南瓜、猪肝等。

（4）患者应多喝水，缓解出汗以及喘憋等造成的水分流失情况。

七、特殊用药护理

新冠肺炎是由新型冠状病毒引起的急性呼吸道传染病，可经过飞沫、气溶胶、密切接触等途径在人群中快速传播，对人的感染能力很强，其高效的播散方式、严重的感染风险、难以预测的流行时间对人类造成了严重的影响。西医治疗该疾病时，以抗病毒、抗感染、对症处理为主。中医认为新冠肺炎属于"疫病"范畴。国家卫生健康委员会颁布的《新型冠状病毒肺炎诊疗方案（试行第六版）》中指出，根据实际情况合理使用清肺排毒汤救治轻型、普通型、重型患者。在定点医院的新冠肺炎患者的救治中，经过医疗专家组的会诊，对所有患者均严格遵照国家卫生健康委员会颁布的《关于新型冠状病毒肺炎防控方案》开展治疗，实施抗病毒治疗，治疗继发细菌感染，实施免疫调节、呼吸支持以及对症治疗等综合治疗，同时结合使用金花清感颗粒（无症状患者）、连花清瘟颗粒（14岁以下轻症患者）、清肺排毒颗粒（成人轻症患者）以及清肺排毒汤（成人轻症患者），收到较好的临床疗效。

隔离病房相对封闭，护患沟通形式不同于正常情况，需要护理人员根据患者的年龄、文化程度等提供个性化的用药指导，督导患者按时、按量服药，保证治疗效果。主要用药护理方法如下。

（1）制作纸质版、视频版、语音版用药温馨提示，将后两者点对点推送给患者。

（2）制作口服特殊用药的执行记录单，做到服药前双人"三查八对"，患者服药时为其录制视频或拍照，由污染区及清洁区护士确认患者已服药。

（3）通过打电话、现场询问等方式，观察患者有无用药后的不良反应。

（4）告知患者药物的作用、不良反应，取得患者的理解和配合，让患者主动参与住院期间的用药安全工作。

八、心理评估与支持

（1）评估患者的认知改变、情绪反应和行为变化，给予患者心理调适等干预措施。

（2）提供连续的信息支持，消除患者的不确定感和焦虑。

（3）提供恰当的情感支持，鼓励患者树立战胜疾病的信心。

发生急性呼吸道传染病的患者往往被施以隔离治疗，因此易产生孤独、焦虑及恐惧的负面心理，这些心理都不利于机体免疫力的增强。这就要求护理人员必须在患者入院初期便对患者的心理状态进行评估，掌握每位患者的具体心理状态，以便进行针对性的个性化护理。一些患者对于治疗的效果存在一定的忧虑，担心在治疗之后出现副作用，或是担心无法治愈，心绪较为低沉，治疗信心不强。医务人员应在患者住院期间积极向患者及其家属宣教相关疾病知识，使者及其家属对疾病的发病机制、治疗明细以及相关的注意事项有进一步的认识及了解。在患者准备出院时，医务人员应当嘱咐患者在缓解期保持心情舒畅，定期到医院复诊，并做好自我防护。

九、健康教育

（1）患者入院时应对其进行疾病的知识与注意事项的宣教。根据患者的疾病种类以及治疗方法，制订相关的教育计划，让患者对疾病知识有进一步的了解。可以将相关的疾病知识、用药说明以及健康知识制作成小手册，然后将手册发放到每一位患者及其家属手中，让患者积极阅读。此外，医务人员可以在旁边指导，详细地解答患者的问题；也可以举办健康教育讲座，选择一个特定的时间组织患者听讲座，在讲座上向患者传授疾病知识以及健康知识，使患者对疾病有更加全面的了解。叮嘱病患在日常生活中注意劳逸结合，尽量不要抽烟、喝酒、熬夜，保持规律的生活作息，进行适度的体育活动，以增强自身的免疫力。

（2）稳定期主要通过健康宣教的形式，叮嘱患者保持良好的生活习惯、卫生习惯、饮食习惯与作息制度，帮助患者调整心理状态迎接出院。

（3）患者出院指导：公共场合佩戴口罩，勤洗手，增强免疫力，做好个人防护。

（魏丽丽　高祀龙　王　刚）

第十一节　急性呼吸道传染病重症患者的护理

急性呼吸道传染病重症患者在发病一周后出现呼吸困难和/或低氧血症，气促，呼吸频率（RR）>30次/分钟，静息状态下经皮动脉血氧饱和度<93%，动脉血氧分压（PaO_2）/吸氧浓度（FiO_2）<300 mmHg[①]。严重者可快速进展为急性呼吸窘迫综合征、脓毒症休克、难以纠正的代谢性酸中毒和出凝血功能障碍及多器官功能衰竭等，应尽早收入ICU治疗。

---

① 毫米汞柱（mmHg）为废弃单位，但医学上仍习惯使用。1 mmHg=0.133 kPa。

一、无创机械通气的护理

（一）评估

治疗指征：接受高流量湿化氧疗或经面罩氧疗1~2 h，氧合达不到治疗要求，呼吸窘迫无改善；或治疗过程中低氧血症和/或呼吸窘迫加重；或氧合指数为150~200 mmHg。

停用指征：使用期间定期做好监测及评估病情，治疗1~2 h，血氧饱和度（SaO_2）维持在94%~98%，呼吸窘迫情况改善说明有效。$FiO_2 \leqslant 40\%$，SaO_2持续高于98%，说明病情明显改善，宜改用高流量湿化氧疗或经面罩氧疗。

（二）操作流程

无创通气护理的操作流程如图2-3所示。

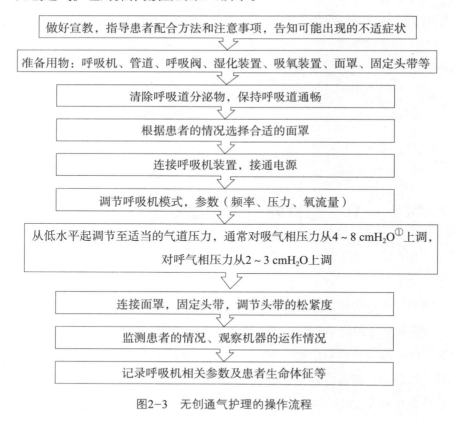

做好宣教，指导患者配合方法和注意事项，告知可能出现的不适症状

准备用物：呼吸机、管道、呼吸阀、湿化装置、吸氧装置、面罩、固定头带等

清除呼吸道分泌物，保持呼吸道通畅

根据患者的情况选择合适的面罩

连接呼吸机装置，接通电源

调节呼吸机模式，参数（频率、压力、氧流量）

从低水平起调节至适当的气道压力，通常对吸气相压力从4~8 cmH$_2$O[1]上调，对呼气相压力从2~3 cmH$_2$O上调

连接面罩，固定头带，调节头带的松紧度

监测患者的情况、观察机器的运作情况

记录呼吸机相关参数及患者生命体征等

图2-3　无创通气护理的操作流程

---

[1] 1 cmH$_2$O=0.098 1 kPa。

（三）护理要点

1. 连接器选择

重症/危重症患者多需要用口鼻面罩或全脸面罩，老年患者或无牙的患者的口腔支撑能力较差，应该用全脸面罩，如使用口鼻面罩，应将假牙戴上。佩戴面罩时，建议在吸氧状态下连接面罩，摆好位置并调节好头带的松紧度后，再连接呼吸机管道，避免在较高的吸气压力状态下佩戴面罩而增加患者的不适。

2. 参数设置

选择双相气道正压（BiPAP）模式，首选S键［压力支持通气（PSV）］或S/T键［压力支持通气/压力控制通气（PSV/PCV）］，推荐吸氧流量5～10 L/min，呼气相压力（EPAP）从4～6 cmH_2O开始逐渐增大，EPAP调节兼顾改善低氧血症和患者的依从性，不宜超过10 cmH_2O；吸气相压力（IPAP）调节以改善患者的呼吸窘迫为原则，高压与低压之差≥4 cmH_2O。呼吸窘迫明显或呼吸频率持续高于每分钟30次，可在密切观察条件下适当应用镇静剂。

3. 保证有效通气

经常检查是否存在漏气并及时调整面罩的位置和固定带的张力，避免明显漏气。

4. 主动加热湿化

推荐使用主动式加热湿化器，不推荐使用湿热交换器（HME）。

5. 临时脱机护理

因进食或其他需要而脱机时，必须先停机，再取下面罩，减少气溶胶传播。

6. 排痰护理

给予适当的化痰药物以松解痰液，鼓励患者间歇主动咳嗽排痰，必要时可吸痰。

7. 皮肤保护

在无创正压通气（NPPV）之初即贴上皮肤保护膜，选用形状、大小合适的面罩，摆好位置，调节合适的张力，间歇松开面罩或轮换使用不同类型的面罩，有利于避免皮肤损伤。

8. 避免胃胀气

在保证疗效的前提下，避免吸气压力过高（≤25 cmH$_2$O），必要时可行胃肠减压。

9. 避免误吸

避免反流、误吸风险高的患者使用NPPV，避免饱餐后使用NPPV治疗。采取适当的头高位或半卧位和应用促胃动力药，也有利于减少误吸风险。

（四）常见并发症及处理

1. 气压伤

严密监测患者的神志、血压、心率、呼吸次数、经皮动脉血氧饱和度（SpO$_2$）、呼吸机参数，发现气胸、皮下气肿，及时通知医师进行处理。

2. 通气过度或通气不足

定时监测血气分析和电解质，及时调整呼吸机参数，重视呼吸机报警信号，及时查明原因并处理。

3. 呼吸机相关性肺炎的预防

定期给患者进行口腔护理，保持口腔清洁；对气管切开患者切口处的纱布每日更换2次，分泌物多时随时更换，保持纱布清洁、干燥，并经常检查伤口及周围皮肤有无感染；每周更换呼吸机管路；加强呼吸道管理，严格无菌操作。

4. 其他并发症

其他并发症如呼吸道梗阻、氧中毒、低血压，需密切监测机械通气患者的生命体征。

二、有创机械通气的护理

（一）评估

治疗指征：高流量湿化氧疗或无创正压通气治疗1~2 h，氧合达不到治疗要求、呼吸窘迫无改善；或治疗过程中发生低氧血症和/或呼吸窘迫加重；或氧合指数<150 mmHg。建议首选经口气管插管，若插管1周或预计超过1周仍不能拔管，宜及早行气管切开。

（二）护理要点

1. 参数设置

首选定压型通气模式，如压力辅助/控制通气（P-A/C）、定压型同步间歇指令通气+压力支持通气（P-SIMV+PSV）、双相气道正压（BiPAP）通气。首选以小潮气量（4~8 mL/kg理想体重）为核心的保护性通气策略，推荐控制通气时的平台压≤35 cmH$_2$O，有稳定自主吸气触发时平台压≤30 cmH$_2$O；呼气末正压（PEEP）通气以改善低氧血症，且不明显升高平台压为原则，一般PEEP为10 cmH$_2$O左右，PEEP不宜大于等于15 cm H$_2$O。病情明显好转后逐渐转为自主性通气模式，如PSV。

2. 撤机指征

急性呼吸道传染病主要引起肺实质病变，故PEEP≤5 cmH$_2$O、FiO$_2$≤40%说明已符合或基本符合撤机条件，宜评估后及早撤机；若有其他心、肺、脑合并症或并发症，宜进一步评估后撤机。若符合撤机条件，患者能有效咳痰，精神状态基本稳定，宜及早拔管。采用有创-无创序贯机械通气策略辅助撤机。

三、人工气道的管理

（一）人工气道的固定

1. 气管切开的固定流程

气管切开的固定流程如图2-4所示。

2. 气管插管的固定流程

气管插管的固定流程如图2-5所示。

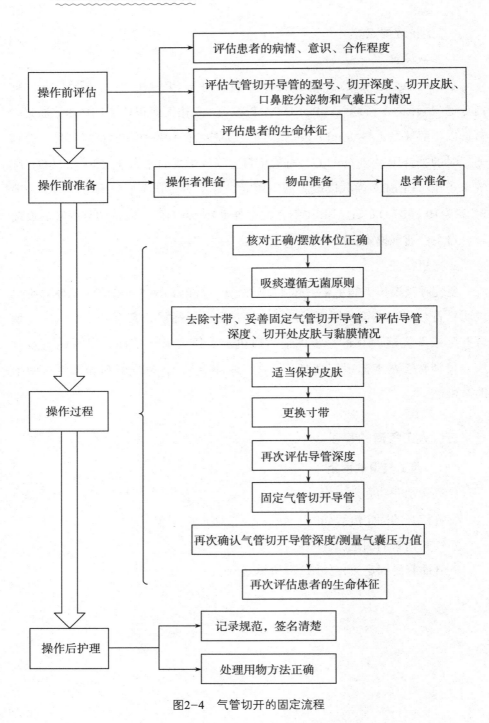

图2-4　气管切开的固定流程

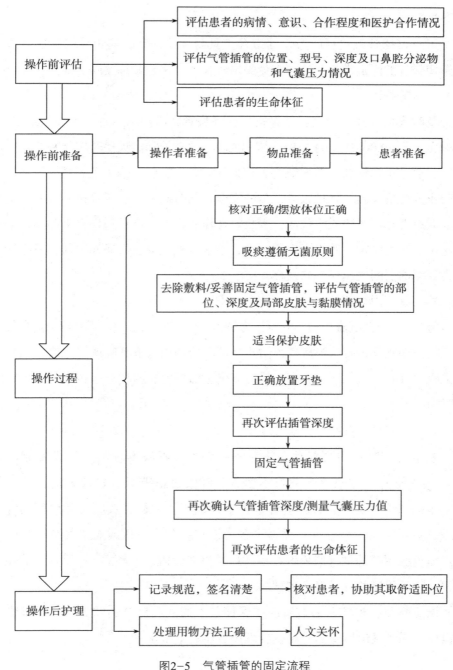

图2-5　气管插管的固定流程

（二）护理要点

1. 妥善固定

可对口插管者选择胶布、寸带等工具与牙垫固定，避免导管滑脱。应给气管切开者的固定带打死结，避免脱出，并注意保护颈部皮肤。

2. 吸痰护理

及时评估，按需吸痰。选择密闭式吸痰管，吸痰前后各给予纯氧2 min，吸引压力为-0.06 ~ -0.04 MPa，吸引时间不超过15 s。吸痰时应严密监测生命体征、痰液量和性状。若血氧饱和度低于90%，应立即停止吸痰并给予纯氧。为防止分泌物飞溅，保护医务人员的安全，同时避免中断呼吸机而影响气道湿化，对患者采用密闭式吸痰法，吸痰时动作要轻柔，避免损伤气管黏膜，避免引起患者频繁咳嗽。若患者反应较大，咳嗽剧烈，应立即通知医师，避免气道压力骤增而引起气压伤等并发症。

3. 气囊压力监测

每4 ~ 6 h监测气囊压力，气囊压力维持在25 ~ 30 cmH$_2$O。不推荐为避免气道黏膜损伤而常规进行气囊放气，防止咽部滞留物误入下呼吸道。建议采用带套囊上吸引装置的人工气道，定时吸除气囊上滞留物，必要时行持续气囊上分泌物吸引。

4. 人机对抗的观察与处理

人机对抗时可出现躁动不安、呼吸困难、呼吸不规则、心率和血压波动、SpO$_2$下降、呼吸力学波形不稳定、呼吸机报警等。处理方法：首先保证基本的氧合和通气，以简易呼吸器辅助通气，积极寻找原因并进行相应的处理。对于突发紧急情况，需考虑张力性气胸和大气道或人工气道堵塞的可能。慎重应用镇静剂与肌松剂，以防掩盖真实原因。

5. 呼吸机相关性肺损伤的预防

设定呼吸机模式及参数时应在保证基本通气和氧合的前提下，尽量降低气道压，限制气道压骤然升高，合理设置压力上限水平。

6.呼吸机相关性肺炎的预防

规范操作，严格执行无菌操作和手卫生。对重复式呼吸回路每周更换，对一次性使用呼吸回路每2周更换。呼吸机管道一旦被污染，需及时更换，必须及时倾倒管道中冷凝水。使用含氯己定的口腔含漱液，配合专用护理用具每6～8 h行口腔护理。采用半卧位30°～45°。对气道内分泌物进行定期培养以监测病原及菌群变化。有条件的单位可在病室内放置空气净化装置。

四、俯卧位通气的护理

对于急性呼吸道传染病患者，除防护方面的特别要求外，呼吸支持是主要治疗手段之一，其中，俯卧位通气已成为对急性呼吸道传染病患者肺保护性通气策略的重要组成部分。

俯卧位通气可以减少通气/血流异质性，增加膈肌附近重力依赖区肺泡通气，增加气道分泌物引流，从而改善接受机械通气的急性呼吸道传染病患者的肺功能。根据中华医学会重症医学分会重症呼吸学组制定的俯卧位通气治疗规范化流程，医师、呼吸治疗师、护士组成团队，在做好防护的前提下规范实施俯卧位通气操作，是保证患者和医务人员安全所必需的。

（一）操作前的准备

为急性呼吸道传染病患者进行俯卧位通气时，需按照规定戴防护眼镜或面罩（防雾型）、医用防护口罩（N95），穿防护服。先对患者进行俯卧位安全评估，通过评估后再进行操作前准备。操作前准备的注意事项见图2-6，图中ECMO表示体外膜氧合（extracorporeal membrane oxygenation）。

1.安全评估

评估患者是否有俯卧位实施指征，是否有相对禁忌证，血流动力学是否稳定，镇静状态，胃肠道情况，各类导管是否在位、通畅、被妥善固定。安全评估流程如图2-7所示。

进行俯卧位安全评估，通过评估后填写俯卧位通气操作检核单和俯卧位通气患者评估单

物品准备：① 准备床单。② 准备采取俯卧位时垫在脸部下方的棉垫或薄软头枕、薄马蹄型枕若干。③ 准备胸部下的枕头，对气管插管患者用较厚且弹性较好的软枕；对气管切开超过5 d的患者，测量气管切开管连接呼吸机螺纹管的高度，测量软枕和无弹性较厚棉垫受压后的高度，较垂直地放置俯卧后气管切开套管，避免挤压；对气管切开不超过5 d的患者，准备与床低位同高的床尾桌，准备床下照明设备，俯卧后把患者的头放于床尾桌上，使其肩部与床头沿平，气管切开管及螺纹管可垂直悬空，防止气管切开管偏移、位置不当

做患者人工气道、监测导管、静脉导管、ECMO导管、引流导管、皮肤的准备

人工气道	监测导管	静脉导管	ECMO导管	引流导管	皮肤
人工气道：① 根据最近一次的床边胸片再次评估气管插管位置；② 考虑采取俯卧位时口腔分泌物污染的情况，重新妥善固定导管；③评估气管切开管的固定装置（气切绳）的松紧；④ 评估气囊的情况；⑤ 清理呼吸道分泌物；⑥ 进行口鼻腔护理	监测导管：① 采取俯卧位前将心电监护的电极粘贴于双上肢肩部及左侧腋窝；② 将所有监测导线或管路向头端方向整理；③ 预留左右移动及180°轴向翻身的导线长度；④ 取下可暂停的监测导线或管路	静脉导管：① 对能暂停的液体通路给予封管；② 需要持续输注药物时，给导管预留左右移动及180°轴向翻身的长度；③ 检查穿刺点敷料是否清洁及其固定情况；④ 注意颈内静脉导管或颈外静脉穿刺，一旦发现颈部出汗等造成无法固定敷贴，应立即更换，并加强交接	ECMO导管：① 检查导管穿刺点敷料是否清洁且妥善固定，确保导管无扭曲、打折；② 在距离穿刺点20 cm处再次固定导管，并使用水胶体或泡沫敷料，使导管勿直接接触皮肤，减少受压时导管对皮肤表面的摩擦；③ 给导管预留左右移动及180°轴向翻身的长度，注意仪器与病床间的距离，并注意固定仪器与病床，以免病床或仪器滑动导致导管牵拉移位	引流导管：① 检查导管穿刺点敷料是否清洁且妥善固定，确保导管无扭曲、打折；② 倾倒引流液并计量，夹闭能夹闭的导管后，将引流袋或引流瓶放于患者两腿之间；③ 对不能夹闭的导管（如胸腔闭式引流管），由专人协助维护，或将水封瓶放于一侧床边，将患者轴向翻身90°时及时移位于另一侧	皮肤：① 保护患者的面部额骨处、双肩部、胸前区、髂骨、膝部、小腿胫骨及其他骨隆突等采取俯卧位时易受压处的皮肤，可垫上泡沫型减压敷料或皮肤保护膜；② 注意俯卧时非受压但已经破损的部位，及时换药

图2-6　对急性呼吸道传染病患者做俯卧位通气前准备的注意事项

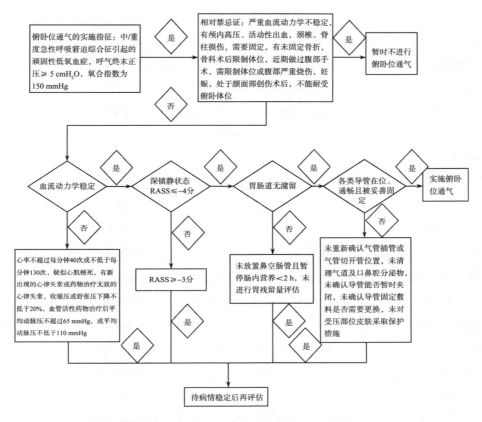

图2-7 对急性呼吸道传染病患者做俯卧位通气前的安全评估流程

2. 物品准备

准备翻身单，俯卧位时垫在脸部下方的流体垫或薄软头枕、薄马蹄型枕，胸部下的软枕。对气管插管患者用较厚且弹性较好的软枕。

3. 患者准备

（1）人工气道：根据最近一次的影像学资料，再次评估气管插管位置；考虑俯卧位时口腔分泌物的量及性状，重新妥善固定导管；评估气管切开管固定装置（气切绳）的松紧；评估气囊情况；清理呼吸道分泌物；做口鼻腔护理。

（2）监护仪导联线：在采取俯卧位前将心电监护的电极粘贴于双上肢肩部及左侧腋中线；取下可暂停的监测导线或管路，如压力传感器加压封管液体的输液管路；将必需的监测线路及导管沿着身体纵轴方向，向头尾两端整理；预留左右移动及180°轴向翻身的导线长度。

（3）静脉导管：需要持续输注药物时，给导管预留左右移动及180°轴向翻身的长度；对于能暂停的输液通路可暂时封管；检查穿刺点敷料清洁及固定的情况。

（4）ECMO导管：检查导管穿刺点敷料是否清洁且妥善固定，确保导管无扭曲、打折；于距离穿刺点20 cm处再次固定导管，并将水胶体或泡沫敷料置于导管与皮肤之间，避免导管直接接触皮肤，减少受压时导管对皮肤表面的摩擦；给导管预留左右移动及180°轴向翻身的长度，注意仪器与病床间的距离，并注意固定仪器与病床，以免病床或仪器滑动导致导管牵拉移位。

（5）引流导管：检查导管穿刺点敷料是否清洁且妥善固定，确保导管无扭曲、打折；倾倒引流液并计量，夹闭可夹闭的导管后将管路及引流袋或引流瓶置于患者的两腿之间；对胸腔闭式引流管等不能夹闭的导管，需由专人协助维护，或将水封瓶放置于一侧床边，将患者轴向翻身90°时及时移位于另一侧。

（6）皮肤：保护患者的面部颧骨处、双肩部、胸前区、髂骨、膝部、小腿胫骨及其他骨隆突等采取俯卧位时易受压处的皮肤，可垫上泡沫型减压敷料或皮肤保护膜。

（二）操作流程

对于接受经鼻高流量氧疗以及无创通气的清醒急性呼吸道传染病患者，俯卧位通气操作无须过多干预；对于俯卧位依从性较差的患者，需加强宣教，使其充分了解俯卧位的益处，配合治疗。

机械通气中的危重型急性呼吸道传染病患者在采取俯卧位时常处于深镇静状态，考虑到人工气道等导管的安全性及翻身过程中避免患者肢体过度牵拉，依照规范化流程，对此类患者完成俯卧位通气的体位转换。

1.操作者站位

患者头端1位，左、右肩部各1位，左、右臀部各1位。

2. 体位转换的步骤

（1）放置一次性尿垫，把吸水面朝向会阴部；在患者的胸部放置适合患者俯卧位高度的垫枕，垫枕上缘与锁骨平；覆盖清洁床单，评估床单前、后、左、右的适当距离。

（2）从左、右侧分别向内将覆盖的清洁床单卷紧，注意使卷紧的床单能固定胸部垫枕的位置。若垫枕仍左右移动，应重新卷紧。避免采取俯卧位后垫枕移位，造成位置不佳而不能抬高胸部，甚至造成气管插管或气管切开管及附件受压，一旦位置不佳，需重新调整垫枕位置。不必把ECMO管路及胸腔闭式引流管等卷入床单，确定导管有足够移动长度即可。

（3）再次确认翻身方向，有ECMO导管或颈部静脉导管的患者的翻身方向以导管顺位为宜，跟随头端操作者指令向左或向右移动患者，后顺势将患者翻为90°卧位。头端操作者托住患者的头部并保证各导管、导线安全。

（4）左、右肩部操作者保持患者处于90°卧位，左、右臀部操作者上、下手换位，更换后协助固定患者的体位，左、右肩部操作者更换手位，以便翻转操作。

（5）换手后顺势翻为俯卧位，头端操作者将患者脸部向左或向右轻放于薄纱布垫或棉垫上，检查气管插管或气管切导管有无移位、受压，头部勿太高，保持颈部放松，勿牵拉。左、右操作者移除旧床单，将床单及垫枕拉平，保证接触受压部位的床单、枕套平整，整理同侧导管、导线。

（6）肩部操作者再次检查垫枕是否平整，逐一、轻柔地将患者的双臂旋转至头部两侧，使之呈匍匐位。

（7）整理监测导管，避免相互缠绕，重新将电极导线粘贴于背部，有创动脉管路重新归零；评估气管插管位置是否合适，气管切开管及呼吸机管路是否受压；评估面部受压部位皮肤的情况，及时缓慢轻抬以减压；评估ECMO导管中的血流情况；评估引流管是否妥善固定，引流通畅，恢复重力或低负压引流。

俯卧位结束后将患者翻回仰卧位，除不需要准备翻身垫以外，评估及操作步骤与前面所述基本一致。

（三）并发症及预防

俯卧位通气过程中可能出现血流动力学波动，各种静脉导管、引流管意外脱管，人工气道受压而阻塞、移位甚至脱出等。注重细节评估及预防并发症是决定俯卧位通气疗效的关键。

1. 血流动力学波动

俯卧位通气时可能导管不畅，使输液及血管活性药物输注中断，影响血流动力学稳定，导致血压急剧波动或新发心律失常等。操作过程中应持续监测动脉血压和生命体征。出现血压波动不能纠正或危及生命的血流动力学紊乱时，应立即采取针对性处理，必要时终止俯卧位通气。

2. 导管移位或脱出

做好操作前导管评估准备并妥善固定。对能暂停的液体通路封管；需持续输注药物时，给导管预留左右移动及180°轴向翻身的长度；检查穿刺点敷料清洁及固定情况时，如发现患者出汗较多，可加强固定并缩短评估间隙。一旦发生非计划拔管，应立即评估患者是否存在生命危险，处理危及患者生命的情况，选择合适的时机重新置管。对ECMO导管应加强管理，若人员充足，在翻身的过程中需单独增派一人管理ECMO导管。

3. 压力性皮肤受损

对重点减压部位（眼部、额部、脸颊、手部、髋部、膝盖、足部、脚趾、肩部、肘部、胸前区、会阴部）使用泡沫型减压敷料，尤其注意保护患者的眼部，每2 h更换1次头部方向。保持受压部位床单及垫枕平整。治疗中增加营养，积极纠正水肿。

4. 其他并发症

（1）周围神经损伤：主要是由于操作中外周神经被牵拉或压迫，最常见于尺神经，故肩部外展应小于90°，上臂应避免极度屈肘外旋，前臂应以中部为着力点来减少对肘部尺神经的压力，且前臂水平等于或低于床垫表面，双上肢定时交替上下摆放为舒适位。

（2）ICU获得性肌无力：ICU获得性肌无力的发生与长期制动有关，故应对患者的踝关节及腓肠肌等进行定时按摩，减少镇静药物、肌松剂的用量与用药时间，需注意营养支持、早期运动及康复训练。

五、ECMO治疗患者的护理

ECMO是指采用体外循环技术将静脉血引流至体外，经膜式氧合器氧合后再由氧合驱动泵将血注入体内。ECMO能够为重症心肺功能衰竭患者提供持续的体外呼吸与循环支持，已成为对急性呼吸道传染病患者的重要救治手段。其能使肺部得到休息，减少使用呼吸机造成的肺部损伤，同时可辅助心脏功能，增加心输出量，改善全身性循环灌注，可以为急性呼吸道感染病患者的治疗和心肺功能的恢复赢得时间。

（一）ECMO上机护理操作流程

1. ECMO预充护理标准化作业流程

ECMO系统是密闭系统，预充排气不同于传统体外循环。操作人员的熟练程度将直接影响ECMO管道预充时间及一次性预充成功率，进而影响患者的ECMO支持治疗效果。

ECMO预充前的准备工作包括准备ECMO仪器及辅助设备（紧急手摇泵、水、管路压力检测、空氧混合器）、预充液、管道钳（2把）、ECMO管路套包、无菌手套、无菌治疗巾，选择一个清洁、宽敞的区域。预充操作流程见图2-8。

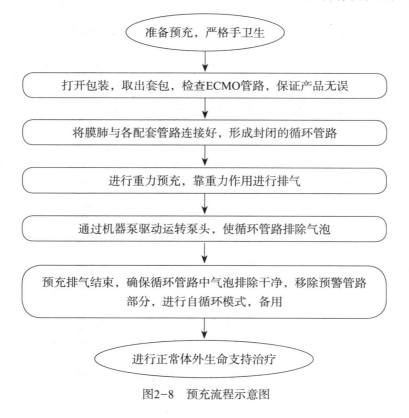

图2-8　预充流程示意图

2. ECMO置管护理标准作业流程

各岗位上的护理人员需完成各自的任务，并协助医师完成ECMO置管。置管操作流程见图2-9。

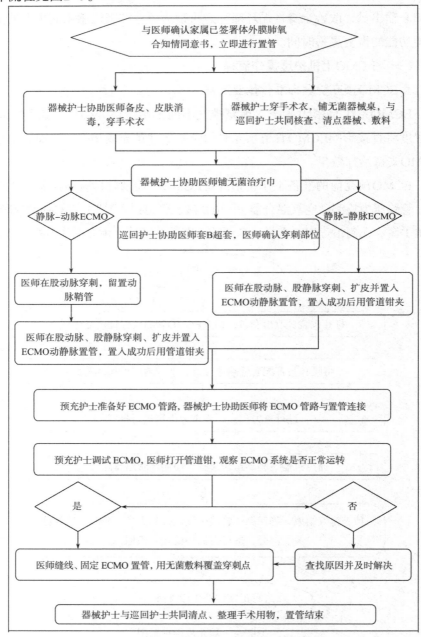

图2-9　置管流程示意图

（二）ECMO运行期间的护理及监测

成人ECMO建立初始阶段一般以2 000 r/min起始，流量为2.5～3.0 L/min，起始时设置吸入氧浓度为70%～80%（氧气所占的容积百分比），根据PaO_2的值逐渐降低氧浓度，过程中密切监测血流动力学变化，中心静脉压（CVP）回落，肺动脉压（PAP）下降，此后根据情况将ECMO调整到适当流量，约2 h后进入ECMO运行阶段；静脉–动脉模式下重点监测患者的容量变化，平均动脉压维持在50～90 mmHg，必要时可给予血管活性药物，但不可通过ECMO管路输注；静脉–静脉模式下重点监测患者呼吸频率及呼吸形态，采取低潮气量（<6 mL/kg）和低峰值气道压力（<30 cmH_2O）以及较低的氧浓度（<40%），避免机械通气气压伤、氧中毒和肺泡塌陷，使肺得到充分的保护，必要时可联合俯卧位通气；根据患者的病情设定镇静镇痛目标，在镇痛的基础上适度镇静（保持患者RASS评分在−2～−3分）并根据病情动态调整，及时评估患者的意识，特别注意慎用丙泊酚（防止ECMO膜肺中空纤维损害）；及时评估患者的意识状态监测灌注状态，维持尿量>2 mL/（kg·h），必要时行持续性肾替代治疗，使脏器功能恢复；监测消化道功能，尽早实施肠内营养；每1～4 h监测活化凝血时间（ACT）以及活化部分凝血酶时间（APTT），并根据ACT结果遵医嘱调整肝素的用量；维持体温在35℃～36℃。做好保护性隔离，严格无菌操作，发现任何感染征象，立即根据病情查血常规、血培养、痰培养，并予以相应的抗感染治疗。在导管穿刺部位使用氯己定消毒液或聚维酮碘溶液，消毒液干后以无菌透明敷料覆盖以便于观察；加强气道管理，积极预防肺部感染。

（三）ECMO管路的管理

妥善固定ECMO管路，应把泵和膜肺固定在有车闸的治疗车上，并进行必要的加固，防止灌注阻力增大时管道崩脱，同时避免引起空气栓塞。注意监测膜肺进出两端血液颜色的变化，如发现两端颜色为暗红色时应及时通知医师，采取两端血标本做血气分析；更换体位时需多人协作，必要时给予患者适度镇静（保持患者RASS评分在−2～−3分）和保护性约束，避免管路脱出。膜肺应低于患者，保证膜肺一侧的气体压力低于另一侧的血流压力，有条件者在血液回流端安装气泡探测器。如出现管路脱出或管路连接断开，首先应暂停机器运行，压迫出血点，对症处理以稳定患者的生命体征，避免气栓进入患者体内或者患者大量失血。如管路出现抖动，可能存在容量不足或置管位置过深、过浅，应及时通知医师，由医师判断原因，立即补充血容量或在B超指导下调整管路位置。

（四）并发症的观察及护理

1. 出血

① 遵医嘱合理使用肝素，密切监测患者的血常规、血凝常规、APTT、ACT等指标。② ECMO支持中，血小板大量消耗表现为血小板进行性下降，要及时监测并补充血小板。③ 留置有创动脉便于采血和监测血压。④ 每班观察患者有无穿刺点、皮肤黏膜出血等征象，对出血者标记皮下出血范围。⑤ 严密观察患者的痰液、大便、尿液及引流液的颜色、性质、量，如有异常，及时通知医师。每小时评估患者的意识及瞳孔变化，严防脑出血发生。⑥ 如发生出血，通知医师，进行抗凝药物剂量调整，并严格按照出血流程管理。

2. 溶血

① 给予患者合适的ECMO支持流量。② 每小时观察患者尿的颜色，如出现肉眼血尿或深茶色尿应立即通知医师。③ 密切监测血浆游离血红蛋白及血小板浓度，确保其血液的稳定性。

3. 血栓（管路血栓、机体血栓）

①避免在管道上进行输液、抽血等操作。②定期检查ECMO管道和离心泵有无血栓形成，血栓表现为管路表面颜色深暗且不随血液移动的区域。③ 用听诊器听泵有无异常声音。④进行静脉血栓栓塞症的风险评估并给予相应预防措施。

4. 急性肾损伤

① 每日监测肝肾功能，密切监测患者尿量及出入量，及时通知医师；② 连续性肾替代疗法（CRRT）是ECMO辅助治疗急性肾损伤的有效治疗手段，在必要时可行ECMO联合CRRT治疗。

5. 下肢缺血

① 放置灌注管的患者，应定时观察灌注管的情况，保证其通畅，观察有无堵塞的情况，并抬高置管端肢体，以增加动脉插管侧下肢血液供应；② 每班测量患者的腿围或臂围，注意定点、定工具测量；③密切观察患者远端动脉搏动、皮肤的温度和颜色及瘀斑等。

（五）ECMO撤机的护理

护士根据医嘱备血，准备晶体液及胶体液，备齐抢救药品、物品，消毒，停机的同时夹闭管路，协助医师完成拔管（动脉导管需要在手术室内撤除），并做好压迫止血。拔管后密切观察患者的生命体征及拔管处是否出血，并密切监测拔管侧肢体的皮温、动脉搏动及下肢血栓情况。

（魏丽丽　高祀龙　盖玉彪）

第十二节　急性呼吸道传染病患者急诊手术的应急管理

急性呼吸道传染病的主要传播途径为呼吸道飞沫传播和接触传播，密闭场所内存在经气溶胶传播的可能。急性呼吸道传染病疫情期间，急性呼吸道传染病患者需要急诊手术时，预防术中交叉感染是一项重要的防护工作。进一步完善急诊手术的应急管理对确保急性呼吸道传染病患者和医务人员的安全至关重要。

一、手术前准备工作

（一）患者准备

急性呼吸道传染病患者经病情评估需要急诊手术，主诊医师立即启动急性呼吸道传染病患者急诊手术应急处理流程。

（二）医务人员准备

手术医师给予患者手术谈话告知手术风险。患者签署手术知情同意书。如果患者无民事行为能力，还需要通过电话告知家属手术风险并征得同意，请家属签署委托书及风险告知书。麻醉医师对手术患者行麻醉前访视，告知患者麻醉风险及注意事项。病区护士接到手术医嘱后为患者做术前准备工作，具体内容包括交叉配血、合血、手术部位备皮以及术前健康宣教等。

（三）手术室准备工作

接到关于急性呼吸道传染病患者急诊手术电话，立即启动急性呼吸道传染病患者急诊手术应急处理流程。所有参与手术、与患者接触的人员按照标准的防护流程做好自身防护。急性呼吸道传染病患者的手术在具有独立通道的负压手术间进行，手术开始前30 min开启净化和负压系统，手术开始前关闭缓冲间及手术间前门、后门的电动开关，手术间内负压绝对值大于5 Pa时方可实施手术。如果医疗机构内没有设置负压手术间，可将患者安排在具有独立空气净化装置的手术间进行手术，调节进出风量和风速，使回风量大于进风量，通过风速调节将手术间变为负压。简化手术间内物品，将不用的仪器和物品移出手术间，只保留此台手术所需要的物品。可用保鲜膜全部覆盖键盘和脚踏，手术床上使用一次性防渗床罩，安排两名巡回护士、一名洗手护士。安排经验丰富的护士担任洗手护士，经验不充分的护士可以担任室外巡回护士。

（四）确定患者的手术接诊流程及转运路线

转运患者前联系安保、后勤人员对转运路线进行清空处理，尽最大可能减少交叉感染风险。转运急性呼吸道传染病患者应做到"专车专用"，车上悬挂"急性呼吸道传染病"标识，具备条件的医院可使用负压转运车进行患者的手术转运。患者在病情允许的情况下佩戴防护口罩，经专用通道进入负压手术间。为方便手术患者转运后物品终末处置，尽量使用一次性用品。患者入室后在该手术间门上悬挂"急性呼吸道传染病"标识。患者转运结束后，需要安排专人对患者的转运路线进行终末消毒处理，把转运床推回原手术间，对床上一次性用物按急性呼吸道传染病垃圾进行终末处置。拆卸并掀起手术患者转运床的床垫，严格做好终末消毒处理。

（五）转运人员的配备及转运防护

急性呼吸道传染病急诊手术患者如病情较轻，转运中无须使用急救药品、仪器设备等，可以由医师和护士各一人进行三级防护后完成患者手术的转运工作。若患者的病情较重，转运过程中需要使用急救药品、仪器设备等，需要增加2～3名医务人员以保证患者在转运过程中安全。

（六）手术中物资供给工作

手术前根据患者的手术难度准备手术物品，对可能出现的状况提前做好准备，手术物品的准备尽量细致。把手术必需物品放置在手术间，把手术中可能会用到的物品提前放置到手术室门口，需要时由室外巡回护士随时补充。为保证手术过程中物资供应及时，可以提前在手术间放置信息联络工具，如手机或对讲机。

二、术中防护标准及手术区域的消毒管理

参与急性呼吸道传染病患者手术的所有人员均应按照三级防护标准着装，精简手术参与人员，严禁参观，手术室内人员限制在术中活动范围，不可走出手术间。对手术室内所有垃圾按医疗垃圾进行处置，将垃圾放置到提前套好双层黄色垃圾袋的垃圾桶内。在一次性负压吸引装置瓶内装好浓度为5 000～10 000 mg/L的含氯消毒剂。提前备好所有手术所需物品，使用一次性敷料，在手术床上铺一次性防渗床单，患者身上盖一次性被套。严格按照手术规范进行手术操作，手术过程中加强医护沟通及配合。为避免针刺伤，通过无接触传递完成所有锐器的传递。提醒手术医师操作要轻柔，避免强力操作，尽量减少引流液和术中冲洗液，以免血液、体液喷溅，如果手术过程中发现防护用物存在污染或破损，需及时更换防护用品。手术开始前需跟手术医师沟通术中使用超声刀及电刀的必要性，以免产生气溶胶传播，若必须使用，需提前准备好外科吸烟装置。手术过程中存在血液、体液等污染时须立即用5 000～10 000 mg/L的含氯消毒剂浸泡的抹布进行擦拭，做好消毒处理。

三、手术标本处理

送检人员加戴一层干净手套，对标本采用双层标本袋密封。外层标本袋应比内层标本袋大一号，在标本袋外侧注明"急性呼吸道传染病"标识。交接标本袋时需在标本袋外层喷洒3%（质量分数，下同）的过氧化氢消毒液或用含4.5～5.5 g/L过氧化氢溶液的湿巾擦拭消毒，消毒后把标本放到专用密闭转运箱中，联系专人沿指定通道送至病理科。

四、手术间终末处理

（一）手术间空气消毒

首先关闭手术间层流和送风，喷洒3%的过氧化氢消毒液或0.2%（质量分数，下同）的过氧乙酸消毒液，进行空气消毒，空间用量按每立方米10～20 mL，喷洒消毒的作用时间应大于120 min；有条件的医疗机构可使用机器人消毒机，调节模式为双模式，消毒剂为3%的过氧化氢消毒液。消毒后手术间至少保持2 h的密闭，之后重新开启层流与通风。

（二）手术间物体表面消毒

对地面采用擦拭消毒，含氯消毒剂的浓度为2 000～5 000 mg/L。对仪器车、仪器设备、手术操作台等物体表面采用擦拭消毒法，含氯消毒剂的浓度为1 000～2 000 mg/L。拆卸转运车床垫后，使用3%的过氧化氢消毒液，喷雾消毒或用机器人消毒机，以3%的过氧化氢消毒液喷雾消毒处理，对转运车表面的消毒方法与对手术间物体表面的消毒方法相同，对转运车表面擦拭消毒后需保持30 min以上，再用清水处理。

（三）更换净化机组过滤器

急性呼吸道传染病手术后，对手术间进行消毒处理，然后需要联系层流工程师对空气净化过滤器进行更换。如果负压手术间净化系统为回风型设计，需更换回风口处及排风口处的过滤器；若负压手术间为全新风全排风直流系统设计，则需要更换排风口处过滤器。病区全面完成消杀后需要联系医院感染管理科，由其进行环境物体表面和空气等的采样和检测，多轮次检测结果合格后此手术间才可以用于非急性呼吸道传染病患者的手术。

五、手术后物品及器械的处理

手术后把所有一次性用物放在双黄色塑料袋内，以鹅颈式封口并贴"急性呼吸道传染病"标识。要对非一次性手术器械进行消毒、清洗、灭菌处理，先将其放在转运箱内，用5 000～10 000 mg/L含氯消毒剂浸泡，双层包装、分层扎口，标签上注明"急性呼吸道传染病"，浸泡60 min后通知消毒供应室。

（孔心涓　姜文彬　董永珍）

第十三节　急性呼吸道传染病孕妇的应急管理

孕妇是急性呼吸道传染病的特殊易感人群，其感染后具有母婴垂直传播风险。孕妇因妊娠期病理生理改变，合并病毒感染后炎症应激反应性较高。妊娠加重心肺负荷，在妊娠中晚期孕妇遭受病毒感染更易使病情演变为呼吸窘迫综合征、多器官功能衰竭等，严重者可危及孕妇的生命，甚至造成孕妇及胎儿死亡等严重不良结局。

参与急性呼吸道传染病孕妇救治的医务人员需要执行三级防护。与其他人群相比较，孕妇的急性呼吸道传染病发展成为重症的可能性增加。在保证孕妇安全的前提下，综合考量妊娠周数及胎儿的情况，确定是否终止妊娠，轻症及普通型急性呼吸道传染病不能作为终止妊娠的首选指征。若孕妇的病情较重，导致宫内胎儿出现呼吸窘迫等情况，应立即终止妊娠。应根据孕妇及胎儿的情况决定分娩时机及分娩方式。为最大限度地降低暴露风险，减少可能存在的呼吸道问题。制定急性呼吸道传染病患者的管理措施有利于促进妊娠合并急性呼吸道传染病患者的疾病转归，对母婴结局十分重要。

一、建立急性呼吸道传染病孕妇的三级管理组织架构

医务部、护理部、院感科作为一级管理组织，主要负责协调人员、保障物资及专业技术指导；二级管理：隔离病区科主任与护士长负责指挥临床医护工作；三级管理：一名高年资产科医师担任住院医师，另有两名助产专科护士（其中一名为产房组长）。三级管理的主要任务是在疫情期间早期识别孕产妇潜在的危险，规范管理，保障母婴安全。

二、五色预警分类管理

依照2017年国家卫生计生委发布的《国家卫生计生委关于加强母婴安全

保障工作的通知》，应用《孕产妇妊娠风险评估表》，对孕产妇应用5种颜色（分别为绿、黄、橙、红、紫）进行分级管理，妊娠风险为"绿"色的低危孕产妇由专科助产士负责管理，妊娠风险为"黄、橙、红、紫"的高危孕产妇由高年资产科医师与住院总医师负责管理，妊娠风险为"紫"色合并其他颜色的风险标识的高危孕产妇由科主任统筹安排。产房组长负责入住科室病房所有孕产妇的产时与产后防护管理。

三、建立健全危重孕产妇救治应急物资储存、调配机制

根据应急事件处置需要，在相关科室及单元储备相应的设备、设施、器材、装备等物资，确保应急抢救工作需要。各相关科室及单元要做好各类救援药品、物品、设备仪器等物资的日常维护和保养，应确保其配置充足，处于良好备用状态，并做到用完及时清点、补充，对损坏的物品及时联系相关人员进行维修或更换。

四、急性呼吸道传染病孕产妇的分娩方式及分娩

在充分评估病情的基础上，病情较轻者，可以选择阴道试产，具备剖宫产指征者选择剖宫产分娩方式。

确定急性呼吸道传染病孕妇接诊处置流程及转运处置路线，转运急性呼吸道传染病孕产妇前联系安保、后勤人员对转运路线进行清空处理。转运急性呼吸道传染病孕产妇应做到"专车专用"，车上悬挂"急性呼吸道传染病"标识，具备条件的医院可使用负压转运车进行手术转运。孕产妇在病情允许的情况下佩戴防护口罩，经专用通道进入负压手术间。为方便转运后物品的终末处置，尽量使用一次性用品。孕产妇进入手术间后，在该手术间门上悬挂"急性呼吸道传染病"标识。急性呼吸道传染病孕产妇转运结束后，需要安排专人对转运路线进行终末消毒处理，把转运床推回原手术间，对床上一次性用物按急性呼吸道传染病垃圾进行终末处置。

应把急性呼吸道传染病孕产妇阴道试产及剖宫产安排在具有独立通道的负压手术间，手术开始前30 min开启净化和负压系统，手术开始前关闭缓冲间及手术间前门和后门的电动开关，手术间内负压绝对值大于5 Pa时方可实施手

术。如果医疗机构内没有设置负压手术间，可将急性呼吸道传染病孕产妇安排在具有独立空气净化装置的手术间，调节进出风量和风速，使回风量大于进风量，通过风速调节将手术间变为负压。简化手术间内物品，将不用的仪器和物品移出手术间，只保留此台手术所需要的物品，可用保鲜薄膜全部覆盖键盘和脚踏，在手术床上使用一次性防渗床罩。安排两名巡回护士、一名洗手护士，安排经验丰富的护士担任洗手护士，经验不充足的护士可以担任室外巡回护士。

提前30 min通知新生儿科医师到场，加强产科、儿科合作。分娩过程中进行胎心监护和指脉氧监护。分娩及手术过程中尽量减少不必要的人员进出，接触产妇所有医务人员执行三级防护。接生的过程中戴第三层手套，外穿隔离衣及戴面屏。在所有与接生有关的器械上贴"急性呼吸道传染病"标记，并单独消毒处理，不可与其他器械混杂。接生结束后用3%的过氧化氢消毒液（$20 \sim 30 \text{ mL/m}^3$）给分娩间喷雾消毒，密闭2 h以上，重新通风，对物品表面按感染手术间的物体表面处理。

五、分娩注意事项

经多学科联合会诊，对确定需要进行剖宫产的急性呼吸道传染病孕产妇，按照急性呼吸道传染病患者急诊手术应急管理进行规范处理。具备条件的医疗卫生机构首选负压隔离病区为分娩场所。医疗机构内部未设置负压隔离病区，则可选择承担感染隔离病区或感染隔离手术间进行分娩。为有效避免感染发生，手术开始后限制手术室内人员出入，尽量减少不必要的人员暴露，剖宫产手术参与人数（包含护理人员）限定为2~3人。手术室内物品全部设定为暴露物品，因此手术开始前要采取必要的保护措施，将所有多余的物品全部放置到手术室外侧，仅保留必须物品。手术过程中临时需要物品，可由手术室外人员负责补充供给。为实施有效保护需给孕产妇佩戴医用防护口罩。对于手术中所使用的物品，除接生器械及手术器械外，需做好"急性呼吸道传染病"标识，并做到分区域单独放置，经清洗、处理后通过专用容器、经专用通道送至消毒供应室处理，运送前与消毒供应室人员做好沟通，保证全流程闭环管理，严禁与一般器械混杂。

六、新生儿管理

为最大限度地减少新生儿暴露感染的风险，对娩出的新生儿应尽快进行断脐处理。断脐处理后应立即将新生儿安置到新生儿处置间或辐射抢救台上，新生儿与产妇的平行距离应大于3 m。为减少新生儿与母体间密切接触，规范处置结束后应由专人应用密闭转运保温箱将新生儿转入隔离病室。尽管母乳喂养是否存在感染风险尚未得到证实，但是目前仍建议对新生儿暂停母乳喂养。

七、分娩后管理

分娩完成后仍应对产妇继续隔离治疗，治疗方案是由产科、内科等多学科团队共同制定的，其中，诊疗方案的拟定以呼吸科、感染科及急危重症医学科等学科为主。新生儿娩出后需要保护性隔离14天。产妇经隔离治疗后治愈，需要对其母乳进行病毒核酸检测，检测结果为阴性后仍需进行14天观察，才能决定是否可以母乳喂养。

八、流产胚胎/胎儿及胎盘的处置

急性呼吸道传染病产妇流产或分娩后产生的胚胎、胎儿以及胎盘均应作为医疗废物，需要按照《医疗机构消毒技术规范》进行处理，对此类医疗废物应单独打包，包装外贴好"急性呼吸道传染病"标识。若需要对分娩物（如胎盘）留取样本，进行检测，在做好防护的基础上，加戴一层无菌手套后严格取样，取样后进行双层标本袋密封，在密封口处喷洒或擦拭3%的过氧化氢消毒液，应用专用容器进行转运，转运箱外做好"急性呼吸道传染病"标识。为避免因转运箱表面污染导致感染发生，对转运箱表面进行喷洒消毒，含氯消毒剂的浓度为1 000 mg/L，喷洒消毒结束后安排专人送检。为保证送检人员安全，送检路线应由院感专职人员提前规划，送检结束后应对送检路线进行消毒处理。

九、急性呼吸道传染病高危孕产妇的转运流程

经多学科综合评估患者为高危孕产妇，且本医疗机构不具备高危孕产妇及早产新生儿的抢救能力，应在孕产妇病情稳定的情况下申请向上级危重孕产妇和新生儿抢救中心转运。为降低转运风险，可以采用远程会诊方式，经危重

孕产妇和新生儿抢救中心专家会诊后，确定转运时机及转运过程中医护配合注意事项，全方位保证孕产妇的安全。

（孔心涓　姜文彬　董永珍）

第十四节　转型结束后公立医院复医重建

突发公共应急事件发生后公立综合医院作为哨点阵地，迅速进行"平急结合"转型。公立医院构建应急管理和常态化管理动态衔接的治理机制，在完成公共应急事件救治任务后立即开启转型结束后公立医院复医重建工作。

一、成立公立医院复医重建领导小组，完善院内组织保障体系

为推动公立医院高质量发展，应建立优质、高效的医疗卫生服务体系，从严落实常态化疫情防控措施，完善"平急转换"工作机制，时刻保持"热备"和激活状态，成立消杀工作小组，切实筑牢防疫安全防线，全力推进转型结束后公立医院复医重建。

二、公立医院复医重建的指导方针及总体要求

（一）加快复医重建核查和评估

全面梳理重建需求，加快推进复医重建工作，需要严格落实主体责任，坚持实事求是，细致入微地对病区的情况进行全面核查和动态评估。

（二）科学、有序地推进复医重建工作

医院层面要制定严谨、规范、科学、行之有效的复建方案，应该按照轻重缓急，分批次、有序地推进工作。要加快医院周边环境整治，分阶段、分区域做好预防性消杀工作。统计因应急任务调用的仪器、设备及仪器、设备的损

坏情况，根据统计结果制定购置清单，优先配置急需的仪器、设备，全面保障开业后医疗安全管理。做好医院复医重建宣传工作，及时向上级部门报备复医重建工作进展，加强统筹规划，全力做好医院各层面复建工作，为医院全面开诊奠定良好的基础。

（三）强化人员健康行为管理

公立医院是疫情防控的哨点阵地，对公产医院工作人员要严格落实健康行为管理，做到全过程、全周期、24 h健康行为管理。通过对公立医院全员健康行为管理，加强人员分流引导、通道管理、流程管控。

（四）注重党建引领，增强医务人员的组织能力

公立医院要充分发挥党组织建设在"平急结合"管理中的统筹引领作用，增强医院治理框架内的组织动员能力、统筹协调能力、贯彻执行能力，确保公立医院复医重建的效率、质量和水平。公立医院要充分利用党组织、党员干部的先锋模范作用，坚决贯彻执行关于医疗机构规范管理及疫情防控的各项文件精神，为复医重建提供有力的组织保障。

三、"健全制度、完善队伍"是医院复医重建管理的保障

（一）加强环境健康管理，做好医院环境消杀工作

由至少两名院感专职人员分别担任院感消杀督导组组长和培训组组长，对消毒及物体标本采集进行培训，督导日常穿、脱防护服和消毒工作，保证防护及消毒工作有效落实。公立医院应关注非一线工作人员（如行政管理人员、安保人员、后勤人员、保洁人员）院感防护知识及操作的掌握水平。除了手把手反复多次指导个人防护和消毒工作，还采用荧光标记、细菌学采样等综合方法核查消毒工作，尽最大努力去攻克这个薄弱环节，切断医院工作人员作为病毒的"中介"的传播途径。有条件的医院也可通过公开招投标，选择第三方专业消杀公司，让其承担医院环境消杀工作。

消杀结束后按照新冠肺炎环境物体表面核酸检测要求完成环境物体表面核酸监测。需要细化物体面表核酸检测的科室范围、检测频次、具体采样位点及采样数量等。重点采集高频接触物体表面，如共用设备、公共区域（如厕所和电梯）、门把手、灯的开关、水龙头的表面。在每一轮消杀后均需要进行采样并送检。必要时，增加采样频次、样本采集种类和数量，如空调出风口物体表面。环境物体表面核酸检测结果为阴性后经院感专家研判、多方面综合评估后，有序部署下一步工作。

（二）健全物资保障体系，以提升医疗卫生救治能力

完善储备制度，科学制定储备目录，合理确定储备种类、规模和储备点。定期开展储备评估，形成动态储备、更换和调用机制。完善疫情防控、医疗救治、物资储备、产能动员、调运保障流程，加强医疗和公共卫生物资储备机制建设。加强医疗卫生应急、生物安全管理，建立各类医疗防护物资、急救物资、血液、药品、医疗器械、负压救护车辆和大型医疗设备等的储备配备计划、使用管理制度等，构建"平急结合"、运转高效、科学规范的医疗卫生物资保障体系。物资保障组应避免物资短缺导致防护不到位，从而发生交叉感染。

（三）落实科主任、护士长的主体责任，保障复医重建工作平稳有序开展

（1）全面排查科室人员，做好科室出入人员（保洁、安保、后勤等人员）的健康监测及活动轨迹监管。

（2）科主任、护士长全面梳理科室工作，将科室复医重建工作分类管理，包干到组，责任到人。选取年资高的医师或护士担任组长，组长作为小组负责人，全面推进小组工作，做到全流程监管。

（3）科主任及护士长作为科室院感防控主要负责人，带领院感医师及院感护士对科室进行环境消杀，并做好科室各类人员的院感知识培训及考核工作，保证人人掌握并做到同质化。

（4）科室物资筹备组做好科室物资筹备工作，包含对通用物资、卫生材料、专科耗材等各方面的准备工作，根据既往患者就诊量提前准备物资，保障患者住院期间全面护理工作顺利进行。

（5）信息小组人员与医院信息科工程师完成科室床位分布、床头呼叫系统、住院信息系统更新等各项工作，保证住院系统信息准确并能正常使用。

（6）在院感专职人员的指导下预留出合适的房间用于医务人员、患者及陪护人员的核酸检测，急症患者（核酸检测结果未出，有中、高风险地区接触史或健康码为红码或黄码的患者）的单间隔离。提前规划好此类人员进出路线及处置流程，做到标识清楚、处置到位、人员无交叉。加强科室疫情防控相关知识培训及应急演练，做到全员参与并掌握。

（7）"平急转换"时反复消毒导致仪器、设备出现不同程度的损害，因此科室需要统计损坏的仪器、设备的数量，及时上报医学工程科。医学工程科做好检修工作，对确实损坏无法修理的提前列出申购计划。

（8）为保证科室工作有序开展，科室主任、护士长根据科室收治患者的数量提前排好班次，根据患者的病情提前做好科室各项工作部署，全方位保障患者的安全。

（9）加强与医技科室之间的沟通。根据病区当前形势，提前梳理各项工作，尽量减少患者做各项检查前的等待时间，全面保障患者住院期间各项诊疗工作顺利进行。

（10）科主任、护士长及时跟进科室复医重建工作，紧跟医院步伐，稳扎稳打做好科室各项工作，梳理问题不要流于形式，一定要深入问题内部，通过演练找到不足，并提出整改措施，及时改进。

四、"优化流程、充实硬件"是复医重建管理的要点

（一）门诊的管理：多网并举，"零"漏网

为统筹疫情防控与复医重建工作，满足群众的基本就医需求，将对门诊、病房、发热门诊等的各项工作进行调整和完善，确保所有流程完善、无误，坚守好疫情防控的重要屏障。

1. 人员的管理

医院大门处一门进、一门出；一人一表（流调史）；进入门诊者出示健康码；保持1 m以上安全距离，在入口处设立体温监测点，严格落实体温管理（包括医务人员）；通过对门诊患者进行分时段预约诊疗，限制门诊患者的就诊人次，做到限流管理；利用网络平台线上就诊、智慧结算，网上药房等减少患者线下聚集的风险；严格落实"三级预检"分诊制度。

2. 重点科室一科一策

按照疫情防控要求科学设立健康码、行程码监测点，在"一查一看一测一问"基础上，对入院患者及家属进行排查管控。

3. 门诊诊室

做到一患一诊室。根据不同的操作采取相应的防护措施。严格落实手卫生制度。保证诊室环境清洁，落实环境消毒监测。

4. 发热门诊

根据疫情需要，进行分区管理，配备独立的收费处、CT室、检验科等科室，进行无交叉、全流程管理。

（二）患者住院期间管理

1. 严格落实患者住院前筛查及住院后管理制度

严格按照《住院患者急性呼吸道传染病筛查表》进行筛查，符合条件方可办理入院；中、高风险地区返回人员需进行14天集中隔离和7天居家健康监测，期间按相关要求完成核酸检测；核酸检测注意事项：首选鼻拭子。

2. 医技检查管理

加强对医技科室疫情防控检测项目危急值管理，如病毒抗原、抗体检测、核酸检测；如结果均为阴性，患者可办理入院；若存在阳性筛查项目，需在标准防护基础上由专人将患者引导至发热门诊，进行进一步筛查诊疗，转运过程中严格落实闭环管理。

3. 病区管理

住院患者核酸检测结果为阴性后入院，病区实行24 h门禁管理。不允许探视，非必要不陪护，摸清底细，严格落实患者住院期间的核酸检测工作。持续加强智慧病区建设，强化数字防疫管理。运用信息化手段进行无接触管理，做到精细化防控管理。

五、"学科建设、信息集成"是复医重建管理的支撑

健全信息支撑体系，建立多部门业务协同和信息共享机制，推进健康大数据在公立医院复医重建中的应用。围绕疫情防控和医疗救治开展科研攻关，在快速核酸检测、早期诊断与识别、技术集成及其效果评估等方面寻求新的突破。

（孔心涓　姜文彬　董永珍）

第十五节　思想宣传与舆情应对

随着新媒体时代的到来，信息传播的方式、广度、速度发生了巨大变化。在面对突发公共卫生事件的时候，舆论的变化会迅速引起社会各界的高度关注。因此，医院的宣传部通过各种渠道、各种方式进行全方位、立体化的思想宣传、舆情应对。

一、突发公共卫生事件中积极进行思想宣传、舆情应对的重要作用

（一）积极、正确地引导舆论

在突发公共卫生事件中，医院宣传部门要第一时间发声，利用官网、微信、微博等媒介，积极、主动地向外传递消息，消除负面信息，给予群众理性、持续的回应，做到新闻宣传公开、透明和及时，引导舆论朝着积极、健康的方向发展。

（二）传递专业、有效的健康科普信息

流行性疾病的知识具有较强的专业性，在突发公共卫生事件中，群众对疫情相关医学知识一知半解，缺乏科学、系统的认知。医院进行积极的舆情引导，以科学的态度发声，引导公众相信科学，促进专业、有效的健康知识传播。

（三）有利于建立和谐互信的医患关系

虽然疫情对于医院、对于医务人员而言是巨大的压力和挑战，但是其给公立医院也带来了树立正面形象、拉近与群众之间的距离的机会。在重大疫情影响下，医院把握舆论引导的主动权，进行积极的舆情引导，及时、客观地将事实真相呈现给公众，有利于塑造良好的医院形象、建立和谐互信的医患关系，促进医院和社会的稳定发展。

（四）有利于激发医务人员的职业荣誉感

在疫情防控中，医务人员勇担使命、冲锋在前，用行动诠释了白衣天使

救死扶伤的崇高精神，展现了医务人员的责任与担当。因此，医院宣传部门应对优秀医务人员的事迹和先进人物予以正面宣传，着力塑造典型，弘扬无畏精神，激发医务人员的职业认同感和职业荣誉感。

二、突发公共卫生事件下医院宣传和舆情管理策略

（一）成立领导小组，职责明确

医院第一时间成立疫情防控工作领导小组，根据防疫政策及文件，制定了宣传和舆情管理工作方案。医院办公室、宣传部门全面负责舆论引导及宣传教育工作，收集新闻线索，制作健康教育资料，通过官网、微信、微博、视频号等进行全方位、立体化推送。医务部、门诊部、护理部、院感办等部门大力配合，通过多种渠道收集并答复群众关心的问题，及时对外通报疫情防控工作进展。

（二）正向舆论引导，缓解焦虑

医院严格将舆论引导和正面宣传工作做到实处，加大舆情巡查监控力度，加强对疫情话题的监测、分析、研判，杜绝群众被虚假、失真的信息误导，同时加强对内的领导，强调工作纪律，要求干部职工不得利用自媒体发布与疫情和患者隐私相关信息。

宣传部门工作人员与各媒体、医院各科室、医疗队通讯员24 h保持联系，及时收集消息并进行分析研判，第一时间对外发布信息，全力做好疫情舆论引导和全员心理疏导工作，撰写宣传文稿，并推送至各级媒体单位。为了防止群众麻痹大意和产生懈怠心理，宣传部与护理部、服务管理部等部门相互配合，通过移动宣教平台等多种手段，对入院前后患者和陪护人员进行持续的宣传教育，进一步增强群众的抗疫信心，把握住宣传报道和舆论引导的主动权。

（三）创新宣传方式，广泛普及科学防护知识

习近平总书记指出：要广泛普及科学防护知识，引导群众正确理性看待疫情，增强自我防范意识和防护能力。医院强化宣传载体结合，通过微信公众号推送了《定点医院就医须知》《定点医院住院患者须知》，简要说明了疫情防控形势、特殊时期就诊及出入院流程、自我防护措施和医院管控条例，获得了大量点击推送。广泛普及科学防护知识，提高公众的科学防控素养，利用门

诊、院内各楼栋LED显示屏，滚动播放防疫防控知识和抗疫宣传标语，时刻提醒群众加强防控。医院采取了多种手段进行科普宣传，例如，在微信公众号、视频号、学习强国、钉钉直播等进行短视频科普宣传，出版了疫情防控和心理干预相关科普读物；针对新冠肺炎确诊患者、疫情防控一线工作人员、居家隔离人员、参加疫情应对的后方人员和普通群众，开展心理危机识别、心理伤害化解与处置以及躯体症状咨询等服务。及时解惑释疑，满足群众的需求，稳定群众的心理，有效缓解焦虑和恐慌的情绪。

（四）树立抗疫典型，展现情怀

积极传播正能量，宣传中国共产党的坚强领导、医院一线工作人员的奉献精神、抗击疫情的好人好事等，主动发声、营造氛围；将抗疫典型择优推荐到上级部门和各类媒体（包括新媒体、平面媒体、电视媒体等），展示医院良好的形象。医院陆续推出了《市委市政府致定点医院全体干部职工感谢信》《尽锐出战——定点医院团结一心众志成城党旗高举抗疫第一线》《致奋斗在疫情防控一线干部的一封信》《无障碍就医——定点医院对封控区、管控区患者开通互联网便民门诊、线上药品配送》等系列宣传，各媒体转载报道，提高了医院的知名度和医务人员在群众中的形象，促进了百姓对广大医务工作者的理解与尊重，凝聚起强大的精神力量。

面对突发的重大公共卫生事件，医院宣传部门工作人员应和一线的医务人员并肩作战，进行积极的舆情引导，这样有利于树立医务人员的正面形象，构建良好的医患关系，也有利于促进群众的身心健康和社会稳定。

（孔心涓　谷如婷　张新伟）

第三章

应急管理操作指引

第一节　发热门诊和普通门诊停诊操作指引

　　在目前疫情常态化的背景下，救治急性呼吸道传染病患者的备用医院需时刻做好"平急转换"，应对急性呼吸道传染病疫情暴发。综合性诊疗医院日常承担着发热门诊、普通门诊、急诊、门诊检查、健康体检、住院患者救治、临床教学、医学科研等工作。救治急性呼吸道传染病患者的备用医院，特别是三级甲等综合性医院转为急性呼吸道传染病患者的定点医院，需在短时间内暂停一切门诊急诊诊疗、住院患者救治、临床教学与科研等工作，涉及门诊停诊、门诊患者疏散、住院患者分流、工作人员重组等工作，需制定详细应急预案，完善组织架构、明确职能分工，确保"平急转换"工作的顺利开展。

　　救治急性呼吸道传染病患者的备用医院转为救治急性呼吸道传染病患者的定点医院，暂停发热门诊和普通门诊，具体工作要求如下。

一、制定发热门诊、普通门诊停诊应急预案

　　发热门诊与普通门诊收治的患者有所不同。发热门诊收治的患者是因发热前来就诊的，入院后需进行核酸检测，待检测结果阴性方可离开发热门诊进行下一步诊疗活动；普通门诊收治的为普通就诊患者，通过门诊预检分诊和流行病学调查后可在门诊自由活动。发热门诊和普通门诊停诊方案因收治患者的

不同而有所差异。

发热门诊和普通门诊停诊，需由主管业务部门——门急诊部制定停诊应急预案。为实施停诊应急预案，需建立以救治急性呼吸道传染病患者的备用医院专项工作组为领导，门急诊部、医务部、护理部、信息管理部、后勤管理部、安全保卫部等多部门联动协调配合的组织架构。门急诊部负责组织应急预案的演练，并对演练中存在的问题与相应部门进行沟通、协调，修订并完善应急预案。

二、就诊患者分流

接到发热门诊、普通门诊停诊通知后，门急诊部应立即启动停诊应急预案，并通知相关部门根据应急预案执行各自的任务。门急诊部安排专人现场督导患者的分流工作；医务部、护理部组织门诊医务人员参与相关区域患者分流与解释工作，避免患者产生恐慌并取得患者的配合；信息管理部做好分流患者的退号、退费相关工作；安全保卫部负责逐层引导患者有序分流，避免踩踏等意外事件发生。

（一）发热门诊患者分流

根据疫情防控需要，发热门诊需设置在独立的建筑内或医院的独立区域内，与普通门急诊等区域有实际物理屏障，远离儿科等区域。因为发热门诊有布局要求和收治患者的局限性，所以发热门诊停诊后患者分流较普通门诊患者分流有一定的便利性，但因发热患者需要进行核酸检测，故发热门诊患者分流具有滞后性。接到发热门诊停诊通知后，对排队等待进入发热门诊的患者告知停诊信息，请他们到其他医疗机构就诊；对已经进入发热门诊的患者，进行快速核酸检测，请核酸检测结果为阴性的患者离院或到其他医疗机构就诊；如果患者的检测结果为阳性，则就地隔离，将该患者转入隔离病区救治。

（二）普通门诊患者分流

普通门诊具有人员多、流动性大的特点，若对所有门诊患者同时进行分流，工作人员的任务量较大，难度较大，电梯的运载负荷重，大范围疏散患者可引起恐慌心理，并存在人员簇拥、踩踏的潜在风险，且不符合疫情防控的要求。

综合性诊疗医院门诊多为多层建筑结构，可采取分楼层逐层有序疏导的形式来疏散患者。通过广播告知患者医院停诊和逐层疏导信息；门诊区域医务人员向诊室和候诊区域的患者进行关于疏散的解释说明，告知患者避免恐慌，取得患者及其家属的配合；信息管理部给未就诊患者退号、退费，并推送停诊告知信息；安全保卫部工作人员把守各层厢式电梯、扶手电梯、步梯，确保患者逐层有序分流。

1. 告知预约挂号患者停诊

对于预约就诊的患者，信息管理部负责通过微信或支付宝小程序、短信等多种形式告知医院因紧急收治急性呼吸道传染病患者而暂停常规诊疗活动并及时给患者退款、退号，取得患者的理解。

2. 多途径发布医院停诊公告

救治急性呼吸道传染病患者的备用医院确定停诊后需立即通过政府公告、医院的官方网站和公众号、自媒体等多种途径向社会发布停诊信息，并在门诊楼、病房楼、停车场等区域出入口的醒目处张贴停诊公告，避免患者前来就诊，减少人员聚集，规避院感防控风险。

3. 搭建物理屏障

在收治急性呼吸道传染病患者前，救治急性呼吸道传染病患者的备用医院需在外围搭建物理屏障。安全保卫部做好出入车辆及人员管控，所有车辆及人员均需凭证出入，避免无关人员进入医院扰乱隔离病区的工作秩序，增加院感防控风险。

（蒋光峰　杜忠军　张新伟　赵玉晓）

第二节　急诊、病房患者分流操作指引

为切实做好救治急性呼吸道传染病患者的工作，我院根据青岛市疫情防控指挥部和经济运行工作领导小组（指挥部）的要求，迅速腾空一个院区，并立刻对病房进行改造。为保障患者的安全，我院根据急诊、病房患者的病情分级，安排患者出院或到其他院区或医疗机构继续治疗。

一、出院流程

各临床科室接到医院疫情防控领导小组腾空病房的指令后，立即开始对各负责病区所有患者进行动员和分流工作。经过充分沟通，在尊重患者个人意愿的基础上，工作人员协助轻症患者即时办理出院手续，不愿出院或危重患者可等待分流至市其他医疗机构或医院的其他院区。医师评估病情，认为患者符合出院标准后，下达出院医嘱；护士协助患者及其家属办理出院手续。在突发公共卫生事件的情况下，科室医务人员协助出院患者打印核酸检测阴性报告单。

二、转院流程

（一）患者转院前的准备

（1）经治或主治医师对患者的病情和转运的必要性予以充分评估，并报告病区主任。科室评估或多学科评估后，主治医师决定患者是否转运，必要时可上报应急病房腾空领导小组。

（2）患者转院前，经治或主治医师应与接收医院相关科室提前联系，详细交代病情并告知具体准备事项，确定对方能够接收患者后，方可转运。转运前应告知接收医院相关科室出发时间及预计到达的时间，确保患者到达后第一时间得到救治。

（3）患者转院前，医务人员应将转运的必要性与风险及时告知患者及其家属，取得其签字认可。

（4）主管医师、科室护士应共同护送患者转运，转运前应检查急救药品、器械、设备等，针对患者的病情做好充分的准备工作。二线听班医务人员负责接替护送的医务人员做好科室值班工作。

（二）患者转院途中的管理

（1）医务人员严密观察患者病情的变化，一旦出现紧急情况，应及时处理，并做好记录。

（2）保持呼吸道通畅，保持静脉通路通畅。

（3）保持患者安全、合适的体位。

（三）转运交接

患者到达接收医院相关科室后，双方医务人员应做好交接，护送的医务人员告知接收医院相关科室医务人员转运过程中患者的状况及相应处理，以保证患者治疗和护理的连续性。护送的医务人员填写转运记录单，清点药品、物品，并及时进行补充，使之处于完好备用状态。

（四）转运救护车的管理

转运需要分流到其他医院并继续住院的患者，除了使用我院现有的救护车外，可向市卫健委申请调用其他单位的救护车，以保证将危重患者及时、快速、安全地转运到其他医疗机构或院区。救护车由医务部门调配。

（五）患者转运过程中设备、药品等的管理

患者转运过程中所需的专科设备、药品等由转出科室负责准备。

（蒋光峰 修 红 姜文彬 张新伟）

第三节　隔离病区改造操作指引

为了应对急性呼吸道传染病感染者短时间内激增的情况，收治这类患者的备用医院需要"火线改造"，通过病区功能调整、设施改造等多种方式，全力满足救治需要。

一、改造病区选址操作指引

综合医院设置隔离病区时，应选择位于院内相对独立、能设置独立出入口的区域。遵循控制传染源、切断传播途径、保护易感人群的基本原则，要满足收治患者的医疗流程要求，还需满足机电改造的基本要求。

（1）综合医院的地理位置应相对独立，与周围非医疗建筑有一定距离，间距不小于20 m，具有良好的通风条件。

（2）有良好的院外交通环境，便于患者的转运和医务人员的通勤。

（3）医院内现有的建筑布局与分区合理，通过简单改建或人员管理，就能将医院分为行政管理办公楼（区）、病区及辅助检查楼（区）、清洁物资库房、医疗废物暂存地等。

（4）现有病区的护理单元以小病房为主，每间放置不超过3张病床，并应具备单独的卫生间和手卫生设施，自然通风良好。

（5）应具有独立的污水处理系统，污水进入市政排水管网前，必须进行消毒处理。

二、隔离病区功能分区设置指引

根据被改建医院的现有建筑与布局等条件、改建工期、疫情的发展态势等因素，不同医院的改建会有不同的模式，要根据实际情况确定。按照患者收治的流程要求进行布局，严格实施医患分区，区域划分明确，标识应清楚。多数综合医院的原病区主要布局为生活区和工作区，病房及办公区域为开放式设计。在原有病房基础上，根据急性呼吸道传染病病房设置的标准进行改造。严格按照急性呼吸道传染病病区的要求进行划分，设置成"三区两通道"。

（一）"三区"设置指引

病区分"三区"，即清洁区、潜在污染区、污染区。每个区域墙面及地面均贴有醒目标识与指示牌。用红、黄、绿三种颜色分别代表污染区、潜在污染区、清洁区，标识与指示牌的字体颜色不同，以便区分。

1. 清洁区

清洁区即绿区，包括办公区域和生活区域，包含男更衣室、女更衣室、穿衣间、医护办公室、男休息室、女休息室、库房、就餐室、男淋浴间、女淋浴间等。办公区域供医师开医嘱、开处方、会诊讨论，供护士处理医嘱、配药、书写护理记录，科室医疗用品的清洁库房等也在此区域。生活区域主要是医务人员休息、用餐及沐浴等的区域。清洁区医务人员需穿内穿衣、工作鞋，戴一次性工作帽、医用防护口罩。

2. 潜在污染区

潜在污染区即黄区，包括第一摘脱间、第二摘脱间。第一摘脱间为摘脱外层防护设备的区域，第二摘脱间是指医务人员摘脱内层防护用品的区域，医务人员完全消毒后才能进入清洁区域。

3. 污染区

污染区即红区，也称隔离区，指所有暴露在污染环境的区域，包括病房、污染区处置室、病区走廊及护士站等。在此区须严格按照消毒隔离防护规范的要求，查房、治疗及护理等操作应在相对集中的时间进行。每个病房设独立卫生间，配备紧急呼叫器、洗手台、淋浴器及专用拖把等。污染区医务人员必须按二级防护要求，戴N95口罩、一次性帽子、防护眼镜/面屏、一次性手套，穿医用防护服及一次性鞋套等。

改造后隔离病区图如图3-1所示。

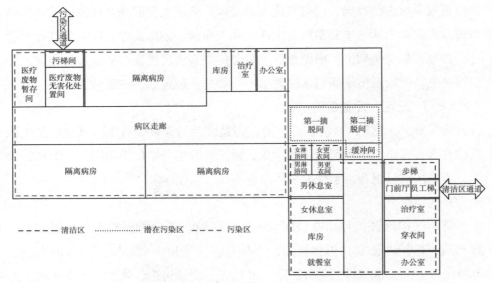

图3-1 改造后隔离病区图

（二）"两通道"设置指引

"两通道"即患者通道、医务人员通道。在清洁区一端设立医务人员通道，在污染区一端设立患者通道。对每个通道均在门上、地面贴上醒目的标识以指引方向。严格执行医患双通道，原则上医务人员与患者、清洁物资与污染物品都有各自的独立出入口及严格的流经路线。但若医院的原通道设置不符合单向通道要求，可以出和入用同一个通道，但每次出入须做好严格消杀。

"三区两通道"的设置指引见图3-2。

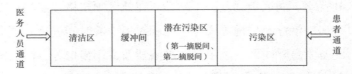

图3-2 "三区两通道"设置指引

1. 患者通道

设有患者通道。该通道设有地标及工作人员指引。患者将通过最短路径和隔离通道，由专人护送至隔离病区。

2. 医务人员通道

设有医务人员专用通道。该通道设有门禁设施，防止患者或家属误入医务人员通道。

（三）功能布局操作指引

将病区改造成为双库房、双摘脱间、双治疗室、双办公室、一间穿衣间、一间缓冲间、一间医疗废物无害化处理间、一间医疗废物暂存间和一个门前厅，各功能区域划分清晰明了，避免医务人员交叉感染。

1. 双库房

清洁区库房存放保证科室患者使用的所有物资，污染区库房存放保证患者短期内所需物资，避免医务人员往返污染区与清洁区时增加交叉感染机会。

2. 双摘脱间

医务人员要在第一摘脱间脱外层防护用品（护目镜/面屏、医用防护服、外层鞋套和外层手套）。在门口备好自动免洗手消毒液，医务人员开关门及时做好手卫生。脱完外层防护用品，医务人员在第二摘脱间脱内层防护用品（内层鞋套、一次性帽子、内层手套、医用防护口罩），以达到脱防护服流程标准。

3. 双治疗室

保证物品专区专用，无交叉。护理人员在清洁区治疗室核对、配置每日长期医嘱用药。因污染区护士着防护用品，故体力消耗大，为防止配置药物时发生差错，避免护理人员长时间暴露于污染区，应在清洁区配置好药物后将药物送至污染区。污染区治疗室主要用于处理因病情紧急需要的临时医嘱用药与治疗。

4. 双办公室

清洁区办公室供医师开医嘱、开处方、会诊讨论，供护士处理医嘱、书写护理记录等；污染区办公室供医师处理患者的紧急病情变化情况、紧急处理医嘱等。

5. 一间穿衣间

在穿衣间按照穿衣顺序配备放置防护用品。医务人员在穿衣间依次戴医用防护口罩、一次性帽子、内层一次性手套，穿内层一次性鞋套、医用防护服、第二层鞋套，戴第二层手套、护目镜/面屏。

6. 一间缓冲间

缓冲间设于清洁区与摘脱间之间，用于工作人员从清洁区通往污染区病房以及从污染区脱完所有防护用品进入清洁区的缓冲。

7. 一间医疗废物无害化处理间

设于污染区病区内走廊与楼层污物梯之间，用于患者标本存放及医疗废物无害化处理。标本由外围运送人员运送至相关地点检验。

8. 一间医疗废物暂存间

设于医疗废物无害化处置间外侧楼道处。在此处对医疗废物进行无害化处理，称重和粘贴条码后，将医疗废物存放于专用转运箱内，由外围运送人员转运走行终末处理。

9. 一个门前厅

设于工作人员专用电梯和清洁区之间，用于工作人员从隔离酒店进入清洁区的缓冲。工作人员在此更换工作鞋，戴一次性帽子和防护口罩。

隔离病区功能分区设置指引的总结如图3-3所示。

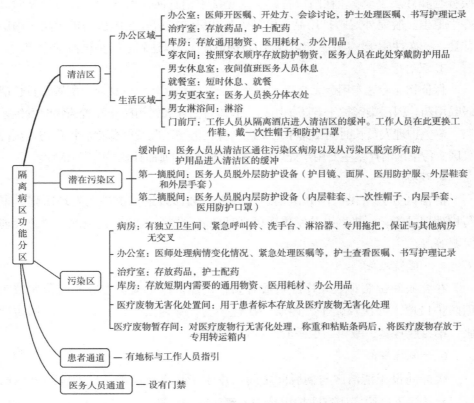

图3-3 隔离病区功能分区设置指引

三、人流及物流的路线设计操作指引

（一）人流路线设计操作指引

医务人员从清洁区，经专用通道进入污染区；患者经患者通道进入病房接受治疗，治疗期间要在病房内活动。

（1）医务人员进出病房流程：清洁区办公生活区→更衣室→穿衣间→清洁区医护通道→缓冲间→第二摘脱间→第一摘脱间→病区走廊→病房→病区走廊→第一摘脱间→第二摘脱间→缓冲间→淋浴卫生间→更衣室→清洁区医护通道→清洁区办公生活区。

（2）患者进出病房流程：患者通道→病区走廊→病房→病区走廊→患者通道。

具体人流路线设计操作指引如图3-4所示。

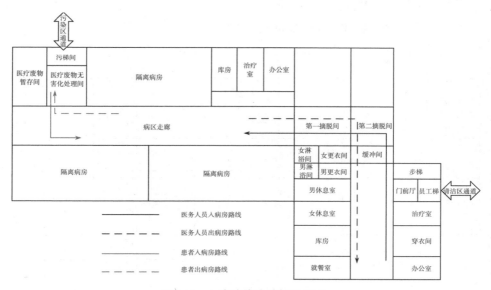

图3-4 人流路线设计操作指引

（二）物流路线设计操作指引

物流分清洁物品物流和污染物品物流，从不同出入口进出。

（1）食物、药品等清洁物品经医务人员通道运至病区走廊内，由病房门进入病房。

清洁物品进入病房流程：清洁区办公生活区→清洁区医护通道→缓冲间→第二摘脱间→第一摘脱间→病区走廊→病房。

（2）污物及生活垃圾由工作人员收集、打包、密封后，经患者通道运至医疗废物暂存间，再由污物收集员送出病区并按照《医疗机构污物处理条例》进行集中处理。

污染区污物及患者的生活垃圾转出病房流程：患者房间→病区走廊→医疗废物无害化处置间→垃圾暂存处→污物梯。

清洁区污物及医务人员的生活垃圾转出病房流程：清洁区办公生活区→清洁区医护通道→缓冲间→第二摘脱间→第一摘脱间→病区走廊→医疗废物无害化处置间→垃圾暂存处→污物梯。

清洁区污织物（被服、内穿衣等）转出病房流程：清洁区→清洁区医护通道→门前厅→工作人员专用电梯。

具体物流路线设计操作指引如图3-5所示。

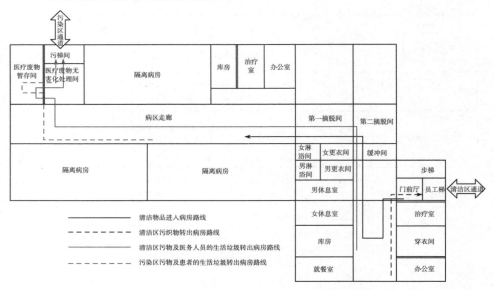

图3-5　物流路线设计操作指引

虽然将隔离病区改造成"三区两通道"结构，但是仍然没有隔离病区专有的污物通道。专家组现场查看、研究，决定将患者通道与污物通道共用。将医疗垃圾用双层黄色垃圾袋密封后，再加一层黄色垃圾袋，进行无害化处理，称重后贴上醒目标识，将其放至垃圾暂存间，由专人、专车收集，按固定路线定时转运处理，这样能够满足隔离使用规范。

四、隔离病区设施配置与安装操作指引

（一）通信和监控设备安装操作指引

1. 手机

配备手机4部，污染区和清洁区各2部。在这4部手机上分别标注清洁区护士、清洁区医师、污染区护士和污染区医师，手机用于与患者建微信群，随时与患者视频交流，进行远程会诊，同时也用于清洁区与污染区医务人员的沟通交流。

2. 对讲机

配备对讲机6部，使其一直处于开机状态，清洁区、第一摘脱间、第二摘脱间、污染区护士站、医疗废物无害化处置间和垃圾暂存间各1部。这6部对讲机用于各区域工作人员之间及时相互提醒和沟通交流。

3. 监控设备

在清洁区办公室安装监控中控平台系统，可随时看到隔离病区各个区域的监控画面，用于督查工作人员对消毒隔离防护规范的遵守情况等。每班安排专人负责查看监控画面，若发现工作人员违反消毒隔离原则，及时提醒，以保证其安全，规范其行为，同时也可节约人力资源。监控区域至少包括隔离病区的各个出入口、第一摘脱间、第二摘脱间、污染区护士站、病房走廊、医疗废物无害化处置间和垃圾暂存间。

（二）门禁和闭门器安装操作指引

1. 门禁

给可供进出隔离病区的所有门安装门禁，仅工作人员有权限进出，防止其他人员误入；污染区与潜在污染区之间门也需要安装门禁，防止患者误入潜在污染区。

2. 闭门器

必须给各分区之间的门（包括各缓冲间的门、污染区与摘脱间的门、摘脱间与缓冲间的门、缓冲间与清洁区的门）安装闭门器，防止关闭不严引起空气对流。

（三）消毒隔离设备安装操作指引

隔离病区各区域配备免洗手消毒液、脚踏式或感应式洗手装置、擦手装置；对不住人的房间按照标准安装顶挂式紫外线灯管，紫外线灯灯管的吊装高度为距离地面1.8～2.2 m，如果条件允许，把紫外线灯开关设置于护士站；空气消毒使用过氧化氢消毒机；床单位消毒使用臭氧消毒机；配备电动喷雾器，用于医务人员结束工作后对病房内地面及家具的消毒等。

（四）常规护理设备配置操作指引

污染区配备有抢救车、除颤仪、非接触红外线电子体温仪、电子血压计、听诊器、末梢血氧饱和度监测仪、墙壁氧气装置等仪器、设备。

（五）取暖设备操作指引

为避免交叉感染，医院应统一关闭中央空调，封闭病区内所有空调送回风口。根据气温变化，必要时给每个病房配备移动暖气，定时开窗通风。

五、标识的制作和粘贴操作指引

（一）地面标识

将地面标识粘贴于相应区域的地面。地面标识对患者和医务人员起到导引和提醒作用，告知行进路线，警示将要进入的区域。具体地面标识的样式和制作如图3-6所示。

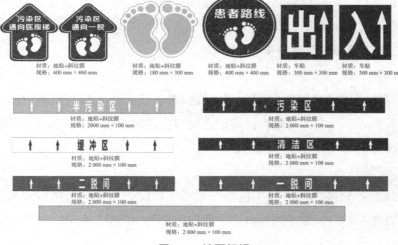

图3-6　地面标识

（二）门上标识

把门上标识粘贴于各区域的门里和门外。门上标识可提醒进出人员进行规范操作，警示将要进入的区域。具体门上标识的样式和制作如图3-7所示。

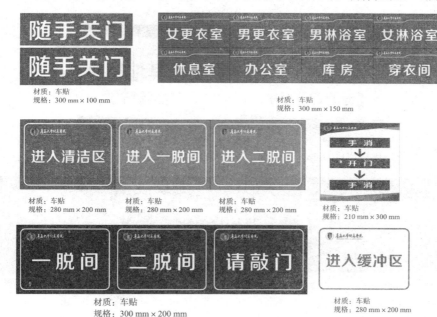

图3-7　门上标识

（三）墙上标识

把墙上标识粘贴于相应区域的墙上。墙上标识可明确区域功能，提示工作人员按标准化工作流程操作。具体墙上标识的样式和制作如图3-8所示。

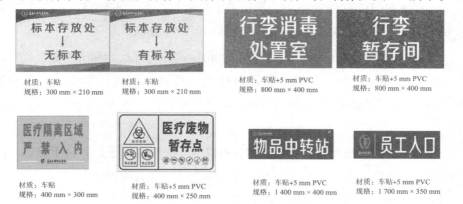

图3-8　墙上标识

（四）标本转运箱标识

将标本转运箱标识粘贴于转运箱上，方便运送人员区分运送标本，确保其将标本送至正确的地方。具体标本转运箱标识的样式和制作如图3-9所示。

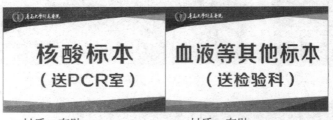

材质：车贴
规格：140 mm×210 mm　　　　材质：车贴
　　　　　　　　　　　　　　规格：140 mm×210 mm

材质：车贴　　　　材质：车贴　　　　材质：车贴
规格：140 mm×210 mm　规格：140 mm×210 mm　规格：140 mm×210 mm

图3-9　标本转运箱标识

六、隔离病区各区域物品及设施摆放操作指引

（一）清洁区

所有房间门口均放置速干手消毒液，所有房间内均安装紫外线灯管，除库房外均安装感应式洗手装置、擦手装置和医疗垃圾桶。

（1）治疗室：放置急救车、急救转运箱、常见护理操作相关物品。

（2）办公室：放置电脑、条码打印机、普通打印机、监控中控平台系统、清洁区护士和清洁区医师的手机、清洁区对讲机，各项工作流程和管理规定"上墙"。

（3）穿衣间：放置防护物资，含N95口罩、一次性帽子、外科手套、一次性鞋套、防护服、防护面屏/护目镜，放置穿衣镜，穿衣流程"上墙"。

（4）就餐室：放置微波炉、电热水壶、装水杯的柜子。

（5）库房：各类物资分类放置。

（6）淋浴间：放置淋浴用品、职业暴露应急处置箱、内穿衣回收桶，把职业暴露应急处置流程图粘贴在墙上。

（7）更衣室：放置外穿衣挂衣柜、内穿衣、拖鞋、一次性内裤、一次性袜子、N95口罩、一次性帽子。

（8）门前厅：放置酒店用鞋鞋架、工作用鞋鞋架、一次性鞋套、一次性帽子、N95口罩、速干手消毒液。

（二）潜在污染区

所有区域均安装紫外线灯管，所有门口内外均安放速干手消毒液。

（1）缓冲间：放置速干手消毒液，安装紫外线灯管。

（2）第一摘脱间：放置医疗垃圾桶4个，1个用于盛放摘脱的一次性医用防护面屏/护目镜，其余3个放摘脱的医用防护服（含外层手套），还要有穿衣镜、对讲机、带抽屉的桌子，抽屉内放含4.5～5.5 g/L过氧化氢溶液的消毒湿巾、用于装医疗废物的黄色垃圾袋和扎绳。

（3）第二摘脱间：放置医疗垃圾桶2个，用于盛放摘脱的内层一次性鞋套、一次性帽子、内层手套、N95口罩，还有穿衣镜、对讲机、带抽屉的桌子，抽屉内放含4.5～5.5 g/L过氧化氢溶液的消毒湿巾、用于装医疗废物的黄色垃圾袋和扎绳。

（三）污染区

（1）治疗室：放置急救车、除颤仪、职业暴露应急处置箱，把职业暴露应急处置流程图粘贴在墙上，安装空气消毒机或紫外线灯。

（2）办公室：放置电脑、条码打印机、污染区护士和污染区医师手机2部、对讲机，安装紫外线灯。

（3）医疗废物无害化处理间：放置医疗废物电子称重秤、各种标本转运箱、对讲机、带抽屉的桌子，抽屉内放含4.5～5.5 g/L过氧化氢溶液的消毒湿巾、用于装医疗废物的黄色垃圾袋和扎绳，安装紫外线灯。

（4）医疗废物暂存间：放置医疗废物转运箱，安装紫外线灯。

（5）病房：设置独立卫生间，有医疗垃圾桶、床头呼叫器、生活用品。

七、公共区域疫情防控管理操作指引

（一）通道管理

（1）收治急性呼吸道传染病患者期间，关闭门诊诊区及未接收患者的病区所有大门、门诊通往隔离病区大楼的所有防火门、连接各楼座的防火门。

（2）关闭所有扶手电梯和厢式电梯。因工作需要，需开放的通道如下。

开放隔离病区所在楼座的员工专用电梯、步行楼梯，检验科及PCR实验室员工通道、药房员工通道。

开放隔离病区所在楼座的污梯，检验科、PCR实验室等的医疗废物通道。

（二）人员防护

（1）在员工入口、电梯按钮旁放置手消毒液。工作人员进入大楼前需做好手卫生，接触电梯按钮后必须做好手卫生。

（2）进入大楼的工作人员均应佩戴一次性系带式医用外科口罩，做好手卫生，必要时加戴手套。

（3）进入污染区前需着二级防护。

（三）消毒隔离

1. 公共区域消毒

保洁人员每日对大门、桌椅及公共区域其他物体表面清洁并消毒2次。可使用含4.5 g ~ 5.5 g/L过氧化氢溶液的消毒湿巾或含75%（体积分数，下同）酒精的湿巾擦拭物体表面，对高频接触物体表面（门把手、各种按钮）可增加清洁和消毒频次，每天至少4次。对开放区域走廊地面使用1 000 mg/L的含氯消毒剂擦拭，每天消毒2次。一天至少开窗通风2次，每次不少于30 min。

2. 电梯间消毒

遵循先上后下、由内到外的原则对电梯间的轿梯、地面喷洒1 000 mg/L的含氯消毒剂，擦拭消毒，对按键用含75%酒精的湿巾或含4.5 g ~ 5.5 g/L过氧化氢溶液的湿巾擦拭消毒。每日更换按键保护膜，按键保护膜破损时及时更换。清洁并消毒后及时登记。

3. 室外公共区域

对缓冲区及污染区室外空气及地面用1 000 mg/L的含氯消毒剂喷洒消毒，

每日2次；转运患者及医疗废物后，立即喷洒1 000 mg/L的含氯消毒剂，给污染区消毒。

（李环廷　刘　霞　祝　凯　盖丁凯）

第四节　隔离病区日常消杀和核酸采样

隔离病区日常消杀工作是切断传染病传播途径、落实"人–物–环境"同防的有效措施，在疫情防控中发挥了重要作用。日常消杀的清洁工具为一次性使用。对含氯消毒剂现配现用且要进行浓度测试。记录不同区域的消杀频次，如遇污染，随时消毒。

一、清洁区内的日常消杀

（一）室内空气

（1）开窗通风，有条件的持续开窗通风，无条件的每日至少通风3次，每次不少于30 min。

（2）自然通风不良时，使用空气消毒器或者紫外线灯照射消毒，每日至少消毒2次，每次30～60 min。如果淋浴间潮湿，房间通风不良，适当增加频次，每日消毒4次，每次30～60 min，或参照机器使用说明书。

（二）物体表面

（1）消毒方法：用含4.5～5.5 g/L过氧化氢溶液的湿巾擦拭。

（2）消毒频次：每日至少2次，对高频接触物表（如门把手、水龙头、电话、呼叫器、键盘、鼠标）每日消毒4次。

（三）地面

（1）消毒方法：用蘸有1 000 mg/L的含氯消毒剂的地巾擦拭。

（2）消毒频次：每日至少2次，每次作用30 min。

（四）织物

把使用后的床单、被套、内穿衣等立即装入专用袋（橘红色），采用鹅颈式封口，并贴警示标志，密闭转运，集中进行清洗、消毒（离开病房前加套一层专用袋或者对外表喷洒1 000 mg/L的含氯消毒剂）。

二、潜在污染区的日常消杀

（一）室内空气

（1）让空气消毒器持续工作，日常维护参照机器使用说明书。

（2）使用紫外线灯照射消毒，每日至少3次，每次1 h。

（二）物体表面

（1）消毒方法：用含4.5～5.5 g/L过氧化氢溶液的湿巾擦拭。

（2）消毒频次：每日3次，由清洁区进污染区，逆向擦拭缓冲间、第二摘脱间、第一摘脱间。

（三）地面

（1）消毒方法：用蘸有1 000 mg/L的含氯消毒剂的地巾擦拭。

（2）消毒频次：每日3次，每次作用30 min。

三、污染区内的日常消杀

（一）室内空气

（1）开窗通风，有条件的持续开窗通风，无条件的每日通风2～3次，每次不少于30 min。

（2）自然通风不良时，使用空气消毒器或紫外线灯照射消毒，每日不少于2次，每次30～60 min，或参照机器使用说明书。

（二）污染物（患者的血液、分泌物和呕吐物）

对少量污染物可用一次性吸水材料（如抹布、干手纸）蘸取5 000～10 000 mg/L的含氯消毒剂小心地移除。对大量污染物应使用一次性吸水材料完全覆盖后，再把足量的5 000～10 000 mg/L的含氯消毒剂浇在吸水材料上，作用30 min以上，小心地清除干净。清除过程中避免接触污染物，清理的污染物按医疗废物集中处置。对盛放污染物的容器可用有效氯为5 000 mg/L的含氯消毒剂浸泡30 min，然后清洗干净。

（三）地面和墙壁

有肉眼可见污染物时，先清除污染物，再消毒。无肉眼可见污染物时，可用蘸有含1 000 mg/L含氯消毒剂的地巾擦拭消毒，作用30 min。

（四）物体表面

（1）消毒剂的选择：对耐腐蚀的物体可使用络合氯消毒湿巾，对不耐腐蚀的物体可用含4.5～5.5 g/L过氧化氢溶液的湿巾擦拭消毒。

（2）有肉眼可见污染物时，应当先完全清除污染物，再消毒。

（3）无肉眼可见污染物时，用消毒湿巾依次对病房的物体表面擦拭消毒。

（4）给烧水壶消毒：用烧水壶烧两遍开水后将水倒掉。对烧水壶表面用含4.5～5.5 g/L过氧化氢溶液的湿巾擦拭消毒。

（五）织物

收集被套、床单、枕套、枕头、被、褥等织物时避免产生气溶胶，将织物放入双层黄色垃圾袋里，作为急性呼吸道传染病感染性医疗废物处理。

（六）标本转运箱

可将标本转运箱的内、外表面用1 000 mg/L的含氯消毒剂擦拭至湿润，作用30 min。

（七）患者通道

（1）物体表面：用含4.5～5.5 g/L过氧化氢溶液的湿巾擦拭消毒，每日至少2次。

（2）地面：用1 000 mg/L的含氯消毒剂擦拭消毒，每日至少2次，每次作用30 min。

（3）空气：使用紫外线灯照射消毒，每日至少2次，每次30～60 min。

（八）病房

患者一旦出院或转科，应立即对病房或病床进行环境终末清洁与消毒工作，有效阻断病原微生物传播。必要时可采取强化的终末消毒措施，即在上述清洁与消毒措施基础上，采用3%的过氧化氢消毒液气化/雾化消毒，或增加含氯消毒剂的浓度。

四、环境及物体表面的核酸采集

（一）核酸采集要求

1. 物体表面

以地面、墙面、桌面、床头柜、便器、门把手、按钮等为重点采样对象，在消毒因子难以达到的地方（如抽屉、地毯、墙角）增加采样点或使用指示微生物载体，每类采样对象不少于2个样本。样本总数不少于30个。

2. 空气

用平板暴露法进行空气消毒效果评价。若室内面积≤30 m²，在对角线的内、中、外共设3个点，内、外点应在距墙壁1 m处；若室内面积>30 m²，在4个角及中央共设5个点，4个角的布点部位应在距墙壁1 m处；在较大空间（室内面积>60 m²）布点可根据实际需要，增加采样点。样本总数不超过30个。

（二）采集频次

清洁区的环境及物体表面的核酸采集每日一次，污染区的环境及物体表面的核酸采集每周一次。

（三）核酸采样位点

核酸采样位点见表3-1。

表3-1　核酸采样位点

区域	地点	酸酸采样位点
清洁区	男/女更衣室	门把手、更衣橱、开关、水龙头、洗手液、床挡、桌面、桌面物品、医疗废物桶
	医师办公室	门把手、桌、椅、桌面物品、键盘、鼠标、橱柜、水龙头、洗手液、医疗废物桶、开关、对讲机、饮水机、清洁区手机
	主任办公室	门把手、桌、椅、桌面物品、键盘、鼠标、橱柜、水龙头、洗手液、医疗废物桶、开关
	清洁区库房	门把手、开关、储物架
	穿衣间	门把手、开关、水龙头、洗手液、橱柜、手消毒液、桌、椅、桌面物品、医疗废物桶
	男/女淋浴间	门把手、橱柜、淋浴开关、桌面、桌面物品、手消毒液

区域	地点	酸酸采样位点
缓冲区	缓冲间	门把手、紫外灯开关
	第一摘脱间	门把手、紫外灯开关、桌面、桌面物品、医疗废物桶、拖布架、手消毒液、对讲机
	第二摘脱间	门把手、桌面、桌面物品、紫外灯开关、医疗废物桶、拖布架、手消毒液、对讲机
污染区	护士站	键盘、鼠标、对讲机、桌、椅、桌面物品、污染区手机
	污染区走廊	医疗废物桶、病室外门把手、病室外扶手、垃圾桶、手消毒液、对讲机
	医疗废物无害化处理间	门把手、桌面、手消毒液、湿巾、医疗废物秤、垃圾桶
	医疗废物暂存间	门把手

（李环廷　脱　淼　吴　倩　赵玉晓）

第五节　分级防护操作指引

分级防护是在严格落实标准预防的基础上，根据接诊患者疾病的传播途径，参照《医院隔离技术规范》（WS/T311—2009）选择对接触传播、飞沫传播和/或空气传播的感染防控方式，严格落实戴医用外科口罩/医用防护口罩、戴乳胶手套等隔离要求。

一、一般防护

一般防护适用于普通门（急）诊、普通病房的医务人员。一般防护用品包括医用外科口罩、一次性工作帽、工作服等，必要时戴一次性乳胶手套或丁腈手套。

二、一级防护

一级防护适用于预检分诊点、普通急诊留观区、门诊、普通病区、重症监护病房、对密切接触者的医学观察区、对医务人员的医学观察区、隔离病区的工作人员，进行普通患者手术的医务人员，为非新冠肺炎患者做影像学检查与病理检查的医务人员，发热门诊及隔离病区外的安保、保洁、医疗废物转运工作人员，等等。一级防护用品包括医用外科口罩、一次性工作帽、工作服、一次性乳胶手套或丁腈手套等。

三、二级防护

在发热门诊及隔离病区内，对疑似及确诊新冠肺炎患者进行影像学检查及检验，消毒供应中心对隔离病区的物品回收、清点及清洗时，对疑似及确诊新冠肺炎患者转运、陪检、处置尸体时，为疑似或确诊新冠肺炎患者手术时，做病毒核酸检测时采用二级防护措施。二级防护用品包括医用防护口罩、护目镜或防护面屏、一次性工作帽、防渗隔离衣或防护服、一次性乳胶手套或丁腈手套、鞋套等。

四、三级防护

有条件的医疗机构的医务人员在为疑似或确诊新冠肺炎患者实施可产生气溶胶操作、手术、病毒核酸检测时可采用三级防护；为疑似或确诊新冠肺炎患者实施尸体解剖时采用三级防护。三级防护用品包括正压头套或全面防护型呼吸防护器、防渗隔离衣或防护服、一次性乳胶手套或丁腈手套、鞋套等。

应急医院应当加强人员防护管理，储备质量好、数量充足的防护物品。医务人员应当根据暴露风险和开展的诊疗操作，正确、合理地使用医用外科口罩或医用防护口罩、护目镜或防护面屏、手套、隔离衣或防护服等个人防护用品（表3-2），确保个人防护到位。在隔离病区、发热门诊及核酸采样点、核酸检测实验室等重点场所工作，接触病毒的可能性较大的医务人员要加强防护，严格佩戴医用防护口罩。在发热门诊、隔离病区工作的人员要做医用防护口罩适合性测试和密合性测试，合格者方可上岗；每次进入发热门诊、隔离病区工作前，要做医用防护口罩密合性测试。应当指导、监督患者、陪护人员及其他进入医疗机构的人员做好个人防护。

表3-2 医务人员防护用品的选用

区域/人员		个人防护用品类别							
		医用外科口罩	医用防护口罩	工作帽	手套	隔离衣	防护服	护目镜/防护面屏	鞋套/靴套
医院入口		+	−	±	−	−	−	−	−
预检分诊处		+	−	±	±	±	−	−	−
引导患者去发热门诊的人员		+	−	±	±	±	−	−	−
常规筛查核酸检测采样人员		−	+	+	+	−	−	+	−
对有流行病学史或疑似患者核酸检测采样人员		−	+	+	+	±	±	+	±
门急诊窗口（非侵入性操作）		+	−	±	−	−	−	−	−
门急诊窗口（侵入性操作，如采血）		+	−	±	−	−	−	−	−
门诊	患者佩戴口罩	+	−	−	−	−	−	−	−
	患者需摘除口罩	+	±	±	±	±	−	±	±
	有体液暴露	+	±	±	+	±	−	±	±
病区	普通病区	+	−	±	±	±	−	−	±
	过渡病区(室)	+	±	±	+	±	±	±	±
	确诊病例定点收治隔离病区	−	+	+	+	−	+	+	+
手术部（室）	常规手术	+	−	+	+	−	−	±	±
	急诊手术、冠状病毒感染者手术	−	+	+	+	−	+	+	+

续表

区域/人员		个人防护用品类别							
		医用外科口罩	医用防护口罩	工作帽	手套	隔离衣	防护服	护目镜/防护面屏	鞋套/靴套
发热门诊	诊室	−	+	+	+	±	±	±	+
	检查室	−	+	+	+	±	±	±	+
	留观室	−	+	+	+	−	+	+	+
冠状病毒PCR实验室		−	+	+	+	±	±	+	±
负责冠状病毒感染者转运的人员		−	+	+	+	±	±	+	±
行政部门		+	−	−	−	−	−	−	−

注：1."+"指需采取的防护措施。

2."±"指根据工作需要可采取的防护措施；隔离衣和防护服同时为"±"，应二选一。

3. 不同时佩戴医用外科口罩和医用防护口罩。不同时穿防护服和隔离衣。如果防护服已有靴套，则不需另外加穿。

4. 对餐饮配送、标本运送、医疗废物处置等人员的防护用品按所在区域的要求选用。

5. 为急性呼吸道传染病患者实施气管切开、气管插管时可根据情况加用正压头套或全面防护型呼吸防护器。

6. 普通病区可选项取决于患者是否摘除口罩或有体液暴露。

表3-3　不同区域分级防护用品的选择

防护级别	使用区域	防护用品选择
一般防护	驻地酒店	医用外科口罩
一级防护	清洁区	戴医用外科口罩、一次性帽子，必要时加一次性隔离衣、手套
二级防护	污染区	医用防护口罩、一次性帽子、医用防护服、护目镜或防护面罩、手套、鞋套
三级防护	污染区	医用防护口罩、一次性帽子、医用防护服、全面型防护头罩、手套、鞋套；为急性呼吸道传染病患者实施气管切开、气管插管时可根据情况用正压头套或全面防护型呼吸防护器替代全面型防护头罩

（魏丽丽　脱淼　吴倩）

第六节 手卫生操作指引

手卫生为医务人员在从事职业活动过程中的洗手、卫生手消毒和外科手消毒的总称。规范的手卫生可以有效预防和控制医院感染，保护患者和医务人员。在隔离病区预测操作中有可见污染物污染时，加戴一层手套，操作完成后脱掉外层手套，进行手消毒。

一、洗手与卫生手消毒指征

（1）下列情况下医务人员应洗手和/或使用手消毒剂进行卫生手消毒：① 接触患者前。② 清洁、无菌操作前，包括进行侵入性操作前。③ 体液暴露后，包括接触患者的黏膜、破损皮肤或伤口、体液、分泌物、排泄物、伤口敷料等之后。④ 接触患者后。⑤ 接触患者周围环境后，包括接触患者周围的医疗器械、用具等物体表面后。

（2）下列情况下应洗手：① 当手部有血液或其他体液等肉眼可见的污染时。② 可能接触艰难梭菌、肠道病毒等对速干手消毒剂不敏感的病原微生物时。

（3）手部没有肉眼可见污染时，宜使用手消毒剂进行卫生手消毒。

（4）下列情况下医务人员应先洗手，然后进行卫生手消毒：① 接触传染病患者的体液、分泌物以及被传染性病原微生物污染的物品后。② 直接为传染病患者进行检查、治疗、护理或处理传染病患者的污物之后。

二、手消毒剂的选择

卫生手消毒时首选速干手消毒剂，宜用对新冠肺炎病毒有效的含乙醇等成分的手消毒剂进行卫生手消毒。

三、洗手方法

（1）在流动水下，使双手充分淋湿。

（2）取适量洗手液，均匀涂抹至整个手掌、手背、手指和指缝、前臂。

（3）认真揉搓双手至少15 s，应注意清洗双手所有皮肤，包括指背、指尖和指缝，具体揉搓步骤如下。

第一步，掌心相对，手指并拢，相互揉搓。

第二步，手心对于背沿指缝相互揉搓，双手交换进行。

第三步，掌心相对，双手交叉，相互揉搓指缝。

第四步，弯曲手指使关节，一只手半握拳，把指背放在另一只手的掌心旋转揉搓，双手交换进行。

第五步，一只手握住另一只手的大拇指旋转揉搓，双手交换进行。

第六步，将一只手的五个手指尖并拢，放在另一只手的掌心旋转揉搓，双手交换进行。

第七步，揉搓手腕，双手交换进行。

（4）在流动水下彻底冲净双手，使用纸巾擦干。

（魏丽丽　脱淼　吴倩　吴越）

第七节　医务人员穿脱防护用品操作指引

在疫情防控中，医务人员正确地穿脱防护用品，保证不被感染、不传染他人十分关键。穿脱防护用品时，要有经过培训的监督人员在场。医务人员去除个人用品，如首饰、手表、手机，整理头发，脱去外套，更换工作鞋。监督人员协助检查防护用品是否齐全、完好无损、型号合适，确认穿戴效果。摘脱去防护用品时，必须由经过培训的监督人员通过监控全程监督，随时提示摘脱顺序，发现问题，及时提醒、指导，协助医务人员做应急处置。必要时监督人员穿戴防护用品从清洁区进入摘脱间，协助出污染区的医务人员摘脱防护用品。出摘脱间后监督人员与医务人员共同评估摘脱过程，如怀疑污染皮肤、黏膜，应及时消毒并上报，按照要求进行下一步处置。

一、医务人员穿戴防护用品流程

（1）医务人员进入污染区工作前必须按规定着内穿衣（将上衣下缘扎进裤子）、工作鞋，做好手卫生。

（2）戴医用防护口罩。

检查医用防护口罩的有效期及外包装的密闭性。打开口罩，检查有无破损，系带是否牢固。左手托住防护口罩，有鼻夹的一面向外，罩住口、鼻及下巴，使口罩贴合面部；右手将下方系带拉过头顶，放在颈后双耳下，再将上方系带拉至脑后，调整位置，使松紧适宜。

将双手指尖放在金属鼻夹上，从中间位置开始用手指向内按鼻夹，并分别向两侧移动和按压，根据鼻梁的形状塑造鼻夹。

双手捂住口罩快速呼气或吸气，感觉口罩略微鼓起或塌陷。若鼻夹附近漏气，应重新塑鼻夹；若漏气处位于四周，应调整系带及塑鼻夹，调整到不漏气为止。检查防护口罩的密合性。

（3）双手撑开帽子，按由额前至脑后的方向戴帽子，盖住耳朵，把所有头发都包裹在内，避免头发外露。

（4）穿鞋套，包住工作鞋。

（5）穿防护服/隔离衣。

选择型号合适的防护服，查看有效期及密闭性。打开防护服，检查有无破损。穿防护服时将拉链拉至底端，先穿下衣，再穿上衣，戴帽子（防护服帽子要完全盖住一次性帽子），拉上拉链，密封拉链口，注意防护服的颈部不能遮挡医用防护口罩。

查看一次性隔离衣的有效期。打开隔离衣，检查有无破损。穿隔离衣时，右手持衣领，左手伸入衣袖，右手拉衣领，露出左手；左手持衣领，右手伸入衣袖，左手拉衣领，露出右手。双手沿衣领边缘向后将领带系好，松紧适宜，双手捏住隔离衣的边缘至背后，遮住内穿衣，将腰带拉至背后或在腰侧边系好。

（6）选择型号合适的手套，检查有效期及外包装密闭性。打开手套包装，检查手套是否漏气。戴手套时把防护服/隔离衣的袖口完全包裹，进入污染区工作时加戴一层手套。

（7）必须穿靴套时，靴套要包裹住防护服裤筒，松紧适宜，避免靴套滑落。

（8）佩戴护目镜或防护面屏前检查有无破损，系带是否牢固，将护目镜或防护面屏戴于合适部位，调节舒适度，并检查是否戴牢。为避免工作中护目镜或防护面屏起雾而影响视线，可提前均匀涂抹0.5%（质量分数，下同）的碘伏或洗手液，待干后擦拭干净，备用。

（9）全面检查穿戴的完整性，活动（包括下蹲）以检查防护服的延展性，确保穿戴符合规范，再进入污染区工作。

医务人员穿戴防护用品的流程如图3-10所示。

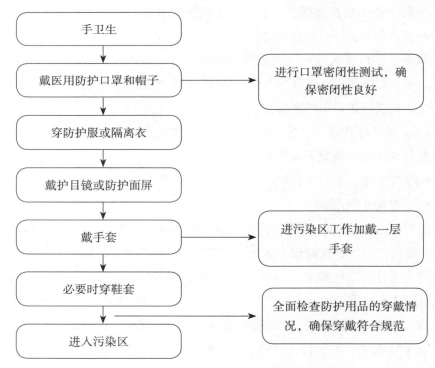

图3-10　医务人员穿戴防护用品流程示意图

二、医务人员摘脱防护用品流程

（一）进入第一摘脱间

（1）做好手卫生，双手拉住护目镜或防护面屏侧方系带，身体前倾，低头、闭眼，将护目镜或防护面屏轻轻摘下，避免让手碰触护目镜镜面或面屏屏面。把复用物品放入指定专用回收容器中，把一次性物品投入医疗废物桶内。

（2）脱除防护服/隔离衣、手套、靴套。

脱防护服时，做好手卫生，解开密封胶条，拉开拉链至底端，左手持防护服密封条顶端，右手持帽子外缘，向上提拉、翻帽，使防护服脱离头部。

双手从后方由内向外向下反卷，脱防护服，将防护服、手套、靴套一并脱除，投入医疗废物桶内，不能让污染面触碰清洁部位。

脱隔离衣时，做好手卫生，解开领带、腰带，双手交叉抓住隔离衣的肩部，将隔离衣翻转拉下，使污染面向里，连同手套一起脱下，将其投入医疗废物桶内，不能让污染面触碰清洁部位。

做好手卫生，解开靴套系带，双手持一只靴套外侧，将外层靴套翻转脱下，投入医疗废物桶内。用相同方法脱对侧靴套。

（3）再次做好手卫生。

（二）进入第二摘脱间

（1）做好手卫生，左脚尖点地，用左手拉住左鞋套后外侧向下向前，同时拿着鞋套前端，脱下鞋套。用相同方法脱右鞋套。将鞋套投入医疗废物桶内。

（2）双手伸入帽子内部，将帽子撑开，从后向前取下帽子，将其投入医疗废物桶内。

（3）双手将医用防护口罩下带摘下，先摘下颈后（下方）系带，再摘下耳后（上方）系带，摘除过程中避免使手接触口罩，避免使口罩碰触身体，用手指捏住口罩的系带，将其投入医疗废物桶内。

（4）做好手卫生，戴一次性医用外科口罩。戴眼镜者用流动的水清洗眼镜或用含75%酒精的湿巾擦拭眼镜。

（5）做好手卫生，进入清洁区，淋浴，更换内穿衣。

医务人员摘脱防护用品的流程如图3-11所示。

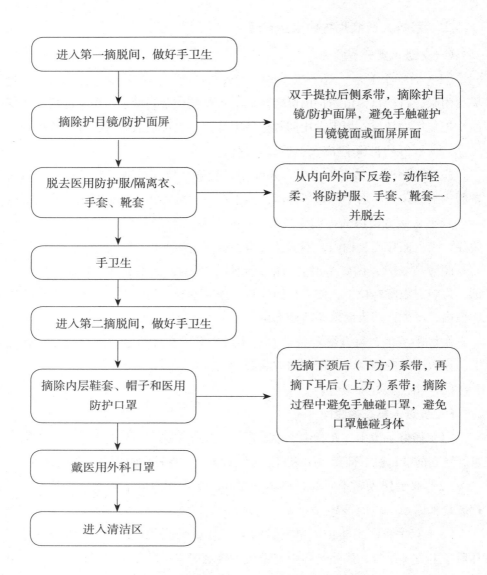

图3-11　医务人员摘脱防护用品流程示意图

（孔心涓　脱　淼　董海成）

第八节　医务人员驻地及上下班操作指引

为有效保障医务人员的安全，在加强对医务人员防护培训的同时，应急医疗队应高度重视队员集中生活驻地的卫生管理，制定集中生活驻地卫生防护标准操作流程。

一、隔离酒店管理指引

（1）医务处根据应急医疗队员的数量将队员分成若干组，每组设一名组长，并将名单发给医院常驻隔离酒店联络员，由其到隔离酒店统一为入住人员办理入住手续，领取房卡。

（2）队员乘坐通勤班车到达酒店，各小组组长到医院常驻隔离酒店联络员处领取本组的房卡，并发放给全体组员。

（3）队员进房间后，在门口，先使用含75%酒精的湿巾或含4.5～5.5 g/L过氧化氢溶液的湿巾擦拭行李箱，做好手卫生后摘下口罩，将其放入垃圾桶内，脱下外出服，更换室内鞋服后进入房间。

（4）用餐：取餐前戴口罩，用餐后将餐盒打包，丢到垃圾桶内。

（5）通勤班车发车时间按照队员的上下班时间而定。

（6）在隔离酒店一楼大厅设置物资存放点，下班时可自行领取。如有其他需要，可以联系酒店经理。

（7）如有身体不适，联系医院常驻隔离酒店联络员，让其协助解决。

驻地标准流程如图3-12所示。

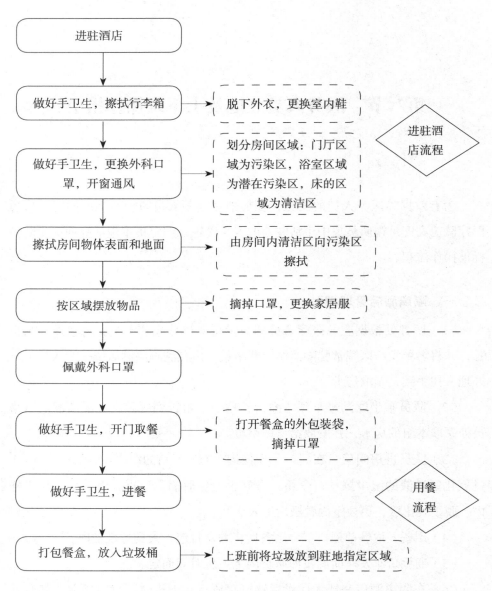

图3-12 驻地标准流程图

二、酒店功能分区设置指引

（1）酒店设置医务人员通道、服务人员通道，酒店只保留两个出入口，有条件的酒店可以单独设置垃圾通道。

（2）酒店周围按疫情防控要求设置警戒示线，保安加强门口及周边环境的巡视，以防止非工作人员进入。

（3）合理地进行功能分区。将入住酒店的医务人员的起居及活动区域视为污染区，酒店管理人员活动区域、物资保障区域视为清洁区。医务人员根据房间布局划分自己房间的污染区、潜在污染区和清洁区，"三区"划分明确，不可交叉污染。将房间门口与玄关之间的区域划分为污染区，将玄关与卫生间之间的区域划分为潜在污染区，将房间内空间划分为清洁区（如图3-13）。

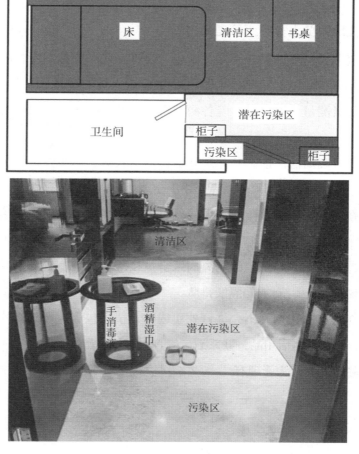

图3-13　酒店房间功能分区设置指引

（4）根据衣物的使用场所将衣物分类放置，把去医院穿的衣物、外出时穿的普通衣物与房间内穿的衣物分开放置。把去医院穿的衣物、外出鞋单独放置于门口，把外出时穿的普通衣物放置于玄关的柜子内或挂于挂衣钩上，把房间内穿的衣物放于房间柜子里。

（5）无接触交接管理，严禁送饭人员及其他社会人员进入酒店。酒店门口放置长条桌，送饭人员将饭菜放在桌上，酒店工作人员将饭菜送至每层楼的电梯口，医务人员下班后做好手卫生，然后自行取餐，带至房间后食用。

三、驻地医务人员行为管理指引

（1）医务人员严格遵守医院、酒店"两点一线"管理制度，严禁私自外出，在酒店内严禁串门，不聚集，服从酒店管理人员的管理。

（2）每日测量体温，早、晚各测一次，并及时上报，如有体温异常，及时逐级上报。

（3）离开隔离病区前必须沐浴并更换清洁衣裤，不得穿工作区域的衣服回到酒店。进入酒店前必须严格做好手卫生。

（4）在公共区域必须佩戴医用外科口罩/N95口罩，进入酒店后严格按照医务人员行走路线进入房间。

（5）严格按照医院规定的隔离病区全员核酸检测工作安排及时进行核酸检测，核酸采集时要按1 m间隔线排队。

（6）在酒店居住期间不允许订外卖或收发快递包裹，严禁将快递包裹带入酒店内。如急需生活用品，联系酒店管理人员协调解决。

（7）驻地人员行为管理有"十严格""九严禁"，见图3-14。

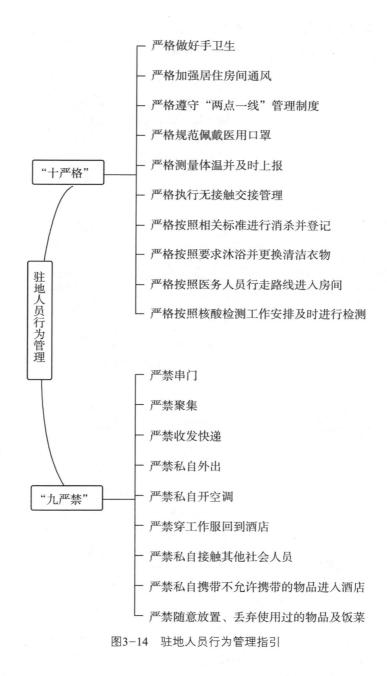

图3-14 驻地人员行为管理指引

四、医务人员上下班流程指引

（1）医务人员上班标准流程如图3-15所示。

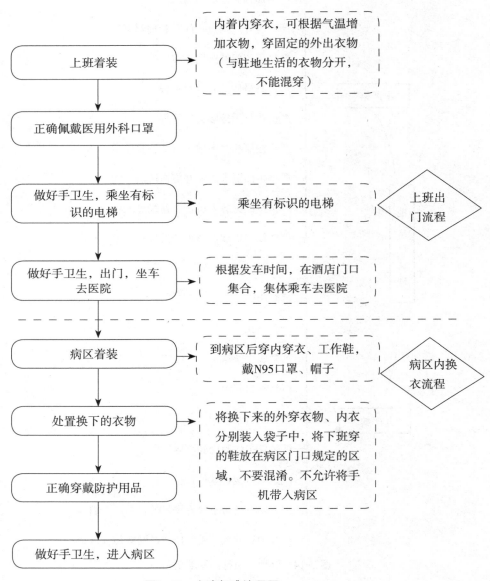

图3-15　上班标准流程图

（2）医务人员下班标准流程如图3-16所示。

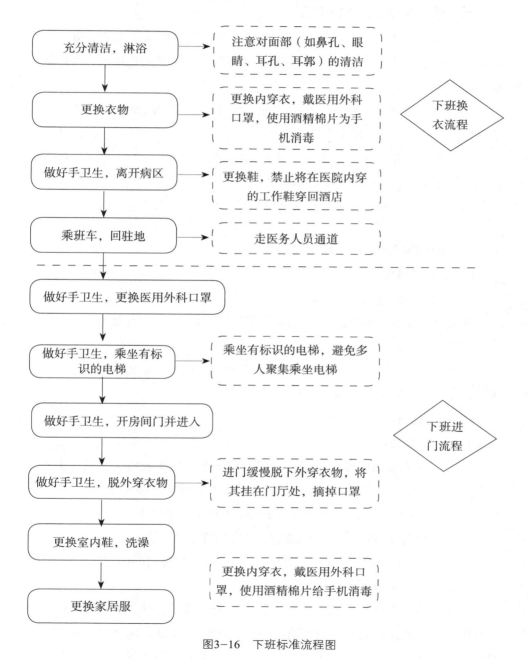

图3-16 下班标准流程图

五、驻地人员个人防护指引

（1）在酒店大门口、电梯口以及电梯按钮处均放置手消毒液。进入个人房间前需做好手卫生，接触电梯按钮后必须做好手卫生或使用纸巾间接接触电梯按钮。

（2）酒店管理人员应穿工作服、戴一次性工作帽和医用外科口罩，做好手卫生，如有需要可加戴手套。

（3）后勤人员、班车司机穿一次性隔离衣，戴一次性工作帽和医用外科口罩，做好手卫生，如有需要可加戴手套。

（4）驻地酒店核酸采样人员需进行二级防护，闭环管理。

六、酒店消毒隔离措施落实指引

（一）通风换气

1. 应加强场所通风

首选自然通风，同时保证排气扇正常运转，确保室内空气流通。

2. 原则上不使用空调

需要使用空调，酒店负责人应充分了解酒店的空调通风系统类型和供风范围，按规定要求开启空调。

（二）酒店日常清洁消毒

1. 个人房间消毒

（1）入住酒店的医务人员每天对房间内所有的物体表面（包括床头柜、沙发、桌子、柜子、衣橱、房间门把手、洗手池、马桶、淋浴器）用含75%酒精的湿巾或含4.5～5.5 g/L过氧化氢溶液的消毒湿巾擦拭消毒。

（2）对地面以1 000 mg/L的含氯消毒剂擦拭消毒。

（3）每天至少开窗通风2次，每次至少30 min，保持房间内空气清新。

2. 酒店公共区域消毒

（1）酒店服务人员每日对酒店大门、吧台、桌子、开关等物体表面（尤其是医务人员经过的地方）至少消毒2次，可使用75%的酒精擦拭物体表面，对高频接触物体表面（门把手、各种按钮）可增加清洁和消毒频次，每天至少4次。建议以"八面法"使用消毒湿巾,对规则的物体表面以"S"形擦拭消毒。对大堂以及走廊地面使用1 000 mg/L的含氯消毒剂擦拭,如地面无法擦拭,需用1 000 mg/L的含氯消毒剂喷洒,每天至少消毒2次。

(2)开窗通风,一天至少2次,每次不少于30 min。

3. 电梯间消毒

遵循先上后下、由内到外的原则,对电梯轿厢、地面使用1 000 mg/L的含氯消毒剂进行喷洒、擦拭消毒,对按键用含75%酒精的湿巾或含4.5～5.5 g/L过氧化氢溶液的湿巾擦拭消毒,每日至少更换2次按键保护膜,按键保护膜破损时及时更换。根据班车接送医务人员的频次定消毒频次。清洁、消毒后及时登记。

4. 班车消毒

遵循先上后下、由内到外的原则,接送医务人员的专车司机每次运输结束后对车内物体表面用含75%酒精的湿巾或含4.5～5.5 g/L过氧化氢溶液的消毒湿巾进行擦拭消毒,可对高频接触物体增加擦拭消毒频次。建议以"八面法"使用消毒湿巾,对规则的物体表面以"S"形擦拭。对地面使用1 000 mg/L的含氯消毒剂进行擦拭。清洁、消毒后及时登记。

(三)织物管理

房间入住人员将使用后的床单、枕套、被套、毛巾等织物装在橘红色织物袋内,将织物袋放置在指定位置。酒店收集织物袋后交有资质的专业洗涤公司,让其处置,并填写相关交接登记表格。每周至少更换一次织物,如织物有污染,随时更换。

(四)医疗废物管理

(1)对医务人员的剩余饭菜等垃圾均按医疗废物处置。医务人员将垃圾规范打包后,放至酒店一楼指定位置。

(2)垃圾收集人员做好个人防护后,用双层黄色垃圾袋包装医疗废物,将其单独存放在医疗废物暂存处。医疗废物由具备处理医废资质的机构处理。酒店工作人员与医废转运人员对医疗废物称重,然后交接、签字。

(3)酒店工作人员做好防护后,使用1 000 mg/L的含氯消毒剂对使用后的盛装医疗废物与污被服的容器进行喷洒消毒,并及时做消毒记录。

七、医务人员房间终末消毒操作指引

（1）医务人员撤离后，对房间内空气、物体表面、地面进行彻底消杀，更换房间内所有织物。

（2）开窗通风，至少60 min。

（3）对所有物体表面使用含75%酒精的湿巾或含4.5～5.5 g/L过氧化氢溶液的消毒湿巾进行擦拭消毒。

（4）对地面使用1 000 mg/L的含氯消毒剂擦拭消毒。对水龙头、门把手、床面、床头柜表面等物体表面进行核酸采样。

（5）将使用后的床单、枕套、被套、毛巾等织物装，在橘红色污织物袋内，鹅颈式封口，将织物袋放至酒店一楼指定位置。

（6）对房间产生的所有垃圾均按医疗废物处置。房间入住人员将垃圾规范打包后，放至酒店一楼指定位置。

（孔心涓　刘　霞　祝　凯　魏　明）

第九节　核酸采样管理及操作指引

急性呼吸道传染病病毒核酸检测是诊断急性呼吸道传染病感染和痊愈出院的直接证据之一，主要是通过采集鼻咽拭子、咽拭子进行核酸检测。由于样本的采集对核酸检测结果影响很大，采集时一定要注意手法，如采集部位、力度以及刮取的圈数。核酸样本采集人员必须经过培训并考核合格，掌握正确的采集方法及注意事项，确保标本质量符合要求。

根据《病毒核酸检测专家共识》，标本采集优选顺序为鼻咽拭子、咽拭子、痰，可同时采集多部位标本以提高阳性率。咽拭子的取样方法：被采样者

先用生理盐水漱口，采样人员将拭子放入无菌生理盐水中湿润，禁止将拭子放入病毒保存液中，避免抗菌药物引起过敏。被采样者头部微仰，嘴张大，并发"啊"音，露出两侧扁桃体。采集人员将拭子越过舌根，在被采样者的两侧扁桃体稍微用力来回擦拭至少3次，然后再在咽后壁上下擦拭至少3次。鼻咽拭子的取样方法：采样人员一只手轻扶被采样者的头部，另一只手拿拭子，使拭子贴鼻孔进入，沿下鼻道的底部向后缓缓深入，由于鼻道呈弧形，不可用力过猛，以免出现外伤而出血。待拭子顶端到达鼻咽腔后壁时，轻轻旋转一周，如遇反射性咳嗽，应停留片刻，然后缓缓取出拭子。

一、核酸采样点采样人员管理指引

（一）对采样人员的基本要求

（1）从事病毒核酸检测样本采集的人员应当经过生物安全培训且培训合格。

（2）采样人员熟悉样本的种类和采集方法。

（3）采样人员熟练掌握样本采集操作流程及注意事项。

（4）做好样本信息的登记，确保样本的质量符合要求，采集的样本及相关信息可追溯。

（二）采样点的设置

（1）采样点应当为独立空间，室内或室外均可，应具备良好的通风条件。

（2）内部划分出相应的清洁区和污染区，配备手卫生设施或装置。

（3）采样点需设置清晰的指引标识，并明确告知采样流程和注意事项。

（4）设立独立的排队等候的区域，尽可能保证人员单向流动。

（5）落实"一米线"的间隔要求，严控人员密度。

（三）人员配置及防护要求

（1）每个采样点应当配备1~2名采样人员。

（2）合理安排采样人员轮替，原则上每2~4 h轮岗休息1次。

（3）采样人员采取二级防护，使用的防护用品包括N95防护口罩、一次性帽子、防护面屏/护目镜、防护服、乳胶手套、防水靴套。

（4）每给一个人采样应严格做一次手卫生。

（5）应对采样人员闭环管理。

（四）采样流程

建立病毒核酸检测采样操作流程。

（1）根据被采样者的类别确定具体采样流程，包括信息核对、采样、送检等。

（2）利用条码扫描等信息化手段采集被采样者的信息。

（3）采样前，采样人员应当对被采样者的身份信息进行核对。

（4）每个样本应当至少记录以下信息：被采样者的姓名、身份证号，样本采集的日期、时间、部位、类型等。

（五）采集方法

应采集呼吸道样本，对隔离病区医务人员，要通过鼻咽拭子采集上呼吸道样本。

（六）样本包装

（1）应把所有样本放在大小适合的、带螺旋盖（内有垫圈）的、耐冷冻的样本采集管里，并拧紧。

（2）在采集管外注明样本的编号、种类、姓名及采样日期。

（3）将密闭后的样本放入大小合适的塑料袋内，密封好，每袋装一份样本。

（七）样本的送检

（1）样本在室温下放置不超过4 h，应在采样后2～4 h把样本送到实验室。

（2）如果需要长途运输样本，应采用干冰制冷等方式进行保存，严格按照相关规定包装并运输。

（八）样本的接收

（1）样本接收人员的个人防护按采样人员的防护标准。

（2）样本运送人员和接收人员对样本进行核对并签收。

（九）样本的保存

（1）应当尽快检测用于病毒分离和核酸检测的样本。

（2）对放置于含胍盐保存液采样管的样本可根据采样管说明书要求的保存条件进行运送和保存。

（3）应把24 h内无法检测的样本置于-70℃或以下保存（如无-70℃保存

条件，则于-20℃冰箱暂存）。

（4）运送期间应避免反复冻融样本。

二、医务人员核酸采样操作指引

（一）采前准备

1. 物品准备

准备鼻咽拭子采样套装（一次性无菌采样拭子和采集管）、检验条码、速干手消毒液、标本转运箱、医疗垃圾袋等。

2. 人员准备

按照规范穿防护服→做好手卫生→戴N95防护口罩（戴好后做密闭性测试）→戴一次性工作帽→戴内层手套→穿防护服→戴防护面屏/护目镜→戴外层手套→穿靴套→做好手卫生→检查穿戴的完整性。

注意事项如下。

第一，必须对医用防护口罩进行密闭性测试。

第二，检查防护用品的穿戴是否规范。

第三，防护用品穿戴完成后必须进行伸展运动，测试防护用品的完整性、安全性。

3. 核对信息

采样人员应当对被采样者的身份信息进行核对和登记。

（二）采集核酸

1. 鼻咽拭子

（1）采样人员一只手轻扶被采样者的头部，另一只手拿拭子贴鼻孔进入，沿下鼻道的底部向后缓缓深入，由于鼻道呈弧形，不可用力过猛，以免出现外伤而出血。

（2）待拭子顶端到达鼻咽腔后壁时，轻轻旋转一周（如遇反射性咳嗽，应停留片刻），然后缓缓取出拭子。

（3）将拭子头浸入含2～3 mL病毒保存液的管中，将尾部弃去，旋紧管盖。

2. 口咽拭子

无法采集鼻咽拭子时可选口咽拭子。

（1）被采样者头部微仰，嘴张大，并发"啊"音，露出两侧扁桃体。

（2）采样人员将拭子越过舌根，在被采样者的两侧扁桃体稍微用力，来回擦拭至少3次，然后再在咽后壁上下擦拭至少3次。

（3）采样人员将拭子头浸入含病毒保存液的管中，将尾部弃去，旋紧管盖。

注意事项如下。

第一，注意手卫生，禁止戴手套接触身体的任何部位；调整防护用品后必须更换手套，做好手卫生。

第二，每给一个人采样，做一次手卫生。

第三，防护用品破损或污染严重，立即更换。

第四，长时间脱离采样场所，如吃饭或休息，必须规范摘脱防护用品，禁止重复使用防护用品，最后摘口罩，更换新口罩，继续采样前更换新的防护用品。

（三）采样结束

1. 医疗废物的收集

对产生的医疗废物逐层用1 000 mg/L的含氯消毒剂喷洒消毒，用双层医疗废物袋盛装医疗废物，鹅颈式封口，确保封口严密，无破损、渗漏，切勿挤压医疗废物袋内容物，粘贴标识，标注产生点信息。

2. 医疗废物的转运与处理

对医疗废物按照《医疗废物管理条例》和《医疗卫生机构医疗废物管理办法》规范回收、处置与管理。安排专门车辆、样本接收人员（按采样人员防护标准）对医疗废物进行收集、转运，并进行登记。

3. 采样后人员管理

（1）采样人员在采样点专用场所脱去防护服，按顺序摘脱防护用品，手卫生→摘护目镜或防护面屏→手卫生→脱防护服（有靴套的一起脱掉）→脱外层手套→手卫生→脱内层鞋套→脱内层手套→手卫生→摘一次性帽子→摘医用防护口罩→手卫生→戴一次性医用外科口罩。

（2）按要求进行环境消毒。采样人员乘坐专车返回。

（3）建立人员健康监测制度，如采样人员身体不适，严格按流程就诊。

三、隔离病区内患者核酸样本采集管理指引

隔离病区内患者核酸样本采集流程如图3-17所示。

病区接到给患者进行核酸采样的通知

↓

医务人员采用二级防护，备好核酸采样所需物品〔样本管及条码、鼻咽拭子、样本袋、掌上电脑（PDA）〕

↓

提前与患者沟通采样事宜及需要配合的注意事项

↓

采样前再次核对所需物品及患者信息

↓

在二级防护基础上增加一层手套，根据风险评估可加穿一次性隔离衣

↓

把治疗车推到病房门口，进病房前先确认患者戴上医用外科口罩（同病室所有患者均需佩戴）

↓

采样时尽量伸长手臂与患者保持距离（对同病室多名患者按病床由窗到门的顺序依次采样），把样本管放入样本袋，规范密封

↓

离开病房至污染区走廊，把样本袋放置于提前铺好的消毒湿巾上，做好手卫生，用消毒湿巾擦拭消毒第一层样本袋

↓

做好手卫生，套第二层样本袋，密封

↓

做好手卫生，用消毒湿巾擦拭第二层样本袋

↓

为每一名患者采样前做好手卫生，对最后一位患者的采样工作结束后，在污染区走廊做手卫生后摘加戴的手套，将其投入医疗废物桶内

↓

将双层密封好的样本放入样本交接处的样本转运箱内（把疾控样本放于疾控专用转运箱内），将转运箱移至有样本转运箱标识处放置，做好手卫生，取消毒湿巾擦拭转运箱，待转运人员转运

图3-17 隔离病区内患者核酸样本采集流程

（蒋光峰 祝 凯 张丙良）

第十节　应急疫情防控背景下对不同人群的赋能和关怀

新冠肺炎疫情的暴发不仅给患者心理上带来重大冲击，还给在第一线工作的医务人员带来严重的心理压力。面对突发自然灾害和重大传染疾病时，包括医务人员在内的每个人都是潜在的患者。良好的心态是应对突发重大公共安全事件的关键。因此，应及时疏导不良情绪。

目前，人们越来越认识到自己需要被赋能以掌握自己的健康状况。赋能是指参与者获得必要的知识、技能，以提高生活质量的一种过程。赋能和关怀能够充分发挥参与者的主观能动性，有利于整合家庭、医疗机构、个人等多方面资源，有利于提高其自我管理水平，增强生存斗志。

一、对医务人员的赋能和关怀

为充分实施赋能和关怀策略，关注一线医务人员的身心健康，应从生活、心理、人文、安全等方面，切实把医院的关心和关爱传递给每名一线医务人员。

（一）团队组建

以岗位胜任力为导向，选择身体健康、意愿强烈、家庭支持的医务人员，快速组建高质量应急医疗队。

（二）物资保障

采用清单制，联动多部门制定标准化物资清单，紧急采购，确保应急医疗队到达后可立即开展工作。清单内容包括防护物资、医疗物资、监测物资及生活补给物资等。物资保障可提升医疗队员的组织支持感，可有效应对疫情带来的心理压力。

（三）培训演练

日常做好突发事件应急演练，让医务人员在技能与心理上都有准备。接到紧急任务，立刻再次强化防护意识，快速、高效地实施防护培训，包括防护意识培训、理论培训与技能操练。

（四）了解需求

建立应急医疗队微信群，每日听取队员的工作情况汇报，了解他们的需求，及时提供物资和心理帮助。

（五）弹性排班

实行弹性排班制，根据工作量的大小，派应急医疗队员分批次进入病房工作。

（六）活动锻炼

制定每日健体、冥思、护眼、朗诵及歌唱等身心保健方案。应急医疗队员在微信群每日打卡锻炼，彼此建立信任与联系，舒缓紧张的情绪。

（七）心理疏导

对于疑似职业暴露、身体不适等重点人群，一对一进行减压疏导，同时动态追踪心理变化。

（八）正向宣传

宣传小分队挖掘身边感人的事迹，通过宣传典型，树立学习榜样，增强医务人员抗击疫情的勇气和信心，激励后方的同事。

（九）安全防护

关注抗疫一线医务人员的个人防护情况，重点关注有无发热等身体不适症状，避免交叉感染。

（十）政策激励

积极创新政策激励制度，从薪酬待遇、发展空间、执业环境、社会地位等方面调整政策，有效激发广大医务人员的职业荣誉感和幸福感。

二、对患者的赋能和关怀

患者在入院进行隔离治疗过程中，受环境变化和未知的治疗效果等不确定因素的影响，易出现焦虑、抑郁等一系列的不良心理反应，造成严重的心理伤害。为了减轻患者的心理痛苦，让患者早日康复，应及时给予患者心理护理和干预。

（一）开通沟通渠道

按照急性呼吸道传染病疫情防控的要求，要改造病房，这造成医务人员与患者的沟通不畅。基于此，建立医护患微信群，邀请患者、家属、医务人员入群，微信群内医务人员对患者及家属24 h在线答疑解惑。医务人员正确引导，传播正能量，可增进医务人员与患者的有效沟通。

（二）满足患者需求

1. 生活需求

每日提供高蛋白、高维生素、高热量饮食，由护理人员配送至病床旁。为患者提供日常生活用品，包括暖水瓶、床上用品、拖鞋、洗漱用品、女性卫生用品等。

2. 防护需求

指导患者正确佩戴口罩、勤洗手和使用手消毒剂，并面对面教授七步洗手法。

3. 疾病治疗知识的需求

每班护士与患者主动沟通，认真落实病情观察及治疗，给患者提供治疗药物，指导并督促患者遵医嘱服用药物及予以对症支持治疗。宣传教育关于疾病、核酸检测、CT检查、康复锻炼等的知识，将部分内容制作成音视频文件，推送至微信群。

4. 活动及康复锻炼需求

（1）指导患者做扩胸动作、进行肢体训练、做呼吸操、做八段锦、打太极拳、做广播体操等。患者可以根据自己的身体条件和兴趣，选择合适和喜爱的运动方式，保持积极的心态，提高战胜疾病的信心。

（2）在患者病情和身体条件允许的前提下，为患者设计递进式康复锻炼计划，例如，进行床上肢体运动以预防深静脉血栓，做床上呼吸操，锻炼呼吸功能。

（三）心理支持

将心理支持运用在隔离病区患者中，可提高患者对疾病的认知及治疗配合度，有助于患者维持平稳、健康的心理状态。

1. 建立心理资讯平台

提供疫情信息、健康教育、在线减压、心理服务，为有需要的人群提供帮助。

2. 在线评估

患者入院后给予在线心理评估，为心理援助和干预提供准确的信息。

3. 心理干预

将心理护理作为护理工作的核心，当患者在住院期间出现不良心理状态和负面情绪时及时给予干预，并制定合理的护理措施。

（1）医务人员通过每日工作中与患者的沟通掌握其心理动态，发现不良情绪及时通知心理专家团队，心理专家给予心理疏导。医务人员根据患者的需求，为患者提供信息化、个性化、人文化的护理问题解决方案。

（2）医务人员通过在防护服上写名字、贴名牌、画漫画等来介绍身份和表达鼓励，主动问候患者，询问需求，耐心倾听患者的诉求，鼓励患者提出问题，对患者的询问给予及时、妥善的回答。

（3）营造特色人文大环境。

在病房墙面或醒目的地方粘贴一些写有鼓励话语的条幅，比如"您是最棒的，定能战胜疾病""我们在您身边，与您共渡难关""战胜新冠，家人盼您回家"，不断给患者视觉冲击，帮助其树立战胜疾病的信心。

在不影响治疗的前提下，利用病房呼叫系统播放10分钟舒缓音乐、5分钟呼吸操音频、3分钟科普讲堂音频、1分钟病友相互加油的录音等，让患者不再觉得孤单，使其看到防护服里温暖的关爱、护目镜后坚定的眼神，对治疗信心倍增。

（蒋光峰　祝　凯　张　艳　邵传锋）

第十一节　仪器、设备、120急救车日常消毒操作指引

一、常用仪器、设备的消毒操作

救治急性呼吸道传染病患者的定点医院隔离病区配备必要的仪器、设备

及抢救物品，定点放置仪器、设备、抢救物品，每日固定班次，专人负责管理。其主要职责为每日检查仪器、设备性能是否完好，每周固定时间（暂定周一）进行时间校对，保证各急救设备、日常仪器处于备用状态。

定点医院隔离病区尽量选择一次性医疗器械且即用即弃；条件允许时宜专人专用；对可重复使用的医疗器械在每次使用后，参照急性呼吸道传染病期间器械、器具消毒隔离规范进行处置。每日对备用的设备、仪器、抢救物品用含4.5～5.5 g/L过氧化氢溶液的消毒湿巾或者含75%酒精的湿巾彻底擦拭消毒，并在登记本登记。仪器、设备的消毒流程如图3-18所示。

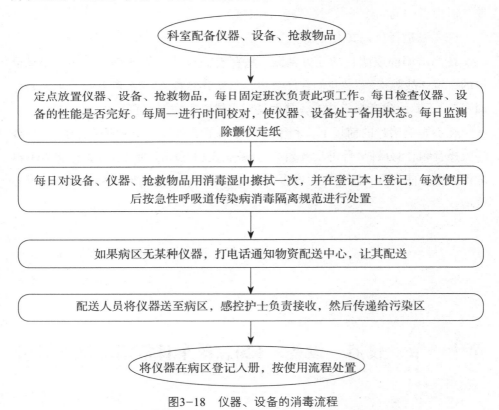

图3-18　仪器、设备的消毒流程

二、呼吸机的消毒操作

对需要使用呼吸机行辅助通气的患者，建议选用一次性呼吸机外管路，呼吸机内管路为可重复使用部件，使用后需进行消毒，避免交叉感染；尤其是在传染病患者（如急性呼吸道传染病患者）使用后，应使用呼吸机内回路消毒机对呼吸机内管路消毒，可有效避免医院内感染。

（一）给呼吸机内回路消毒

（1）将氧气连接管一端与护理带氧气出口连接，另一端与消毒机的氧气进气口连接。

（2）将呼吸机的氧气连接头连接到消毒机出气口。

（3）取一次性过滤器，与消毒机的E口连接。

（4）取一条呼吸管路，连接呼吸机的I口和消毒机的I口。

（5）取一条呼吸管路，连接呼吸机的E口，将另一端与消毒机的E口连接并加装过滤器。

（6）打开消毒机并打开呼吸机（同时打开压缩机）。

（7）将呼吸机的潮气量设定为350 mL，氧气浓度为50%，选择成人定容模式。

（8）在消毒机的吸气端消毒界面按"运行"，开始对吸入端消毒。

（二）给呼吸机呼气端消毒

（1）取螺纹管，将消毒机前面的输气口与呼吸机的E口连接。

（2）取螺纹管，将消毒机的抽气口与呼吸机的排气口连接。

（3）用注射器把消毒剂注入消毒机的雾化器。

（4）消毒机初始界面进入呼气端消毒界面，按"运行"进行消毒，不需要打开呼吸机。

（三）注意事项

（1）消毒呼吸机呼气端时注入消毒剂需要使用注射器，注入剂量要准确，不可超过标定值，如注入过量，用注射器抽取多余的消毒剂。

（2）呼吸端流量传感器若为一次性消耗品，在给呼吸机消毒后应立即更换；若为复消设备，应更换为备用呼吸端流量传感器并将已使用的设备送消毒供应室。

（3）每次使用时呼吸管路时需要更换新管路。

（4）呼吸机的消毒频率：特殊感染患者撤机后及时用消毒机给呼吸机消毒，常规消毒频率为15天一次。

三、120急救车的日常消毒

对疑似或确诊急性呼吸道传染病患者进行转运时，建议使用负压120急救车。转运完毕，需对120急救车进行消毒。具体操作：120急救车返回洗消处，医务人员下车，司机使用1 000 mg/L的含氯消毒剂对车厢内外及驾驶室进行喷洒消毒，喷洒后使车厢密闭30 min以上。喷洒消毒后，医务人员和司机按照防护规定在定点医院规定区域规范地摘脱一次性面屏、防护服、N95口罩等防护用品。医务人员和司机进行二级防护后返回洗消点，医务人员更换120急救车内的仪器防护罩，使用以2 000 mg/L的含氯消毒剂浸泡的一次性布巾及地巾彻底擦拭车厢内仪器、地面、扶手等，对被患者的体液、分泌物等污染的区域先使用一次性纸巾、布巾或地巾吸附，然后使用浓度为5 000～10 000 mg/L的含氯消毒剂擦拭消毒。120急救车司机使用以1 000 mg/L的含氯消毒剂浸泡的一次性布巾对驾驶室内物体表面进行擦拭消毒；最后打开车载紫外线灯，持续照射30 min以上，消毒结束后开窗通风1 h。洗消完成后，医务人员及时补充防护用品。

医疗废物的处理：将所有垃圾置于双层黄色医用垃圾袋内，逐层打包，并进行鹅颈式封口，打包后使用1 000 mg/L的含氯消毒剂逐层喷洒消毒，贴医疗废物标签，将垃圾存放于指定区域，待进行统一处理。

（李环廷　高祀龙　潘世香）

第十二节　患者入院操作指引

急性呼吸道传染病病毒以经呼吸道飞沫和密切接触传播为主要的传播途径，传播速度快，所有年龄段的人都可被感染。收治此类患者对医疗机构的诊疗环境、诊疗流程都有特殊要求。发生疫情时，入院需求量大，如采用传统的入院模式，接诊医师逐个判断后，患者再到入院登记处进行分科登记，这样入院登记办理时间长，身份审核流程复杂，不仅接诊效率低，还容易造成交叉感染等一系列问题，难以快速、合理地完成收治的任务。为协助医务人员快速收治批量患者，将入院模式由原来的科室与住院处反复核对患者及床位信息，改为患者先入科，住院信息后入科。医务处入院协调组将患者的医保类型和身份证号完整记录，作为身份认证依据和标识，在患者入院前准备好数据，发送到病区，医务人员接诊时迅速对患者进行现场核查，然后将患者直接送入病区。此流程的改变，有效地提高入院效率，达到应收尽收的目的，有助于最大限度地完成救治任务。

医务处入院协调组通知病区准备接收新患者入院。病区护士准备好床单元、仪器、设备及患者所需生活用品，如手消毒液1瓶、洗手液1瓶、过氧化氢湿巾1包、口罩1包、洗漱用品1套、脸盆1个、毛巾2条、拖鞋、卫生纸、病员服1套、烧水壶1个、暖瓶1个、纸杯数个，在床头桌上放置入院宣教告知书（含清洁区和污染区医护微信沟通群二维码）、患者病史信息采集表及笔，房间内配备黄色垃圾桶1个、拖把1个。

医师打印入院患者信息表。医务人员做好个人防护，提前15分钟进入污染区，携带污染区电话、含4.5～5.5 g/L过氧化氢溶液的湿巾或含75%酒精的湿巾（开门、按键时使用，减少手卫生次数，节约时间）、小号医疗废物袋，乘坐患者专用电梯至患者入口处等待接收患者。

运送车辆到达后，医务人员核对救护车的车牌号，与运送人员交接患者，根据患者的病情、是否有家人或同伴，评估接收顺序和方式，安排患者携带随身行李有序下车等候，间隔距离至少1 m，避免人员聚集。

医务人员与患者沟通，可随身携带必备用品（如手机、电脑、耳机、充电器、书籍、常用药物）进入病区，物品以精简、实用为主，尽量不带非必要物品，以免造成不必要的浪费。告知患者若出院时随身携带物品消毒后核酸采样结果为阳性，会直接影响出院时间；核酸采样存在局限性，即使结果为阴性，也不能保证所有物品安全，物品过多时易携带病毒出院，增加传播疾病的风险。

护士接收患者寄存的行李，用标签纸记录患者的姓名、国籍，将标签纸贴于患者的每一个行李箱、背包上，执行患者入院携带物品管理。

患者跟随医师乘坐患者专用电梯到病区，每次同乘电梯的患者人数不超过4人。医师在前，与患者保持1 m以上的行走距离；由医师控制电梯，患者先依次进入电梯轿厢的最深处，面向轿厢后墙站立；医师最后进入，面朝电梯门，与患者背对站立。

到达病区楼层后，医师先出电梯，指导患者在病区入口等候，注意间距，开启病区大门，背向患者行走路线，引导患者进入病区。

护士在病区大门等待迎接患者，按照病毒株是否同种同源为患者安排床位。可将家人或同伴安置在同一个房间，方便照顾；将未成年人或老年人与同性别成年人安置在同一个房间，可协助医务人员与其沟通交流。将病毒株不同源者分开安置，并在病房门口做好标识。

护士核对患者的信息，上报医务处入院协调组，为患者办理住院手续；如患者的基本信息有缺失或错误，由医务处向地方疫情防控指挥部汇报后再办理。

指导患者阅读入院宣教告知书、添加医护微信沟通群，建立医护患有效沟通渠道，做好入科宣教。

护士接收患者入院，用两种方法有效识别患者的身份后，协助患者佩戴手腕带，采集生命体征，遵医嘱正确执行各项治疗、护理，完成护理文书。

附件1

患者入院宣教告知书

尊敬的患者朋友：

现在您入住的是定点医院隔离病区，为了您安全入住及顺利康复，请您知晓相关注意事项，谢谢您的配合！

一、请您提供真实的个人信息，包括姓名、身份证号码、联系电话、家属的姓名和联系电话等；如实填写《病史信息采集表》，告知您的基本健康状况，以便医护人员全面了解您的病情，有针对性地提供诊治服务。

二、为了您的健康请勿擅自离开病房，房间内开窗通风，随手关闭卫生间门，防止外面的污染空气进入病房。

三、在房间内也要戴好口罩，每4 h更换一次。

四、请扫描二维码加入医护微信沟通群，有事可随时联系，也可按床头呼叫铃，讲话的时候请尽量靠近话筒以便通话清晰。每天早上7点和下午3点前用微信报体温、脉搏。

五、如病房有仪器、设备警报声请不要惊慌，请及时通知我们，我们会及时处理。

六、病房卫生间的马桶旁边有一个红色SOS的按钮，在卫生间有紧急情况时请按一下这个按钮，护士会尽快进来处理。对卫生间内的SOS按钮只需按一次，按第二次就是取消紧急呼叫。

七、请您在病房内使用电热水壶和为手机充电时注意用电安全，防止触电；避开儿童放置暖水瓶，注意用水安全，以防止烫伤。

八、请您保持地面干燥、清洁，防止跌倒；卧床休息时，请将床挡拉起，防止坠床。

九、护士每天按时收取垃圾，请您将产生的垃圾放于门口黄色垃圾桶内。

十、住院期间注意预防感冒。请您在洗澡前通知医护人员，医师对您进行病情评估后决定您是否可以洗澡。

十一、请保管好自己的随身物品，如遇危险或发生火灾等突发事件时，请您立即通知医护人员，听从医护人员的指挥。

十二、为了您能够尽快康复，请早睡早起，适当锻炼，合理饮食，保持良好的心态，保证充足的睡眠。

谢谢您的理解与配合！祝您早日康复！

附件2

定点医院隔离病区患者病史信息采集表

姓名_____ 性别_____ 年龄____ 民族___ 出生年月_____

出生地_____ 籍贯_____ 职业_____

单位（学生请填写具体市、区、学校、年级、班级）_____

婚姻状况：未婚（　　）离异（　　）已婚（　　）丧偶（　　）

现住址：_____省_____市_____区_____街道/镇_____村_____门牌号

身份证号_____手机号（若没有可填家长的）_____

联系人（14岁及以下必填）_____与患者关系_____联系方式_____

人群分类：（选择）儿童、学生、教师、保育员、餐饮业从业人员、商业服务人员、医务人员、工人、农民工、农民、渔民、干部职员、退休人员、待业人员、其他

身高_____cm　体重_____kg　发病日期_____

密接者有无相同症状：有（　　）无（　　）

1. 您发热吗？是（　　）否（　　）

体温最高多少度？_____℃

2. 您是否有以下不适？若有请打"√"，并选择程度，没有该项不适情况的不用选和标注。

（1）咽痛（　　）轻（　　）中（　　）重（　　）

（2）咽痒（　　）轻（　　）中（　　）重（　　）

（3）鼻塞（　　）轻（　　）中（　　）重（　　）

（4）流涕（　　）轻（　　）中（　　）重（　　）

（5）打喷嚏（　　）轻（　　）中（　　）重（　　）

（6）咳嗽（　　）轻（　　）中（　　）重（　　）

（7）咳痰（　　）轻（　　）中（　　）重（　　）

痰的颜色：_____。

（8）胸闷、气短（　　）轻（　　）中（　　）重（　　）

（9）头痛（　　）轻（　　）中（　　）重（　　）

（10）头晕（　　）轻（　　）中（　　）重（　　）

（11）胸痛（　　）轻（　　）中（　　）重（　　）

（12）腹痛（　　）轻（　　）中（　　）重（　　）

（13）腹泻（　　）轻（　　）中（　　）重（　　）

（14）小便异常（　　）轻（　　）中（　　）重（　　）

有何异常：＿＿＿＿＿＿＿＿。

（15）关节痛（　　）轻（　　）中（　　）重（　　）

（16）乏力（　　）轻（　　）中（　　）重（　　）

3.您感觉不舒服多久了？（若没有不适，可直接跳到第5题）

4.您今天感觉如何？加重（　　）好转（　　）

5.近期体重有无变化？有（　　）无（　　）

若有，近期＿＿＿＿＿＿（填时间，如1周或2月）体重（增加或减少）

＿＿＿＿＿＿ kg。

6.您以前有过其他疾病吗？是（　　）否（　　）

若有，请填写疾病名称：＿＿＿＿＿＿＿＿。

7.您是否正在应用其他药物？是（　　）否（　　）

若有，请填写药物及用量：＿＿＿＿＿＿＿＿。

8.您以前做过手术吗？是（　　）否（　　）

若有，请填写手术名称：＿＿＿＿＿＿＿＿。

9.您以前有过外伤吗？是（　　）否（　　）

若有，请填写外伤情况：＿＿＿＿＿＿＿＿。

10.您以前输过血吗？是（　　）否（　　）

若有，请填写输血成分、时间及量：＿＿＿＿＿＿＿＿。

11.您有没有药物过敏？是（　　）否（　　）

若有，请填写对哪种或哪些药物过敏：＿＿＿＿＿＿＿＿。

12.您有没有食物过敏？是（　　）否（　　）

若有，请填写对哪种或哪些食物过敏：＿＿＿＿＿＿＿＿。

13.您是否按计划接种疫苗（除新冠肺炎疫苗外的其他疫苗）是（　　）否
（　　）

14.您是否接种新冠疫苗？是（　　）否（　　）

接种次数：＿＿＿＿＿＿＿＿。

15.您近期是否去过外地？是（　　）否（　　）

若是，请填写地点：＿＿＿＿＿＿＿＿。

16. 您是否吸烟? 是（ ）否（ ）

若是，请填写吸烟量：_____ 支/天。

17. 您是否经常饮酒? 是（ ）否（ ）

若是，请填写饮酒量：____两/天。

18. 您是否结婚? 是（ ）否（ ）。

结婚年龄____岁，育有____子，育有_____女。

19. 若您是女性，_____岁初次月经，月经是否规律? 是（ ）否（ ）

末次月经时间：_____。

20. 您的父母及兄弟姐妹是否体健? 是（ ）否（ ）

若否，请填写是谁，患何种疾病：_____。

（李环廷　脱　淼　吴　倩　汤继文）

第十三节　患者入院携带物品的管理

急性呼吸道传染病患者的随身物品由于长时间穿戴、使用或高频接触，可能成为滋养致病微生物的温床，如果对其消毒不彻底，其易变成传染源。而杀灭致病微生物是防控传染病的有效手段。常用的消毒剂有醇类消毒剂、含氯消毒剂、过氧乙酸消毒剂、过氧化物消毒剂等；另外，紫外线消毒、臭氧消毒、高温消毒和蒸汽消毒等方法均可有效灭活病毒。救治急性呼吸道传染病患者医院的工作人员应规范处理患者入院携带的物品，做好对这些物品的寄存管理、消毒和核酸采样工作，降低出院患者携带物品导致传染病传播的风险。

一、入院携带物品清单

地方疫情防控指挥部通知患者入院时，应告知患者携带的物品以精简、实用为主，尽量不带非必要物品，以免造成不必要的浪费，增加感染的风险。

（1）身份证明类。此类物品包括身份证、护照等。

（2）日常生活类。此类物品包括个人用品、洗漱用品、女性用品，还有轻便的衣物、鞋、袜及保暖外套。如有需求，可自备一次性内衣裤。

（3）卫生健康类。携带医保卡。有基础疾病者携带足够的药物，并携带就诊记录等以供医务人员参考。

（4）工作休闲类。此类物品包括电子产品及配套产品、充电设备、耳机及书籍等。

（5）防疫消毒类。此类物品包括口罩、消毒用品等。

（6）其他。特殊人群可携带少量食品，有睡眠障碍者可携带眼罩或耳塞，携带孩子的家长要准备孩子的生活用品。

二、入院携带物品管理

（1）患者入院时医务人员提前到达患者入口处，医师接患者，护士接行李。

（2）医务人员与患者沟通，让患者随身携带生活必需品进入病区，把其他行李交给护士消毒并寄存，若行李箱带密码锁，提前将锁打开。

（3）护士将患者和寄存的行李一同拍照并留档，在照片上注明患者的病区、床号、姓名、国籍，在行李箱上粘贴患者的信息，包括病区、床号、姓名、电话、行李编号（图3-19）。

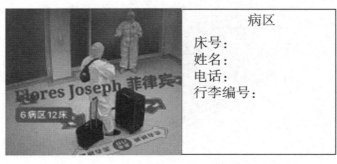

图3-19　寄存行李照片和寄存物品贴

（4）护士用含4.5~5.5 g/L过氧化氢溶液的湿巾擦拭患者行李箱的把手，将行李箱运送至行李消毒处置室（图3-20）进行消毒。

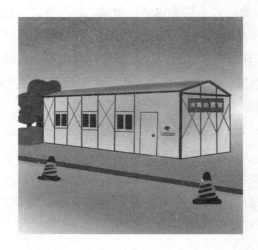

图3-20　行李消毒处置室外景

将行李箱或背包打开，用支柱撑开行李箱或背包，套臭氧消毒袋，将消毒袋扎紧或将边缘压紧、密封，防止臭氧外泄，开启臭氧消毒机（图3-21），消毒40 min（行李为大件或物品较多时，按照说明书要求延长消毒时间），静置30 min。

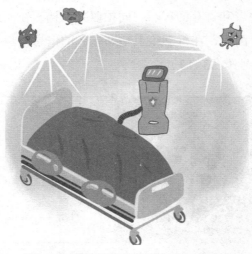

图3-21　行李消毒处置室内臭氧消毒机

打开行李消毒处置室的紫外线灯，设定消毒时间不少于1 h。

消毒完毕，护士携白色塑料袋、扎带、A4纸（注有病区、床号、姓名、电话）、透明胶带至行李消毒处置室，取出消毒物品分别打包、扎口，把行李箱、背包的拉链拉好。

护士将消毒的行李转移至行李暂存间（图3-22），整理行李，将照片发于医患微信群内进行确认，再将一位患者的所有行李装入同一个白色塑料袋内并扎口（如有行李箱，可将白色塑料袋与行李箱固定在一起）。将用A4纸打印的患者信息粘贴在显著位置，按照病区分区域排序放置（图3-23）。

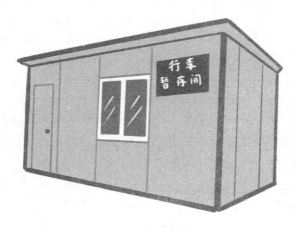

图3-22　行李暂存间

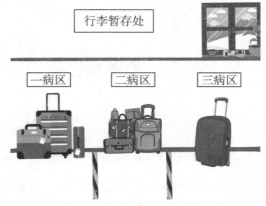

图3-23　行李暂存间内景

离开行李暂存间，开启紫外线灯，设定消毒时间不少于1 h。

在患者携带行李登记表（表3-4）上登记行李存放件数。

表3-4 患者携带行李登记表（样表）

床号	姓名	行李存放情况			取件人签字
		护士站件数	行李暂存间件数	存件人签字	

（5）患者第1次核酸检测结果为阴性，将随身物品交由院感专职人员进行核酸采样。若结果为阴性，出院时患者可带走随身物品；如结果为阳性，须重新进行消毒、采样，直至结果为阴性。

（6）患者出院当日，医务人员将行李带至患者出院通道，与其进行交接。

（魏丽丽　脱　淼　范学宾　吴　越）

第十四节　采血操作指引

血液检查是用于确诊急性呼吸道传染病病毒感染的实验室检查之一，是判断患者疾病进展及治疗效果的客观依据。血液标本管理也成为应急医院防控感染的重要环节。医师、护士和检验科人员是患者及其检验标本的密切接触者，具有高暴露风险。血液标本管理工作需要团队协作配合来完成，更需要针对血液标本采集制定标准化工作流程，这有利于提高医务人员采集血液标本的安全性。快速、规范、安全、有效地进行血液标本采集和运送，对快速判断患者的病情和医务人员自身防护至关重要。

医师登录患者信息管理系统，开采血化验医嘱，提前与患者沟通，说明采血目的、时间和注意事项。护士审核医嘱，确认无误后，打印检验标签，将其粘贴于采血试管上，并将采血试管单独存放于一次性透明密封袋内。使用记号笔在密封袋外标明患者的床号、姓名等信息。

双人核对采血医嘱、患者的信息以及所需物品（试管及条码、采血针、碘伏棉签、棉签、止血带、标本袋、锐器桶、PDA），进入隔离病房前根据采血人数适当多准备几套用品，以防采血未成功再次返回拿取物品，导致感染风险增加。

采血护士在二级防护基础上再增加一层手套，根据风险评估可加穿一次性隔离衣，将治疗车推到病房门口，进入病房前先确认患者佩戴好外科口罩，若同病室有多名患者，均需确认其戴好口罩。

携带单人采血物品进入病房，使用两种有效方法核对患者信息，以PDA辅助，嘱患者头部偏向采血手臂的对侧，协助患者暴露穿刺部位。

打开透明密封袋，取出采血试管，按照采血操作规范采集足量的血液标本，协助患者按压穿刺部位3~5 min，将采血针直接丢弃于锐器桶内，把采血试管放入标本袋，规范密封。

离开病房至污染区走廊，将标本袋放置于提前铺好的含4.5~5.5 g/L过氧化氢溶液的湿巾上，做好手卫生，使用含4.5~5.5 g/L过氧化氢溶液的湿巾擦拭第一层标本袋；做好手卫生，密封并擦拭第二层标本袋。

为多名患者采血时，应根据患者的毒株类型、核酸检测结果、有无症状等做好风险评估，最好安排不同护士同时采血，或根据评估结果由低风险到高风险先后采血。对不同风险等级的患者采血时要更换最外层手套，必要时更换一次性隔离衣，避免交叉感染。

为风险等级相同的多名患者采集血液标本时，每为一名患者采血后要严格手卫生；为最后一名患者采血完成后，在污染区走廊做好手卫生后摘掉加戴的手套，将其投入医疗废物桶内。

所有血液标本采集完毕，将双层密封好的标本放入标本交接处的空标本转运箱内（将疾控标本放于疾控专用转运箱内），将转运箱移至有标本的转运箱标识处，做好手卫生，用含4.5~5.5 g/L过氧化氢溶液的湿巾擦拭转运箱，通知转运人员及时运送。

（魏丽丽　脱　淼　李倩倩　林　辉）

第十五节　标本送检及处理操作指引

一、标本送检操作指引

为规范隔离病区的检验流程，提高工作效率，特做出关于检验标本采集、送检的规定，如下。

（一）目前开展的检验项目

这类项目包括病毒核酸检测、血清病毒抗体检测、血常规、尿常规、便常规、C反应蛋白、血凝，还包括所有急诊肝功能、肾功能、血糖、电解质、糖化血红蛋白、心肌酶谱、人绒毛膜促性腺激素。

（二）采集准备

对于下医嘱第二天检测的项目，当天晚上打出条码并贴好，第二天采样，尽早送检。

（三）送标本

对于按频次进行病毒核酸检测的，建议送标本截止时间到每天下午5点。特殊情况除外。把病毒核酸检测标本送到检验科大型PCR实验室，把其他标本送到检验科。

二、标本交接操作指引

管理要求如下。

（1）采集标本时按照《核酸采样/采血院感防控流程》的要求规范地操作。

（2）将标本存放于标本交接处贴有"无标本转运箱存放处"的空转运箱内（透明箱子），将盛装标本的转运箱移至贴有"有标本转运箱存放处"标识的位置。

（3）将疾控标本放于疾控专用转运箱内（蓝色箱子），将盛装标本的疾控转运箱移至有标本转运箱存放处。

（4）医务人员放入标本后擦拭转运箱外表面，转运人员进行转运。

（5）转运人员取标本后，同时放置一个已消毒的备用转运箱，把本院空转运箱放于无标本转运箱存放处（地架上）；将疾控空转运箱放于疾控专用标识处（地面黄黑色标识线框内）。

三、核酸检测相关管理

目前确诊急性呼吸道传染病感染的最重要的依据是病毒核酸检测。病毒主要经呼吸道传播，其检测要求相对较高，除满足核酸扩增的条件外，还要保证达到生物安全的标准。检验科医务人员必须严格落实实验室各项生物安全制度，严格执行新冠肺炎病毒核酸检测相关操作规范，做好个人防护，规范处置医疗废物。

（一）患者管理

（1）每给一名患者采集核酸标本后，消毒一次。

（2）配合图、文向患者讲解核酸采集的方法与过程，告知患者采集过程中可能会出现的常见反应，如打喷嚏、咳嗽，建议患者采集前用清水清理口腔、鼻腔；提高患者的防护意识，嘱其提前备好纸巾，正确应对咳嗽、打喷嚏等情况，尽可能避免飞沫及气溶胶的产生。

（3）做好心理疏导，告知患者采样人员会轻柔地操作，缓解其紧张、焦虑情绪。

（4）提前指导患者及同病房的患者规范佩戴一次性外科口罩，采集前30 min开窗通风，采集时关闭病房的门、窗。

（二）医务人员管理

（1）采样人员要具备个人防护及预防院内交叉感染的意识。

（2）采样人员全部经过相关部门系统的生物安全培训和专业技术培训，且考核合格。

（3）保洁人员及标本配送员等相关工作者也接受关于急性呼吸道传染病防控知识及医院感染知识的培训。不同工作人员明确自己的职责及防护要求。

（4）采样人员着二级防护，戴N95口罩、帽子、手套，穿鞋套、防护服，建议增加第三层手套；根据风险评估，如患者为咳嗽频繁或气管切开者，采样时可加穿一次性隔离衣；接触患者的体液、分泌物或排泄物后，应及时用流动水洗手，然后更换外层乳胶手套；采样完成后先消毒，再洗手。

（三）核酸标本的保存与运输管理

（1）使用疾控中心及定点医院检验科要求的核酸标本管及鼻拭子。

（2）给每份标本打印2张条形码，把一张贴在核酸标本管上，另一张贴在第二层中号标本袋上。

（3）标本的2层包装要符合标准。将贴有核酸检验条码的标本管及2～3根鼻拭子装到有生物安全标识的小号密封标本袋（第一层标本袋）内，然后再装入中号密封标本袋（第二层标本袋）。

（4）采集完毕，把标本放于专用的核酸标本冷藏保温箱进行转运，转运箱外明确标注核酸标本。放入标本后，医务人员用含4.5～5.5 g/L过氧化氢溶液的湿巾擦拭转运箱的外表面。

（5）转运人员着二级防护，完成标本转运。尽快将标本送检，把不能在4 h内检测的标本迅速置于4℃环境中保存，做好防振荡、防溢出处理，每天集中运送至符合国家核酸检测标准要求的检验科。

（6）转运时用专车、专人，严格按照规定消毒。

（四）检验科接收核酸标本后的预处理

（1）转运人员将核酸标本转运箱放于检验科的标本传递窗，做好登记。

（2）检验科技师进行二级防护，规范地穿戴防护用品（N95口罩、帽子、手套、鞋套、防护服、护目镜或防护面屏）。

（3）检验科技师着二级防护，做好手卫生后，用75%的酒精喷洒转运箱的外表面或者用含4.5～5.5 g/L过氧化氢溶液的湿巾擦拭转运箱的外表面，消毒后将转运箱暂时放于生物安全柜内。

（4）检验科技师取标本的各项操作均在生物安全柜内完成。具体步骤：做好手卫生，打开转运箱，使用含4.5～5.5 g/L过氧化氢溶液的湿巾擦拭最外层标本袋，去除最外层标本袋；做好手卫生，使用含4.5～5.5 g/L过氧化氢溶液的湿巾擦拭内层标本袋，去除内层标本袋；做好手卫生，使用含4.5～5.5 g/L过氧化氢溶液的湿巾擦拭核酸标本管，做好手卫生，取出核酸标本管。

（5）把擦拭过的核酸标本管放在56 ℃温箱中进行30 min灭活。

（6）从温箱中拿出核酸标本管，扫码进入LIS系统，将编号写在核酸标本管的标签上；按顺序上机，进行核酸检测。

（7）检验结束后，检验科技师需完成检验科环境的消杀。用75%的酒精对检验仪器表面擦拭消毒，对局部空间、标本进行喷洒消毒。另外检验科也要认真执行每日的常规消毒：每天至少2次用75%的酒精或含4.5～5.5 g/L过氧化氢溶液的消毒湿巾擦拭仪器表面、台面，用以2 000 mg /L的含氯消毒剂浸泡的一次性地巾擦拭地面。检验科技师离开实验室前开启紫外线灯（设定60 min），到指定区域规范地摘脱防护用品。对检验科的所有标本均先灭菌，后装入双层医疗废物袋，逐层鹅颈式封口，再将医疗废物袋放于指定区域。每天有专人专车定时将医疗废物密闭运送至暂存点。

（孔心涓　张宏岩　潘世香　许庆超）

第十六节　方舱CT检查操作指引

急性呼吸道传染病诊疗方案将影像检查结果作为普通型患者的诊断标准和出院标准之一。CT检查简便、快捷、直观，便于对急性呼吸道传染病的早诊断、早隔离、早治疗，对于减少病毒传播、缩短疫情时间有重要意义。目前多数发热门诊及定点医院都配置了方舱CT。方舱CT作为一个独立CT检查单元，避免使急性呼吸道传染病患者与医院其他患者有检查交叉，减少院内感染的风险。

一、急性呼吸道传染病患者行CT检查的分工/准备

（一）医师

医师下达医嘱，联系方舱CT技师，合理安排检查顺序，陪同患者前往方舱CT室。

（1）根据患者的病情，医师下达CT相关检查的医嘱，打电话联系方舱CT技师。

（2）多人行CT检查时，医师根据患者的核酸检测结果、Ct值、病毒株、病情合理安排CT检查的顺序，电梯内最多安排3位患者同时乘坐。CT检查的顺序：先阴性患者再阳性患者，Ct值高的患者先于Ct值低的患者，病情较重的患者由医务人员陪同，单独行CT检查。

（3）医师做好患者检查前的病情评估，陪同（特殊情况下医护陪同）患者去方舱CT，提醒患者不要碰触周围环境中的物体。

（4）检查结束后，医师引导患者返回病房。

（二）技师

（1）做好检查前的准备工作。CT技师着二级防护，规范佩戴N95口罩、一次性帽子、手套，穿防护服、鞋套；把CT机开机备用，在机床上铺一次性垫巾。

（2）患者至方舱CT室门口，CT技师打开方舱CT室的门，引导患者进入方舱CT室。患者听从CT技师的指令完成CT检查。

（三）护士

（1）准备防护用品（一次性帽子、一次性手套、一次性隔离衣、鞋套、N95口罩），将防护用品送至患者的病房，并协助患者正确穿戴，检查防护是否到位。

（2）患者CT检查完毕，联系医院消杀团队对电梯进行消杀。

（四）患者

规范佩戴N95口罩（系紧上、下系带）、一次性帽子（女性患者把头发全部包在帽子里），反穿一次性隔离衣，戴手套，穿一次性鞋套。反穿一次性隔离衣可以尽可能避免患者直接接触CT机的机床。

（五）医院消杀团队

医院消杀团队中的污梯消杀人员完成患者乘坐电梯的消毒、检查路径的消杀。

二、方舱CT室消毒操作指引

为预防交叉感染，每日对方舱CT室进行物体表面采样，一批次患者CT检查结束后，CT技师需要对CT室进行全面消毒，主要为以下内容。

（1）一批次患者CT检查完毕，技师打开检查室紫外线灯，照射60 min。

（2）CT技师完成控制室物体表面及地面的消杀。

（3）紫外线灯照射30 min，CT技师完成检查室物体表面及地面的消杀，用酒精湿巾擦拭机床及CT机。

（4）CT技师经第一摘脱间、第二摘脱间规范地摘脱防护用品。

（5）CT技师穿戴防护用品，携带1 000 mg/L的含氯消毒剂浸泡的若干地巾，对第一摘脱间、第二摘脱间进行垃圾打包，物体表面、地面、空气的消杀，在指定地点进行医疗垃圾的无害化处理。

（6）CT技师完成第一摘脱间、第二摘脱间的消杀工作后，在第一摘脱间、第二摘脱间规范地摘脱防护用品。

三、患者外出检查路线操作指引

（一）目的

规定医务人员引导患者进行外出检查的路径；规范患者外出检查时防护用品的使用，降低急性呼吸道传染病医院感染风险。

（二）管理要求

（1）患者在院时若需行CT检查，病区医师开具医嘱，打电话通知放射科，并通知污梯消杀人员准备沿路和污梯的消杀工作。放射科及时安排检查时间，并打电话告知主管医师。护士将防护用品送至患者房间，并协助患者正确穿戴，检查防护是否到位。患者做方舱CT检查前防护用品穿着示意图如图3-24，反穿一次性隔离衣，使其开口、系带朝前。医师做好患者检查前的病情评估，并陪同（特殊情况下医护陪同）患者去方舱CT室。

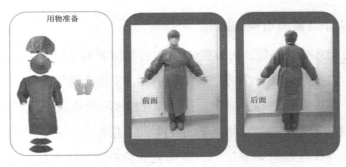

图3-24　患者做方舱CT检查前防护用品穿着示意图

（2）医师在前，引导患者乘坐污梯至一楼，出污梯后引导患者至方舱CT室门口；CT技师打开方舱CT室的门；医师引导患者进入方舱CT室；患者听从CT技师的指令完成CT检查。检查结束后医师引导患者原路返回病房，病区护士通知污梯消杀人员进行消杀。

（3）在检查过程中医师应及时提醒患者不要碰触周围环境中的物体。

四、患者方舱CT检查流程

患者方舱CT检查流程如图3-25所示。

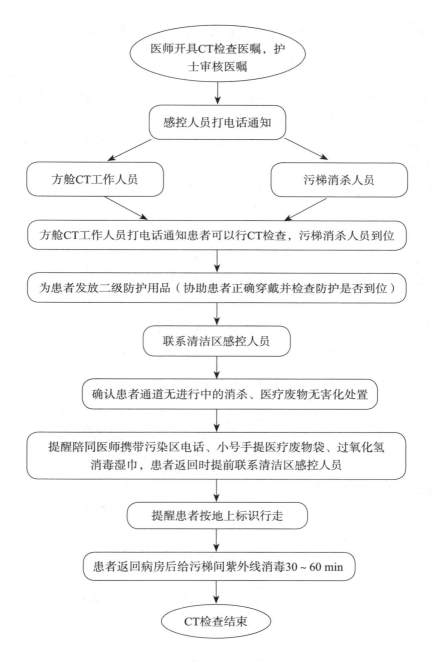

图3-25　患者方舱CT检查流程

（孔心涓　高祀龙　尚全伟）

第十七节　医疗废物收集、交接、运输操作指引

医疗废物是指医疗卫生机构在从业活动中产生的具有直接或间接感染性、毒性以及其他危害性的废物。根据《医疗卫生机构医疗废物管理办法》中对于隔离的传染病患者或者疑似传染病患者产生的医疗废物应当使用双层包装物并及时密封的规定，对隔离病区中患者产生的各类垃圾均需使用双层黄色医疗废物垃圾袋包装，容量达到3/4时，对双层黄色医疗废物垃圾袋分层进行鹅颈式封口。

一、隔离病区医疗废物的收集与无害化处置

隔离病区医疗废物的收集流程如图3-26所示。

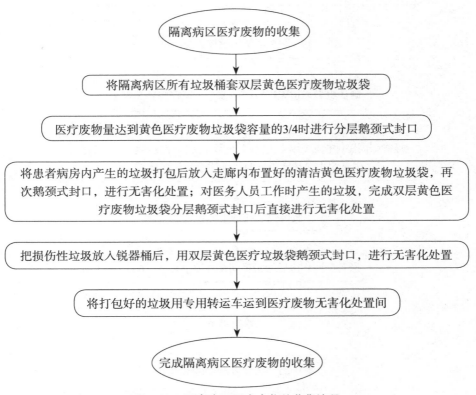

图3-26　隔离病区医疗废物的收集流程

　　隔离病区医疗废物的无害化处置，是指将隔离病区患者及周围环境所产生的垃圾用双层黄色医疗废物垃圾袋打包后，将垃圾放入清洁黄色医疗废物垃圾袋，再次进行鹅颈式封口、称重，然后放入已消毒处置的垃圾暂存箱，并对垃圾袋外表面喷洒含氯消毒剂，使转出隔离病区的垃圾通过处置，对周围环境和人群无害。具体流程如图3-27所示。

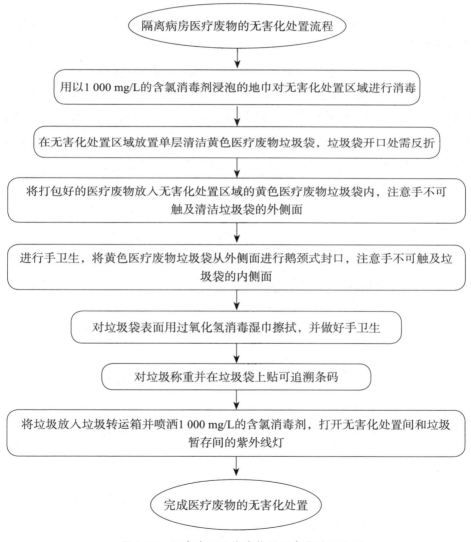

图3-27 隔离病区医疗废物的无害化处置流程

二、隔离病区医疗废物的交接、转运操作要求

（一）隔离病区医疗废物的交接

隔离病区的医疗废物具有传染性，因此交接隔离病区医疗废物尽可能采取无接触的方式。无接触交接即医务人员与隔离病区医疗废物转运人员不进行面对面交接，而是采用电子交接代替传统的纸质交接，尽最大可能降低面对面交接或通过接触纸质交接单造成的感染风险。

要实现医疗废物的电子交接，隔离病区应配备具有可追溯系统的医疗废物称重秤；医务人员注册账号并登录系统，在称重秤屏幕上选择垃圾类别，对无害化后的垃圾进行称重，称重秤自动生成含有时间、垃圾类别、重量、病区、交接人等信息的条码；医务人员将生成的条码贴在相应垃圾袋外层并将垃圾放入垃圾转运箱。医疗废物转运人员登录PDA医疗废物转运系统并对垃圾袋条码进行扫码，系统自动生成垃圾接收时间、转运人员信息，完成医疗废物的交接。可在后台查询、导出所有信息，对医疗废物进行追溯。

（二）隔离病区医疗废物的转运

隔离病区医疗废物的转运包含转运前准备、转运交接、规范装车、途中运输、处置交接与规范卸车、车辆及人员的消毒和清洗、转运箱的消毒和清洗。

1. 转运前准备

医疗废物转运人员转运医疗废物前应做好个人防护；准运车辆需配备清洁的转运箱、接收医疗废物用PDA、对讲机等设备；医疗废物转运人员应按照预定时间、路线，依次出车，转运医疗废物。

2. 转运交接

医疗废物转运人员将车辆停在医疗废物暂存间，提前与隔离病区工作人员对接，避免人员接触；转运人员将消毒后的空转运箱推至医疗废物暂存间，并对装有医疗废物的转运箱进行PDA扫码交接。如发现医疗废物包装袋破损或被污染、未贴条码等情况，转运人员应拒接并与相应病区医务人员联系。

3. 规范装车

转运人员在装车前需做好个人防护，装车后需确认扣紧门保险装置，用1 000 mg/L的含氯消毒剂对医疗废物可能接触的部位进行喷洒消毒；操作过程中转运人员需严格做好手卫生。

4. 途中运输

医疗废物转运车在转运过程中无特殊情况不可随意停车；转运人员在转运车启动前应确保车厢门上锁，对医疗废物不得随意丢弃或遗漏，对已打包的医疗废物不可随意打开取出；如遇车辆故障或发生污染和流失、泄漏、扩散事故时，转运人员在报告给调度中心的同时，应按应急处置预案处理。

5. 处置交接与规范卸车

应把医疗废物转运车停靠在医疗废物产生单位指定的停放区域。转运人员按要求做好防护，在处置单位交接人员监督下将盛装医疗废物的转运箱卸下，与处置单位人员做好交接。处置单位人员再次核对信息，确保无误。

6. 车辆及人员的消毒、清洗

完成医疗废物卸载的车辆，应按指定路线进入消毒清洗区。转运人员用1 000 mg/L的含氯消毒剂对车辆进行喷洒消毒。转运人员在操作前后要严格做好手卫生，并按操作流程将工作服脱下，放入指定的污织物收集处，进行充分淋浴，更换干净服装后方可离开。

7. 转运箱的消毒和清洗

将转运应转运至清洁消毒区域，并用1 000 mg/L的含氯消毒剂对其内外进行喷洒消毒；喷洒消毒后需至少静置30 min，而后将转运箱用清水冲净，转至清洁转运箱暂存处。

三、隔离病区医疗废物转运人员的防护要求

因为隔离病区医疗废物转运人员需进入隔离病区且接触的是隔离病区污染区的垃圾，所以其需要采用二级防护，即戴系带式N95防护口罩、一次性医用圆帽、双层医用无菌橡胶手套、医用护目镜或医用防护面屏，穿医用防护服。考虑到转运人员外出转运对防护服的磨损，建议在防护服外层穿防护靴套。

需要特别强调的是，医疗废物转运人员并非医务人员，需对其加强穿脱防护服和手卫生的培训。穿防护服时需要专人检查是否符合防护要求，脱防护服需在视频监控引导下进行，避免操作不当而导致职业暴露；同时，要特别注意确保医疗废物转运人员手卫生的依从性和正确率。

（蒋光峰　杜忠军　李倩倩）

第十八节　医用织物送洗操作指引

隔离病区常见的织物为感染性织物和医务人员用的医用织物。鉴于急性呼吸道传染病传染性较强的特点，目前急性呼吸道传染病隔离病区内患者使用的所有织物均不可复用。对患者使用后的织物需用双层黄色医疗废物垃圾袋打包并进行鹅颈式封口，由医务人员对其进行无害化处理，并按照急性呼吸道传染病隔离病区医用废物集中转运处理。急性呼吸道传染病隔离病区内医务人员用的医用织物包括医务人员的内穿衣、清洁区休息室被服等。医务人员内着内穿衣、外穿防护服进入隔离病区，在摘脱间摘脱防护用品，后穿内穿衣穿过缓冲间，进入浴室，沐浴更换内穿衣。在摘脱过程中内穿衣具有潜在污染的可能，所以对于医务人员的内穿衣要进行严格的回收洗涤管理。如果对医用织物处理不当，则医用织物可能成为院感事件的重要媒介，医用织物的管理对疫情中院感的防控起到了至关重要的作用。

一、隔离病区医用织物暂存、收集和转运操作要求

隔离病区应建立完善的医用织物的管理制度，包括清洁织物的储存，脏污织物的暂存、收集、运送、洗涤等方面。

（一）隔离病区清洁区清洁医用织物的暂存与收集要求

隔离病区清洁区应设有清洁医用织物暂存柜，方便医务人员取用。以内穿衣为例，将内穿衣的上衣与裤子叠在一起，按照型号放入不同的更衣柜内，医务人员根据型号取用，用后及时关闭更衣柜。这样的存放方式既可以减少寻找衣物的时间，又能保持更衣柜内织物整齐。

更衣室内应用黄色标示线划定脏污织物收集区域，并设有足够数量的带盖织物收集桶，内套专用水溶性包装袋。医用织物专用水溶性包装袋具有双层

结构且可防透水，其上应有生物危害警告标志。医务人员更换内穿衣或床单、被套等医用织物后，将织物放入收集桶内并盖好盖子，避免织物暴露在空气中，在更换的过程中应注意避免产生扬尘、扩散污染。收集医用织物时不应超过水溶性包袋装载量的2/3，安排专人收集、打包、密封保存，将织物放在清洁区医用织物暂存处，并做好登记。水溶性包装袋打包后需用1 000 mg/L的含氯消毒剂对收集桶进行喷洒消毒。

（二）隔离病区医用织物的运送要求

洗涤医用织物后，需通过专用车辆或容器，采取封闭方式运送医用织物，不得与其他物品共同装运。对转运污染医用织物的车辆和容器，用后需立即清洗和消毒。

二、急性呼吸道传染病隔离病区医用织物的洗涤质量要求

医用织物洗涤要达到的目的是降低交叉感染风险，切断感染源，保证织物的洁净。医用织物洗涤后要符合质量要求，既要清除传染源，又要降低医用织物的损耗。在洗涤过程中，可通过科学、合理地调配洗涤剂以及安全使用洗涤设备来降低感染风险。

应将隔离病区医务人员用织物与其他类织物分机或分批洗涤（消毒）；洗涤时专机专用，以热洗涤法为最优选择，洗涤、消毒需在密闭状态下进行；如条件允许，可采用卫生隔离式洗涤设备。需用水溶性包装袋密封医务人员用织物，将其直接投入洗涤设备中进行洗涤。

三、隔离病区医用织物洗涤人员从业要求

隔离病区医用织物洗涤人员上岗前应接受专业的岗前培训，培训内容包括医用织物的洗涤消毒技能、洗涤相关仪器设备的使用方法、消毒隔离相关理论知识、常用消毒液配置和使用方法等，培训后考核合格，方可上岗。主管部门需对医用织物洗涤人员的日常工作进行质量监督，保证隔离病房医用织物的洗涤质量，避免院内感染。

在对污染的医用织物进行分类、收集、转运和洗涤过程中，工作人员应遵循标准预防原则，在回收时必须戴一次性帽子、系带式医用N95防护口

罩、护目镜和双层医用无菌橡胶手套，穿一次性隔离衣。工作人员在完成运送和交接后，摘脱防护用品，穿戴新的防护用品，严格做好手卫生，并将一次性物品丢入黄色医疗废物袋中，对工作鞋等复用物品用1 000 mg/L的含氯消毒剂消毒后进行清洗。严格执行《医院医用织物洗涤消毒技术规范》，不得交叉使用污染区和清洁区的个人防护用品。

落实洗涤中心工作人员的健康管理，每日两次体温检测并上报。如发现工作人员的体温超过37.3℃，及时按要求安排就诊，及时向主管部门汇报，妥善处理。加强对洗涤中心工作人员的筛查，如发现其经过中、高风险地区，立即对其隔离观察。

四、清洁织物卫生质量要求

（一）感官指标

洗涤后的清洁织物整洁、干燥，无污渍，无异味，无异物，无破损。

（二）微生物指标

洗涤、消毒后的医用织物微生物指标中不得检出大肠菌群和化脓性致病菌，细菌菌落总数≤200 cfu/100 cm^2。

五、资料管理与保存要求

收集、交接污染的医用织物和洗涤后的清洁织物时，应做好记录。交接记录需包含医用织物的名称、数量、洗涤消毒方式、交接时间以及交接人与联系方式等信息。记录单据一式三联，有质检员和交接人的签字，必要时加盖洗涤（消毒）服务机构公章，由双方保存。记录的可追溯期为6个月，保存期为一年。

六、医用织物送洗流程

医用织物送洗流程如图3-28所示。

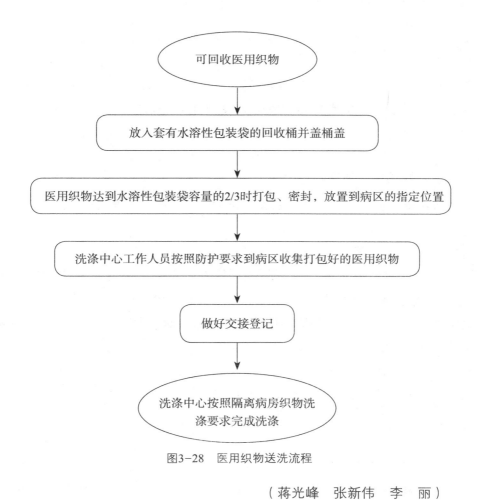

图3-28　医用织物送洗流程

（蒋光峰　张新伟　李　丽）

第十九节　物资转运操作指引

古语道"兵马未动，粮草先行"，及时、充足的后勤补给非常重要。应对突发公共卫生事件，首先要保证足量的医疗及各类生活物资迅速到位。在新冠肺炎疫情中，防护物资的快速转运，事关疫情的控制、患者的救治和医务人员的安全。

突发公共卫生事件中医院物资转运，以使应急救援物资运输的时空效益最大化和突发公共卫生事件的影响最小化为目的，确保救治工作顺利开展和保障医师、护士、工勤人员的日常生活。

一、隔离病区所需物资分类

隔离病区所需应急保障重点物资包括医疗设备、防护物资、医用耗材、办公用品、救治药品、通用物资等。

（一）医疗设备

为降低后期消杀的难度，隔离病区在改造初期会尽量减少病区的仪器、设备，但因收治患者情况的不确定性，随时可能应用到多种医疗设备。因此，医院需储备足够的医疗设备，并保证能快速输送，供隔离病区应急使用。

需常备的医疗设备有除颤仪、血压计、听诊器、呼吸机（含无创呼吸机与高流量氧疗无创湿化治疗仪）、监护仪、心电图机、血糖仪、血氧饱和度检测仪、温度计、氧气表、呼吸囊、可视喉镜及气管插管用物、负压吸引装置等。

（二）防护物资

在隔离病区，防护物资对于医务人员至关重要。防护物资的数量和质量直接影响隔离病区患者的救治效率、医务人员的身心健康和院感防控质量。

隔离病区必备的防护物资有医用连体式防护服、系带式N95防护口罩、医用外科口罩、医用护目镜或医用防护面屏、无菌橡胶医用手套、一次性橡胶检查手套、医用隔离鞋套、一次性无纺布圆帽、一次性隔离衣、防护头罩，必要时准备正压防护服等。

（三）医用耗材

为保证隔离病区正常的诊疗活动，隔离病区清洁区需备常用的医用耗材。清洁区根据污染区耗材使用情况进行申领，以免申领过多增加后期消杀难度，造成不必要的工作量和浪费。

隔离病区常用的医用耗材有安全型号静脉留置针、敷贴、胶布、正压接头、输液用三通、输液器、输血器、一次性止血带、安尔碘消毒液、棉棒、治疗盘、锐器桶、一次性采血针、安全型血气针、预充封管液、各类采血试管、细胞保存液、鼻咽拭子、标本袋、一次性使用氧气湿化瓶、洗手液、手消毒液、消毒湿巾、含氯消毒片、医疗垃圾袋及扎带等。

（四）救治药品

救治药品主要是指患者抢救车内药品和日常诊疗中根据医嘱由药房发放的药品、营养制品等。

（五）通用物资

隔离病区通用物资分为办公用品、生活用品、医用织物、其他物品等。

（1）办公用品主要指日常办公所必需的物品，可根据办公需要酌情领取，在此不再赘述。值得强调的是隔离病区清洁区及污染区应各备两部手机分别供医师和护士使用，可与患者组建医护患交流群，便于及时沟通患者的病情及需求，同时减少面对面沟通导致的暴露风险。对讲机也是清洁区与污染区有效沟通的工具。在清洁区可通过监控系统对污染区护士的操作进行质控并及时通过对讲机进行指导，保证操作符合规范，规避操作不当带来的感控风险。

（2）主要生活用品包括医务人员用一次性袜子、一次性内裤、一次性毛巾等为降低院感风险所用的一次性物品。

（3）医用织物常用的有可回收、洗涤的内穿衣，清洁区休息室的床单、被套、枕套等。

（4）其他物品包括为保证消杀质量所使用的物品，如一次性地巾、紫外线灯管、含氯消毒剂。

隔离病区所需物资分类如图3-29所示。

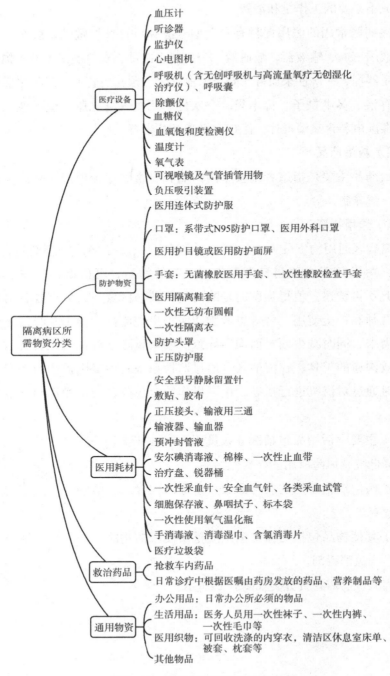

医疗设备
- 血压计
- 听诊器
- 监护仪
- 心电图机
- 呼吸机（含无创呼吸机与高流量氧疗无创湿化治疗仪）、呼吸囊
- 除颤仪
- 血糖仪
- 血氧饱和度检测仪
- 温度计
- 氧气表
- 可视喉镜及气管插管用物
- 负压吸引装置

防护物资
- 医用连体式防护服
- 口罩：系带式N95防护口罩、医用外科口罩
- 医用护目镜或医用防护面屏
- 手套：无菌橡胶医用手套、一次性橡胶检查手套
- 医用隔离鞋套
- 一次性无纺布圆帽
- 一次性隔离衣
- 防护头罩
- 正压防护服

隔离病区所需物资分类

医用耗材
- 安全型号静脉留置针
- 敷贴、胶布
- 正压接头、输液用三通
- 输液器、输血器
- 预冲封管液
- 安尔碘消毒液、棉棒、一次性止血带
- 治疗盘、锐器桶
- 一次性采血针、安全血气针、各类采血试管
- 细胞保存液、鼻咽拭子、标本袋
- 一次性使用氧气温化瓶
- 手消毒液、消毒湿巾、含氯消毒片
- 医疗垃圾袋

救治药品
- 抢救车内药品
- 日常诊疗中根据医嘱由药房发放的药品、营养制品等

通用物资
- 办公用品：日常办公所必须的物品
- 生活用品：医务人员用一次性袜子、一次性内裤、一次性毛巾等
- 医用织物：可回收洗涤的内穿衣，清洁区休息室床单、被套、枕套等
- 其他物品

图3-29　隔离病区所需物资分类

二、隔离病区物资保障组织架构

完善的组织架构、明确的分工，是隔离病区物资供应的重要保障。建立以院领导专项负责、后勤管理部主要执行、医学设备部调配、安全保卫部外围辅助的物资保障组织架构。院领导统一行政管理，对隔离病区物资保障工作全面负责；后勤管理部负责制定隔离病区所需各类物资的储备目录和配置方案，即时统计各病区所需物资，采购物资，储存和运送等工作；医学设备部负责统一储存各类医学设备，根据临床需求统一调配，后勤管理部负责运送；安全保卫部负责开通运送通道，协调物资运送，保证物资的快速输送。

三、隔离病区物资申请流程

在应急状态下，普通病房在短时间内被改建为隔离病区，往往需要临时性申请各类物资，这种没有计划性的申请会增加物资采购部门的工作难度，影响物资输送效率。为此，建议制定隔离病区物资清单。隔离病区护士长根据临床工作需要按类别每日定点提交通用物资、医用物资日计划申请（见表3-5），关于其他临时需要单独与后勤管理部进行对接。按时按清单上报日需计划，可以方便后勤管理部统一物资调配，避免遗漏临时计划，在满足临床需求的同时，提高运送效率，保障隔离病区救治工作的顺利开展。

表3-5　隔离病区通用/医用物资日计划申请表（样表）

_____病区通用/医用物资日计划申请表					
填表人：_____		联系电话：_____			
序号	名称	单位	规格型号	数量	备注
1					
2					
3					
4					
5					
6					
7					
8					
9					
10					
11					
12					
13					

序号	名称	单位	规格型号	数量	备注

病区通用/医用物资日计划申请表

填表人：_____　　　　　联系电话：_____

序号	名称	单位	规格型号	数量	备注
14					
15					
16					
17					
18					
19					
20					
21					
22					
23					
24					
25					
26					
27					
28					
29					
30					
31					
32					
33					
34					
35					
36					
37					
38					
39					
40					

四、隔离病区物资配送流程

隔离病区物资需要的特点是"急"，对物资配送的要求是"快"，但也要按规章来操作。标准化的工作流程可以规范各个环节的工作行为，实现有效沟通，提高物资配送效率。隔离病区物资的需求和配送可以比作网络购物，后勤管理部门提供"库存物资清单"，隔离病区根据工作需要提交物资"订单"，后勤管理部查收"订单"并备货，"快递小哥"即运送人员根据"地址"将"订单"上的货物运送到"中转站"，隔离病区收到"快递信息"到"中转站"查收"快递"并验货，验货完成点击"已收货"，完成无接触配送。

隔离病区物资配送流程如图3-30所示。

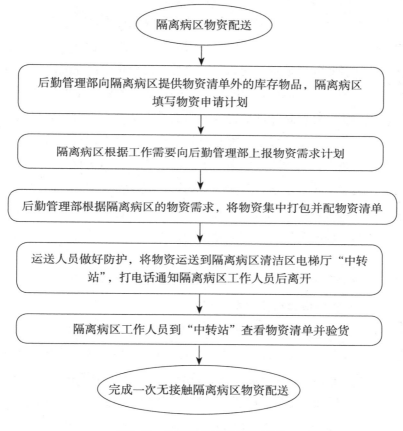

图3-30 隔离病区物资配送流程

五、隔离病区物资转运防护要求

运送人员虽未进入隔离病区，但其运输物资路径与隔离病区的工作人员存在时空交叉，为防止院感事件发生，运送人员需严格按照要求做好个人防护，戴系带式N95防护口罩、一次性无菌橡胶手套、一次性帽子，穿医用隔离鞋套、一次性隔离衣，并注意做好手卫生，运送物资后返回物资存储库房前可使用1 000 mg/L的含氯消毒剂对运送车辆进行喷洒消毒。

六、信息化建设在隔离病区物资转运中的重要性

发生突发公共卫生事件时，需在尽可能短的时间内完成最优的资源配置以实现最佳的应对措施。一个医院同时建立多个隔离病区时，各病区对物资的需求将不断涌入后勤管理部，如果对这些信息收集得不及时或有遗漏，将引起应急物资的协调、转运、配送等环节的错乱。在紧急状态下，人工手动收集数据的可靠性和时效性都难以得到保障；此时，信息化建设在隔离病区物资转运中的重要性尤为突出。信息管理部可针对隔离病区物资需求的特点开发一套物资申领配送系统，将后勤管理部物资库明细录入系统。隔离病区根据需求填写所需物资的名称、规格、数量、配送时间要求，并可查询申领后物资配送状态及物资配送联络人，收到物资后在系统内电子签名、确认收货；后勤管理部根据隔离病区提交的物资申请，及时准备物资，完成物资配送，同时可查询物资库的库存，按需备货。医院通过信息化手段，提高物资需求的准确性，提升物资配送的效率，同时为后勤管理部储备物资提供数据支持。

七、隔离病区物资转运中可能存在的问题及解决方案

（一）后勤物资保障组织架构不完善

发生突发公共卫生事件后，需协调的事宜较多，需配合的部分较广，若无相关应急预案，未预先构建突发公共卫生事件后勤保障组织架构，可能存在各部门分工不明、职责不清、协调不足、沟通不当、效率低下等弊端，严重影响隔离病区的物资供应，增加院感防控难度，进而危及隔离病区医务人员的安全。

在急性呼吸道传染病疫情常态化的情况下，各医疗机构需建立急性呼吸道传染病疫情暴发的应急预案，建立院领导负责制下的公共卫生事件组织架构，明确职责与分工，各部门协同配合，组织急性呼吸道传染病疫情暴发的应急演练，提升对相关公共卫生事件的应急管理能力。

（二）物资保障信息化建设滞后，对临床上报计划反馈不及时或遗漏

应急状态下，隔离病区没有完善的物资上报系统，临时性使用工作群上报物资计划，存在后勤管理部门对上报计划接收不及时、遗漏等情况，影响物资的配送；对于没有按计划配送的物资，后勤管理部门没有及时反馈，隔离病区需在物资紧缺时再次报需求计划，导致物资配送效率低下，影响临床使用。

信息管理部可根据临床需求，快速开发一套简易的物资上报系统，使隔离病区与后勤管理部有效沟通，提升物资配送效率。

（三）隔离病区改造时清空物资，缺少日常诊疗必要的物资

由于缺乏经验，在应急状态下进行普通病房改造时，为降低后期消杀难度，可能会尽量清空病区物资。在接收患者后，缺少日常诊疗必要物资，也缺少设备。比如，患者需紧急留置导尿管，病区无导尿包；患者需要输血，病区未预留输血器。

隔离病区的改造主要是尽可能使病区符合院感防控要求，最大限度地降低院感风险。病区的基本功能仍然是医疗救治，应配备常规的医用物资，如输液相关医疗耗材、生命检测设备，防止紧急时候无备用物资。

（四）受现有建筑布局限制，客梯与货梯共用，运行效率低下

每个医院的建筑布局各异，在改造时可能存在客梯与货梯共用的情况，隔离病区工作人员与后勤物资运送人员同时使用电梯大大降低了电梯运转效率，同时增加了院感防控风险。

对于类似情况，需要安全保卫部对电梯进行分时管控，集中上下班时间供医务人员使用，其他时间供后勤物资运送人员使用，减少人员交叉，提高使用效率。

（李环廷　杜忠军　张新伟）

第二十节　器械/器具的收集、转运、清洗、消毒操作指引

消毒供应中心是预防院内感染及职业暴露事件的重要场所，需要在规范个人防护及严格落实消毒隔离措施的基础上完成急性呼吸道传染病患者使用的器械/器具的集中消毒，全力保障临床使用。在隔离病区内工作的医务人员需配合消毒供应中心做好疫情期间的消毒管理工作，避免污染器械、器具及物品造

成病毒传播，这对保护易感者、为患者提供安全的就医环境、减少工作人员的职业暴露非常重要。隔离病区内器械/器具的全程处置主要有以下几个环节。

一、隔离病区医务人员预处理

（1）在把重复使用的医疗器械送消毒供应中心前，隔离病区医务人员要提前应用2 000 mg/L用含氯消毒剂浸泡30 min。若消毒供应中心人员不能立即回收，隔离病区医务人员要及时用清水冲洗器械表面，避免残留的氯离子导致器械生锈、断裂等，影响临床使用。

（2）规范处理锐器，预防针刺伤。使用各种诊疗器械包后，医务人员要及时取下器械包内的刀片及各种针头，将其放入锐器桶，及时把锐器桶用双层黄色医疗废物垃圾袋打包，鹅颈式封口。

（3）隔离病区对使用过的复用器械进行以上预处理后，使用双层白色垃圾袋包装，采用鹅颈式封口，并标识"急性呼吸道传染病"、器械的名称及数量，将器械放于标识清晰的带盖转运箱内，然后医务人员用含4.5～5.5 g/L过氧化氢溶液的湿巾彻底擦拭转运箱表面，最后把转运箱放置在指定位置，打电话告知清洁区医务人员。最后清洁区医务人员用消毒供应中心追溯系统上报需消毒的器械名称、数量，避免器械丢失。

二、消毒供应中心回收

回收人员接收到追溯系统的器械消毒的信息，采用二级防护，使用车内放置加盖专用回收箱的专用密闭车，沿指定路线和在指定电梯处进行器械回收，以避免污染电梯等公共环境及设备。

三、消毒供应中心的消毒处置

（1）消毒供应中心的工作人员行规范的二级防护（N95口罩、帽子、手套、鞋套、防护服）依次完成回收器械的去污、消毒、清洗及灭菌的工作。

（2）对确诊及疑似急性呼吸道传染病患者使用过的器械，设置专用去污区、清洗区并且配备专用清洗消毒器进行清洗。对所有污染的器械按照消毒、清洗、灭菌的流程。具体操作如下：对污染器械用4.5～5.5 g/L的过氧化氢溶液或1 000 mg/L的含氯消毒剂浸泡，进行首次消毒。对耐高温、可水洗的器械直接使用AO值达到3 000以上的全自动清洗机清洗；对于不能水洗、可高温高压灭菌的物品（如860呼吸机过滤器），直接将其包裹后置于密闭的高压灭菌容器中进行高温高压灭菌；对不能水洗、不能高压灭菌的物品，二次使用75%的酒精消毒后进行手工擦拭清洗，同时注意清洗池"一用一消毒"，并且在清洗过程中避免产生气溶胶。

四、预防针刺伤

消毒供应中心的工作人员需定期接受预防针刺伤的教育与考核，增强自我防护意识。建议在清点器械包的过程中，在器械清点台上把全部器械倒在台上，切记动作慢一点，避免针刺伤的发生，尽可能避免职业暴露及交叉感染。

（李环廷　高祀龙　潘世香）

第二十一节　患者院内转运操作指引

院内转运指患者因诊断性检查或特殊治疗需要在医院内的不同区域之间进行的转运，在转运过程中患者应进行二级防护。

把准备接受患者的房间按"房间有人病床终末消毒流程"进行消毒，铺好备用床，收治转入患者。

患者转入时的防护要求：二级防护（一次性帽子、医用防护口罩、一次性隔离衣、手套、鞋套）。

转运流程如下。

隔离病房安排：如果条件允许可考虑遵循"一长一短"，"一短"即与医疗废物暂存间的距离短，"一长"指与医务人员第一摘脱间的距离长，尽可能避开护士站正对的房间。

转运患者前做好沟通与告知：做好防护，告知患者尽可能缩减物品，行李打包用白色新袋子，整个转运途中不触碰公共物品，不交流，不互相正对。

转出科室与转入科室随时做好对接沟通，根据患者的自理能力及病情评估，转出科室医务人员可不用陪同患者进入电梯。医务人员按转入科室所在楼层的电梯按钮后，患者自行乘梯到相应楼层，相应的楼层医务人员在患者电梯门厅做好迎接准备，规范接收患者。引导患者转运过程中的注意事项如下。

第一，与后勤做好沟通，转运患者期间电梯专用。

第二，与各楼层做好沟通，分楼层转运，保持电梯专用。

第三，转运过程中使病区走廊的窗户保持开启状态。

第四，尽可能做好转运前的沟通，引导者与患者保持1 m以上的安全距离，在上风口或侧方位，尽可能减少言语，减少医务人员进出病房的次数及开门时间，尽可能减少患者在病区走廊的滞留时间，尽可能避免触碰患者的物品；转运结束对相关路径进行消毒。

第五，转运结束，对病区走廊及患者电梯门厅进行空气、物体表面及地面的清洁消毒；联系后勤，后勤人员给电梯消毒。

患者院内转运操作指引如图3-31所示。

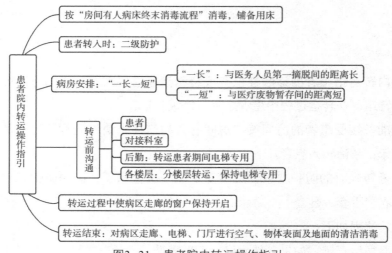

图3-31　患者院内转运操作指引

（张宏岩　张新伟　娄建坤）

第二十二节　患者治愈后出院操作指引

一、急性呼吸道传染病患者解除隔离管理标准

轻型病例连续两次病毒核酸检测结果为阴性（采样时间至少间隔24 h），可解除隔离管理。

二、急性呼吸道传染病确诊患者出院标准

（1）体温恢复正常3天以上。

（2）呼吸道症状明显好转。

（3）肺部影像学无异常或急性渗出性病变明显改善。

（4）连续两次病毒核酸检测结果为阴性（采样时间间隔24 h以上）。

经医院专家组综合研判，患者符合诊疗方案的出院标准，准予出院。

三、急性呼吸道传染病无症状感染患者出院标准

（1）患者体温正常。

（2）无呼吸道症状。

（3）连续两次病毒核酸检测结果为阴性（采样时间间隔24 h以上）。

经医院专家组综合研判，患者符合诊疗方案的出院标准，准予出院。

四、急性呼吸道传染病患者解除隔离管理或出院后注意事项

解除隔离管理或出院后继续进行7天居家健康监测，佩戴口罩，有条件的居住在通风良好的单人房间，减少与家人的密切接触，分餐饮食，做好手卫生，避免外出活动。

五、急性呼吸道传染病患者出院流程

规范隔离病区医务人员将患者自隔离病区转至集中隔离医学观察病区的工作流程，使患者出院前各项医疗、护理准备工作有序进行，降低急性呼吸道传染病医院感染的风险，杜绝交叉感染。

（一）患者出院行李终末消毒处置流程

（1）患者第一次核酸检测结果阴性后，护士打印《患者出院随身物品处置告知书》（附件1），提前告知患者将随身物品进行分类，除个人贵重物品外，尽量全部销毁，避免携带病毒的风险。

（2）患者将必须保留的物品集中拍照，将照片发送至医护患微信群内。护士看过照片，根据消毒方式对患者留下的物品进行分类指导。患者将最终携带出院的物品拍照留证；如不能拍照，可请邻床患者或护士协助。患者把不要的物品放置到黄色垃圾袋中，最终这些物品会被按照急性呼吸道传染病性医疗废物集中处置。

（3）对除手机及充电器（出院时使用含75%酒精的湿巾擦拭消毒后带走）以外的电子产品及表面光滑物品、金属制品等用含75%酒精的湿巾擦拭消毒，放入白色塑料袋内并扎口；护士再次使用含75%酒精的湿巾擦拭后，作用5 min以上，放于护士站监控下；院感专职人员对这些物品进行核酸检测；检测结果为阴性，出院时将这些物品交给患者。

（4）对于患者不愿意销毁的物品，把纸类（包括文件、书本、纸币等）单独放入白色塑料袋内；把织物类放入行李箱或背包内（确认行李箱或背包锁呈开启状态），若无行李箱，把织物放入白色塑料袋内，分别使用扎带扎口。

（5）护士分别在行李物品外粘贴患者信息（包括病区、床号、姓名、电话、包裹编号），并在患者携带物品行李登记表上登记行李存放位置及件数，护士将物品统一通过污物电梯送到行李消毒处置室进行分类消毒处置。

织物类：应用臭氧消毒机消毒。将行李箱或背包用支柱撑开，套臭氧消毒袋，将消毒袋扎紧或四周边缘压紧、密封，防止臭氧外泄，开启臭氧消毒机，消毒时间40 min（行李为大件或物品较多时，按照说明书要求延长消毒时间），静置30 min。

纸质类：用纸张专用消毒设备（图3-32），消毒30 min或按照说明书要求设定消毒时间。

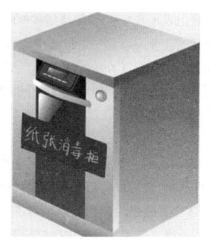

图3-32　消毒处置室内纸张消毒柜

打开行李消毒处置室的紫外线灯，设定消毒时间≥1 h。

消毒完毕，护士携白色塑料袋、扎带、A4纸（注有患者的病区、床号、姓名、电话）、透明胶带至行李消毒处置室，取出消毒物品，分别打包、扎口，把行李箱、背包的拉链拉好。

护士将消毒后行李物品转移至行李暂存间，清点整理患者的行李物品，拍照发到医护患微信群内让患者确认，再将患者的所有行李物品装入同一个白色塑料袋内并扎口（如有行李箱，可将白色塑料袋与行李箱固定在一起），把A4纸打印的患者信息粘贴在显著位置，按照病区分区域排序放置。

离开行李暂存间时开启紫外线灯，设定消毒时间≥1 h。

（6）护士根据患者携带物品行李登记表上登记的行李存放位置及件数列好物品清单，联系院感专职人员，让其对物品进行核酸检测。若检测结果为阴性，出院时可交给患者；如检测结果为阳性，须重新进行消毒、检测，直至结果为阴性。

（二）患者出院流程

1. 出院前准备

（1）患者第二次核酸检测结果为阴性（间隔24 h）后，医务处上报指挥部，填写患者出院转运登记表（表3-6），等待指挥部的转运通知。

（2）护士确认患者要带走物品已消毒，核酸检测结果为阴性。

（3）为患者准备出院防护用品（N95口罩、帽子、手套、鞋套、一次性隔离衣）和新的衣物（邮寄、指挥部统一配发或自带的，提前给予臭氧消毒，核酸检测结果为阴性），单独打包。

2. 出院时流程

（1）确定患者的出院时间后，护士携带污染区手机，到行李暂存间拿取行李，确认行李箱、背包的拉链拉好，白色塑料袋无破损。将行李拍照发至医护患微信群，再次确认患者信息，无误后取出行李，将其放置到患者出口处，如同时转运多名患者行李，按照床号依次摆放行李，注意行李的间隔至少1 m。

（2）出院前，有条件的患者提前沐浴或擦拭身体。出院前30 min，护士将出院防护用品及新的衣物交给患者并协助其穿戴整齐。

（3）转运车辆到达后，医务人员检查患者穿戴，符合要求后患者出病房，护士将患者的手机及放于护士站的物品的袋子用消毒湿巾再擦拭一遍，核对后交给患者。

（4）患者跟随医师乘专梯到达出口，护士与患者交接行李，医师与转运车辆工作人员交接患者信息，填全患者出院转运登记表，拍照后发给医务处，上传给指挥部。

3. 出院后处置

（1）患者上车后，清洁区医师下达出院医嘱，护士执行，完成病历归档。

（2）通过微信发送患者出院记录和《解除隔离患者出院告知书》（附件2）。

（3）护士在患者携带物品行李登记表上出院行李取件人处签字。

（4）对病房（房间内无患者）或床单位（房间内有患者）进行终末消毒和环境核酸采样。

表3-6　患者出院转运登记表（样表）

序号	病区	床号	姓名	性别	年龄	住院号	身份证号码	联系电话	患者签名	转出时间	转运车号	备注

附件 1

患者出院随身物品处置告知书

亲爱的患者朋友：

您好！出院前需要您了解随身物品处理相关事宜，请您提前做好准备。出院前我们会对您所有带走的物品进行核酸采样，若结果为阳性将直接影响您的出院时间！医院配置的物品一律严禁带走！

请您除个人贵重物品外，尽量全部丢弃，务必减少带走物品。核酸采样存在局限性，即使结果为阴性，也不能确保所有物品安全，为最大限度地减少病毒被携带出院，避免病毒的传播，具体操作流程如下。

能擦拭消毒物品：除手机及充电器（出院时用含75%酒精的湿巾擦拭后带走）以外，对其他随身携带的物品（如电子设备、手表、首饰、硬币及其他能擦拭的物品），均须自行用含75%酒精的消毒湿巾进行擦拭，放于塑料袋内，使用扎带扎口，交予护士，等待核酸采样。若核酸采样结果为阴性，出院时护士交还，随身带走。

其他物品：尽量丢弃能丢弃的个人物品，请将必须保留的物品摆放整齐，个人集中拍照（照片须完整、清晰，若不在照片内的物品丢失，责任自负），将照片发送至医护患微信群内，如个人不能拍照，可请邻床患者或护士协助。

拍照后处理：将纸类（包括文件、书本、纸币等）单独放入白色塑料袋内；将能放入行李箱或背包内的织物类直接放入，若无行李箱，将织物放入白色塑料袋内，用扎带扎口，由护士统一收取，集中消毒处置。出院时，工作人员在转运车辆前统一将物品交还给您，请您查对后接收。

丢弃物品：将其统一放入双层黄色医疗垃圾袋内，使用扎带扎口，集中销毁。

感谢您的配合！

附件2

解除隔离患者出院告知书

尊敬的患者朋友：

您好！经过一段时间的住院治疗，祝贺您进入康复阶段。请您知晓康复阶段的有相关注意事项，谢谢您的配合！

第一，养成健康生活习惯，勤洗手、戴口罩，打喷嚏或咳嗽时用纸巾或衣袖掩住口鼻。

第二，每日早、晚各测量一次体温，注意保暖，避免受凉，出现呼吸道等症状时及时就诊。

第三，与他人保持1 m的距离，减少近距离接触，分餐饮食，有条件的最好能独居或单人单间单卫居住；常关门、多开窗，保持室内通风良好，每日开窗3次，每次不少于30 min。

第四，作息规律，多晒太阳，不熬夜追剧、玩游戏等，保证充足的睡眠，避免劳累。

第五，康复阶段避免外出活动，可在室内进行适当的有氧运动，可以做健身操、打太极拳、练八段锦等，随着体力的恢复逐渐增加运动量。

第六，均衡营养，多吃富含蛋白质和维生素、易消化的食物，如牛奶、鸡蛋、新鲜蔬菜和水果，每日饮水量不少于2 000 mL。

第七，多与亲朋好友利用网络进行沟通交流，保持良好的心态和稳定的情绪。

最后，康复阶段的生活略枯燥乏味，请乐观积极应对，祝您早日康复！

（魏丽丽　脱　淼　吴　倩　潘月帅）

第二十三节　患者遗体的处理操作指引

根据《中华人民共和国传染病防治法》规定，目前有三类疾病为乙类传染病但按照甲类传染病的防治方法管理，分别是非典型肺炎、肺炭疽和新型冠状病毒肺炎；这类传染病的传播性非常强，其潜伏期较长，并且在潜伏期内即便没有症状也可以传播给其他人。根据《重大突发事件遇难人员遗体处置工作规程》（民发〔2017〕38号）和《中华人民共和国传染病防治法》，国家多部门联合制定《新型冠状病毒感染的肺炎患者遗体处置工作指引（试行）》，依据上述文件制定急性呼吸道传染病患者遗体的处理操作指引。

一、基本流程

（1）急性呼吸道传染病患者病逝后，应尽量少移动和搬运尸体，应由接受过专业培训的应急医疗队员在严密防护下进行处理。

（2）用0.5%（质量分数，下同）的过氧乙酸或3 000 mg/L的含氯消毒剂浸泡棉球或纱布，用浸有消毒液的棉球或纱布填塞死亡患者的所有开放创口或通道（口、鼻、耳、肛门以及气管切开处等）。

（3）用上述消毒液将双层大单浸湿，包裹尸体，将包裹好的尸体装入双层尸袋，尽快由专用车辆送到指定地点直接火化。

（4）对死亡患者的个人物品需消毒处理且核酸检测结果为阴性后方可交给家属。

（5）对死亡患者的房间按照终末消毒处理流程进行处置。

二、个人防护

（1）应急医疗队员在处置死亡患者的尸体时应该按二级防护要求着装，穿医用防护服，戴一次性工作帽，穿一次性鞋套，佩戴N95防护口罩，戴双层无菌橡胶手套、护目镜或一次性防护面屏。

（2）应急医疗队员应按规定的防护用品穿脱流程在指定的区域穿脱防护用品，并进行个人卫生处置。

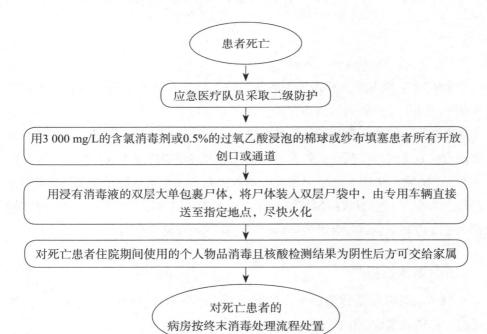

图3-33　患者遗体的处理操作指引

（孔心涓　高祀龙　潘世香）

第二十四节　隔离病区终末消毒操作指引

经过治疗的急性呼吸道传染病患者陆续出院，病区逐步腾空，医院要有序开展终末消毒后恢复常规医疗服务。医疗机构经常使用的空气消毒方法包括汽化过氧化氢消毒、二氧化氯气体消毒、紫外线消毒等；常用物体表面消毒剂包括含氯消毒剂、液体二氧化氯消毒剂、液体过氧乙酸消毒剂。针对床单位，床单位臭氧消毒机的消毒效果明显优于紫外线照射消毒法。

定点医院根据病区分布和实际收治患者的情况，逐步腾空和合并隔离病区，制定两项消毒工作方案，制定患者出院后病房物体表面、地面、空气的消毒方法及标准流程。

一、患者出院后床单位终末消毒流程（病房有患者）

（1）工作人员采取二级防护，进行终末消毒。

（2）患者出院后，先对病房开窗通风，开窗通风至少1 h。

（3）护士进入病房处理医疗废物。

（4）使用臭氧消毒机对床单位消毒1 h后，将被套、床单、被、褥、枕套、枕头等作为医疗垃圾处理。

（5）用消毒湿巾依次对病房的物体表面（床头、床栏、输液架、桌面、把手、墙壁、设备带、呼叫器、血压计、按钮等）擦拭消毒。对耐腐蚀的物品可使用络合氯消毒湿巾，对不耐腐蚀的物品可使用含4.5～5.5 g/L过氧化氢溶液的消毒湿巾。对地面用浸有2 000 mg/L的含氯消毒剂的地巾擦拭消毒，作用30 min。地巾为一次性使用，打包剩余医疗废物。

（6）必要时更换新的被服，铺备用床。

（7）做好消毒记录。

二、患者出院后病房终末消毒流程（病房内无患者）

（1）工作人员采取二级防护，进行终末消毒。

（2）钛米机器人进入病房，对病房空气进行消毒。

（3）消毒结束后，钛米机器人返回仪器设备间充电桩处进行充电。

（4）使病房密闭至少1 h。

（5）责任护士进入病房，打开窗户，将被套、床单、枕套、枕头、被、褥等医用织物及患者使用过的不复用的物品放入双层黄色垃圾袋里，将其作为传染病医疗垃圾处理。

（6）用消毒湿巾依次对病房的物体表面（床头、护栏、输液架、桌面、把手、墙壁、仪器带、呼叫器、血压计、体温表、血氧仪、按钮等）擦拭消毒，对耐腐蚀的物品可使用络合氯消毒湿巾，对不耐腐蚀的物品可使用含4.5～5.5 g/L过氧化氢的消毒湿巾。对地面用浸有2 000 mg/L含氯消毒剂的地巾擦拭消毒，作用30 min。地巾为一次性使用，打包剩余医疗废物。

（7）用烧水壶烧两遍开水，将开水倒掉。对烧水壶表面用含4.5～5.5 g/L过氧化氢的消毒湿巾擦拭消毒。

（8）对卫生间门、门把手、洗手盆、水龙头、扶手、开关等用消毒湿巾擦拭；对卫生间马桶、垃圾桶用2 000 mg/L的含氯消毒剂喷洒消毒，作用30 min后用消毒湿巾擦拭。

（9）对床单位用臭氧消毒机消毒1 h后静置30 min。对病房和卫生间各用紫外线灯空气消毒1 h，做好终末消毒记录。

（10）更换新床单，铺备用床。

（11）根据情况，终末消毒后院感专职人员可对病房进行环境物体表面采样。

（张新伟　李倩倩　潘月帅）

第二十五节 医务人员发生可疑情况时处置操作指引

医疗机构承担着为发热患者诊断治疗，救治急性呼吸道传染病确诊患者、疑似患者及无症状感染者，核酸检测以及日常诊疗等多重任务，在为疫情防控提供关键技术支持的同时，也面临较高的交叉感染和职业暴露风险。规范的暴露后处置流程可以有效降低感染的风险。

一、医务人员急性呼吸道传染病职业暴露的处置流程

（一）医务人员职业暴露

医务人员职业暴露是指其在进行诊疗、护理工作中意外被感染性病原体携带者的血液、体液、排泄物等污染皮肤、黏膜，可能导致被感染。

（二）急性呼吸道传染病职业暴露的处置流程

1. 急性呼吸道传染病职业暴露

这是指医务人员在诊疗、护理等工作过程中防护屏障脱落、破损等导致呼吸道黏膜、皮肤暴露，含急性呼吸道传染病病毒的潜在感染性物质污染或喷溅了皮肤或黏膜，或者被污染了的针头及其他锐器刺破皮肤，存在感染急性呼吸道传染病的可能。

2. 处置流程

（1）发生职业暴露后按要求到缓冲间脱除一切防护用具，就地沐浴、更衣后戴干净口罩，前往休息区。

（2）立即向科室负责人报告。

（3）发生职业暴露时，应在紧急局部处理后及时与病区院感专职人员联系，上报院感部，联系职业暴露处理专家组，让其评估感染风险。

（4）根据专家意见采取相应的措施，原则上安排暴露者到驻地酒店单独隔离。有条件的驻地酒店应安排暴露者的房间远离其他医务人员的房间。隔离医学观察期为职业暴露后14天。

（5）医务人员如出现发热、咳嗽等相关症状，应马上到医院发热门诊就诊。

（6）及时提供心理疏导，院感部负责收集并审核发生职业暴露的资料，配合医务处、护理部对暴露者进行心理疏导。

二、医务人员呼吸道暴露后的处置流程

（一）呼吸道暴露

常见呼吸道暴露：缺乏呼吸道防护措施，呼吸道防护措施破坏（如口罩脱落），使用无效呼吸道防护措施（如戴不符合规范的口罩）时与急性呼吸道传染病患者或无症状感染者密切接触，用被污染的手接触口、鼻或结膜等。

（二）处置流程

（1）医务人员发生呼吸道暴露后，应即刻采取措施保护呼吸道（做好手卫生后用手捂住口罩或紧急外加一层口罩等），按照规定流程撤离污染区。

（2）紧急到摘脱间，按照规范要求摘脱防护用品。

（3）根据情况可用清水、0.1%的过氧化氢溶液、碘伏等给口腔或/和鼻腔消毒，佩戴医用防护口罩或医用外科口罩后离开。

（4）职业暴露后立即上报病区负责人、护士长和医疗机构的主管部门。

（5）医疗机构要尽快组织专家对暴露者进行风险评估，确认是否需要隔离医学观察，预防用药，心理疏导等。

（6）对高风险暴露者按密接人员管理，隔离医学观察14天。

（7）及时填写急性呼吸道传染病医务人员职业暴露登记表，尤其是写明暴露原因，认真总结分析，预防类似事件的发生。

三、医务人员血液、体液暴露后的处置流程

（一）血液、体液暴露

1. 皮肤暴露

皮肤暴露是被大量患者的体液、血液、分泌物或排泄物等污物直接污染皮肤。

2.黏膜暴露

黏膜暴露是被肉眼可见的患者的体液、血液、分泌物或排泄物等污物直接污染黏膜（如眼睛）。

3.锐器伤

锐器伤是被直接接触了确诊患者的体液、血液、分泌物或排泄物等污物的锐器刺伤。

（二）处置流程

（1）被喷溅的血液、体液污染皮肤时，立刻至病区内相对清洁区域，用清水彻底清洗干净，用75%的酒精或碘伏擦拭消毒，再用清水清洗干净。护目镜或防护面屏或口罩被污染时，立刻至病区内相对清洁区域或退回清洁区，及时更换；眼部被污染时，立刻至病区内相对清洁区域用清水彻底清洗干净（可由另一人用注射器抽清水反复冲洗）。防护服、隔离衣、手套等被污染时，及时至缓冲间更换。

（2）发生针刺伤时，立刻至病区内相对清洁区域脱去手套。脱下未受伤的手的外层手套，脱下被扎伤的手的两层手套（一层一层地脱），由近心端向远心端轻轻挤压，尽可能挤出损伤部位的血液，再用流动水进行冲洗，然后用75%的酒精或碘伏给刺伤部位消毒。必要时包扎伤口，重新戴上双层清洁手套，按正常摘脱防护用品流程出污染区，然后按血液、体液暴露常规处理。

四、医务人员发生呕吐、晕倒、心跳骤停等意外时的处置流程

医务人员在发热病房等工作场所长时间着防护服可致体温升高、大量出汗而导致体液丧失，可引起低钾血症、低钠血症、低血容量休克甚至心跳骤停等，应防范此类事件发生。

（一）防范措施

（1）医院加强对医务人员的身体健康追踪，对身体不适，不宜进污染区工作者，应强制休息。

（2）医务人员进污染区前先做好自我评估，如有身体不适，应提前告知组长或护士长，组长或护士长合理调配人力。

（3）医务人员进污染区前不得空腹，可吃一些巧克力补充能量；可以喝含电解质的饮料补充电解质，必要时预防性服用氯化钾缓释片。

（4）在污染区同事之间互相关心，互相协助。

（5）在污染区如果感觉身体不适，如胸闷气短、心悸，要报告组长并立即坐下休息片刻，如不能缓解，则由同事陪同一起出污染区。

（6）在污染区内因身体不适需出污染区，原则上应执行两人同行制；如单人出污染区须提前打电话到清洁区，通知清洁区同事在外接应，并通过监控在院感专职人员的督导下脱防护服。

（7）进入清洁区后尽快保暖、清洁面部、漱口，注意补充含盐的饮料或食物。

（8）身体有不适者留在值班室休息。清洁区医务人员多巡视、关注身体不适者，必要时进行进一步检查和治疗。

（二）处置流程

1. 医务人员污染区内呕吐的处置流程

（1）有恶心感时立即由高年资同事陪同，在污染区坐下休息片刻，缓解后能继续工作者可继续留在污染区工作；无缓解者立即按流程摘脱防护用品后返回清洁区。

（2）轻度呕吐者不可在污染区摘脱口罩，立即按流程摘脱防护用品后返回清洁区，再处理。

（3）重度呕吐者不可在污染区摘脱口罩，立即在第一摘脱间摘脱外层防护用品后，进入缓冲间进行处理。

（4）对在污染区内摘脱口罩呕吐者，立即按呼吸道职业暴露进行处置，清洁区医务人员进入污染区，清理其呕吐物。

2. 医务人员在污染区晕倒的处置流程

（1）医务人员在污染区出现轻症眩晕，立即由高年资同事陪同，在污染区坐下休息片刻，缓解后能继续工作者可继续留在污染区工作，不能继续工作者按流程摘脱防护用品后返回清洁区。

（2）对晕倒后无法自行返回清洁区者，污染区医务人员将其送到第一摘脱间，清洁区医务人员做好二级防护，进入第一摘脱间，协助其返回清洁区。

（3）对危及生命者，就地在污染区相对清洁的房间内实施抢救。

3.医务人员发生心跳骤停的处置流程

（1）医务人员在污染区发生心跳骤停的处置流程如下。

第一目击者在防护服外加穿新隔离衣和戴手套，推抢救车，就地进行心肺复苏，他人同时在污染区准备相对清洁的单间病房。

待病情许可，尽快将心跳骤停者转移至污染区相对清洁的单间病房，行高级心肺复苏。

打电话上报给医务处和护理部，情况稳定后将心跳骤停者经污染区转至备用病区继续治疗。

进行职业暴露上报。

（2）医务人员在缓冲区发生心跳骤停的处置流程如下。

清洁区医务人员穿隔离衣进入缓冲区，推清洁区抢救车（备用抢救箱），就地进行心肺复苏。

待病情许可，帮助心跳骤停者按流程摘脱防护用品，将其移至清洁区休息室内，实施高级心肺复苏。

打电话上报给医务处和护理部，情况稳定后将心跳骤停者转运至备用病区继续治疗。

进行职业暴露上报。

（3）医务人员在清洁区发生心跳骤停的处置流程如下。

发现同事发生意外，呼叫其他医务人员帮忙，直接就地实施抢救，第一时间胸外按压，并获取急救车。

待病情许可，将心跳骤停者移至医护休息室内，实施高级心肺复苏。

打电话上报给医务处和护理部，情况稳定后，将心跳骤停者转运至备用病区继续治疗。

进行职业暴露上报。

五、低风险职业暴露的处置流程

低风险职业暴露是指面对疑似或确诊患者时，未发生直接暴露，仅防护用品破损或脱落或接触皮肤，且无血液、体液喷溅到皮肤上，没有肉眼可见的污物直接接触皮肤。发生低风险职业暴露时，向院感科、科主任或护士长报告，可继续上班，不隔离。暴露人员自我监测体温及躯体症状，如有异常，立即向科主任或护士长报告。对其进行隔离观察及进一步处置。

（一）防护服破损

1. 有小的破损

立即暂停污染区工作，到治疗室，做好手卫生，用含75%酒精的湿巾或含4.5～5.5 g/L过氧化氢溶液的消毒湿巾擦拭局部，用胶布粘好，根据需要继续工作。

2. 有大的破损

立即暂停污染区工作，前往摘脱间，做好手卫生，用含75%酒精的湿巾或含4.5～5.5 g/L过氧化氢溶液的消毒湿巾擦拭局部，按流程规范摘脱防护用品，返回清洁区。更换内穿衣，将脱下的内穿衣单独打包，按照感染性医疗废物处置。淋浴，根据工作需要按照流程重新穿戴好防护用品，返回污染区继续工作。

（二）防护面屏脱落

（1）距离缓冲间较近，立即暂停污染区工作，前往第一摘脱间，按流程规范摘脱防护用品，在缓冲间内清洁面部，返回清洁区。

（2）距离缓冲间较远，立即暂停污染区工作，启用污染区防护用品应急箱（可由他人协助），取出备用防护面屏，脱掉外层手套，做好手卫生，更换新手套，重新戴好防护面屏，前往第一摘脱间，按流程规范摘脱防护用品，在缓冲间内清洁面部后返回清洁区。

（3）根据工作需要按照流程重新穿戴好防护用品，返回污染区继续工作。

（三）手套破损

立即暂停在污染区工作，启用污染区防护用品应急箱（可由他人协助），取出备用手套，到治疗室脱掉破损手套，做好手卫生，重新戴好手套，根据需要继续工作。

（四）外层防护用品接触皮肤或头发

脱防护用品时，外层污染的防护用品接触了皮肤或头发，但无肉眼可见的污物；立即就近用含醇手消毒剂给接触位置消毒，返回清洁区后淋浴。

六、医务人员出现异常情况的处置流程

（1）医务人员出现发热、咳嗽、腹泻、胸闷、乏力等情况，应立即上报院感专职人员、科主任或护士长，暂停工作，在驻地酒店隔离观察。

（2）科主任或护士长上报医务处或护理部，联系发热门诊，打印该医务人员的核酸采集条码。

（3）酒店核酸采集队员将核酸采集物品无接触配送到该医务人员的房间门口。

（4）该医务人员自行采集核酸标本，放至门口，酒店核酸采集队员无接触取走标本，将标本送检。

（5）必要时该医务人员采取二级防护，由救护车送到发热门诊留观，检查血常规、C反应蛋白和CT。

（6）由职业暴露处理专家组根据结果综合评估，在驻地酒店隔离观察或隔离治疗。

附件 1

职业暴露登记表

一、暴露者情况

1. 病区：　　　　姓名：　　　　性别：　　　　年龄：

工龄：　　　　联系电话：

2. 职业：　　□医师　　　　□护士　　　　□其他人员

3. 学历：　　□博士　　　　□硕士　　　　□本科　　　□大专　　　□中专
□中专以下

4. 乙肝表面抗原：　　□阳性　　　　□阴性

5. 乙肝表面抗体：　　□待检查　　　　□阳性　　　　□阴性

二、暴露情况

1. 暴露时间：　　　年　　　月　　　日　　　时

2. 报告时间：　　　年　　　月　　　日　　　时

3. 暴露地点：

4. 暴露部位：

5. 暴露源：　　□空心针　　□实心针　　□刀片　　□玻璃　　□血液　　□体液　　□分泌物　　□呕吐物

6. 受伤程度：　　□无出血　　□挤出血　　□滴出血　　□流出血

7. 暴露方式：

（1）防护用品意外：　　□口罩意外脱落　　□防护服破损　　□防护眼镜/面屏脱落　　□手套破损　　□鞋套破损、滑脱

（2）锐器伤：□刺伤　　□擦伤　　□划伤　　□咬伤　　□割伤　　□抓伤

三、暴露环节

□血液或分泌物喷入眼睛　　　　□血液或分泌物污染到破损的皮肤

□分离针头与注射器　　　　　　□回套针头帽

□医护配合时　　　　　　　　　□用后锐器拿法不正确

□注射治疗时　　　　　　　　　□整理用物时

□穿刺　　　　　　　　　　　　□处理医疗垃圾时

□患者躁动　　　　　　　　　　□采血

□其他

四、急性呼吸道传染病患者其他传染病情况

姓名：　　　　　性别：　　　　　年龄：　　　　　住院号：

□乙肝：　　□乙肝表面抗原（+）；□大三阳；□小三阳；谷丙转氨酶：　　　；谷草转氨酶：

□梅毒：　　RPR滴度：　　　　；TPPA滴度：　　　　；前期治疗：□有　　□无

□丙肝

□艾滋病

□其他

五、暴露后处理

1. 局部处理：

□未处理　　□规范消毒处理皮肤或黏膜　　□挤出伤口的血

□挤出血并给伤口消毒　　□挤出血，用流动水冲洗伤口并给伤口消

□清创缝合伤口

2. 专家意见及用药情况：

医师：　　　　时间：

3. 追踪情况：

医师：　　　　时间：

（蒋光峰　脱　淼　吴　倩　贾圣杰）

第二十六节　定点医院腾空后终末消毒操作指引

救治急性呼吸道传染病患者的定点医院完成各项救治工作，患者全部出院后，医院院感部要牵头制定患者腾空后的终末消毒工作方案，并上报给疾病预防控制中心，通过审核后，形成最终的终末消毒工作指引。医院工作人员及第三方消毒公司的工作人员需要完成线上、线下培训，考核合格后方可参与救治急性呼吸道传染病患者的定点医院腾空后的终末消毒工作。各工作人员要严格执行各项终末消毒操作，终末消毒结束进行采样，实验室检测结果为阴性后，医院方可逐步进行复工复产。

复工复产期间，医院要按照《关于全面做好重点人群场所核酸检测工作的通知》，对各科室环境物体表面进行常规核酸检测，对发热门诊、核酸采集室（包括急诊核酸采集室）、方舱CT、检验科PCR实验室每周检测2次，对其

他科室每周检测1次；重点对高频接触物体表面（共用设备，如电脑、键盘、电话，公共区域，如办公室、值班室、开水间、厕所、电梯，门把手，开关，水龙头等的物体表面）采样。

参照《关于进一步加强新冠肺炎疫情防控消毒工作的通知》（联防联控机制综发〔2021〕94号）、《新型冠状病毒肺炎防控方案（第九版）》（联防联控机制综发〔2022〕71号），根据定点医院实际情况制定终末消毒操作指引，仅供参考。

一、成立定点医院腾空后终末消毒工作领导小组

定点医院成立以院长、书记为组长，各部门主要负责人为成员的工作领导小组。其职责主要为指导定点医院腾空后各项终末消毒的工作，处理各种应急状况，统一领导、协调、指挥院区各相关科室及部门共同完成此项工作。

二、终末消毒注意事项

（1）定点医院消毒要求：首先进行隔离病区的消毒，消毒顺序为检验科PCR等外围科室、隔离病区、隔离病区人员经过区域，如电梯、方舱CT、医疗废物暂存间。

（2）可由具备资质的第三方进行专业消毒，消毒完毕，由第三方组织初次评价，定点医院及疾控中心组织再次评价，保证终末消毒效果。

（3）终末物体表面消毒范围为室内区域，包括室内地面、墙面、吊顶面、门、窗及其附着的设备（如灯具、开关插座面板和护理带），要对室内空气进行消毒。整体进行两遍消杀，消毒结束后需委托第三方机构人员多次采样检验，合格视为完成任务。

三、终末消毒操作指引

（一）消毒人员自我防护、药械配置、院感培训及手卫生规范

1. 自我防护

定点医院腾空后进行终末消毒的人员的自我防护为二级防护（一次性帽子、N95口罩、大小合适的防护服、护目镜，必要时配备长袖橡胶手套、长筒

胶鞋等）。

2. 药械配置

终末消毒应使用符合国家发布的相关卫生标准的消毒药品、器械、器具等；使用符合《医用一次性防护服技术要求》（GB 19082—2009）及《医用防护口罩技术要求》（GB 19083—2010）的医用一次性防护服、医用防护口罩等。

3. 组织现场消毒人员的培训与考核

通过线上、线下、监控督导等方式对现场消毒人员进行院感、消毒隔离、穿脱防护服等的培训，保障现场消毒人员安全、规范作业。

4. 手卫生规范

使用含乙醇免洗手消毒液进行手卫生，要督导现场工作的所有人员的手卫生。有肉眼可见污染物时先用流动水洗手，然后使用速干手消液进行手卫生。

（二）隔离病区消毒操作规范

1. 空气消毒

（1）无人情况下，参照《医院空气净化管理规范》（WS/T 368—2012），使用装有3%的过氧化氢消毒液的超低容量喷雾器进行气溶胶喷雾消毒，喷雾量为每立方米20 mL，喷雾结束后关闭门窗，封闭作用30 min以上，最后开窗通风。

（2）空气消毒需使用雾粒直径为50 μm以下的气溶胶喷雾器，要求雾粒直径小于20 μm的粒子占90%以上，喷雾流量100 mL/min以上。

（3）现场喷雾时，消毒人员关好门窗，手持喷头，使喷头朝向空中，从里到外、自上而下、从左到右进行喷雾，保证喷雾全面、均匀。封闭相应的预定时间，3%的过氧化氢消毒液充分发挥消毒作用后，打开门窗，驱除空气中残留的消毒剂雾粒。

2. 物体表面消毒

（1）使用3%的过氧化氢消毒液对患者所住病房中的物品、地面、墙面进行消毒，要求对隔离病区污染区实现全覆盖消毒。

（2）对物体表面要先清洁后消毒。有明显污染物时，要先完全清除污染物再消毒。无污染物时，用3%的过氧化氢消毒液擦拭或喷洒消毒。给地面消毒，按照先由外向内、后由内向外的顺序进行喷洒消毒，药量为每平方米100～300 mL，要求喷洒均匀、湿透且不流水；过氧化氢的作用时间不少于30 min。

（3）医疗器械、设备、床单位等有肉眼可见污染物时，先清洁再消毒。无污染物时，用3%的过氧化氢消毒液进行喷洒、擦拭或浸泡消毒，作用30 min，用清水擦拭干净。对贵重的精密医疗设备用酒精湿巾进行擦拭消毒，避免过氧化氢损坏仪器。

四、消毒操作及具体实施方案

（一）病房

对隔离病区污染区内病房应进行全覆盖式消毒，对物体表面消毒前应遵循先清洁后消毒的原则。

1. 室内空气消毒

（1）消毒前关闭门、窗及通风设备。采用3%的过氧化氢消毒液进行气溶胶喷雾消毒。消毒作业时，消毒人员使用超低容量喷雾器，手持喷头斜45°朝向空中，从里到外、自上而下、从左到右均匀喷雾，使雾滴覆盖病房的全部空间。

（2）消毒结束后用3%的过氧化氢消毒液密闭作用2 h，开窗通风，驱除空气中残留的消毒剂雾粒。

（3）消毒开始前确认无关人员已撤离现场，无人状态下方可进行消毒。

2. 物体表面消毒

（1）把3%的过氧化氢消毒液装入常量喷雾器，进行喷洒消毒，自外向内缓慢推进喷洒。雾滴为50～100 μm，喷药量为每平方米100～300 mL，以湿润不流水为准，作用60 min以上，用清水擦洗干净。

（2）使用3%的过氧化氢消毒液或含75%酒精的湿巾，对室内物品（如门把手、床栏、床头柜、设备）进行擦拭。作用60 min后，用清水擦拭干净。

（二）检验科

检验科及PCR实验室等区域主要为污染区，消毒操作时应注意对重要医疗设备的保护及彻底消毒。消毒前，安排人员将检验科内所有仪器、设备断电，先采用紫外线消毒处理。

1. 室内空气消毒

（1）关闭房间门、窗及通风设备，用超低容量喷雾法进行气溶胶喷雾消毒。现场消毒时，消毒人员手持喷头斜45°朝向空中，雾滴小于50μm，从里到外、自上而下、从左到右均匀喷雾，雾滴覆盖室内全部空间。

（2）消毒结束后用3%过氧化氢消毒液密闭作用2 h，开窗通风，驱除空气中残留的消毒剂雾粒。

2. 物体表面消毒

（1）用3%的过氧化氢消毒液进行常量喷雾，自外向内缓慢推进。雾滴50～100 μm，用雾滴湿润经常接触的门把手、墙面、地面等。作用60 min后清洗干净。

（2）对贵重医疗仪器在常量喷洒前应进行覆盖，避免损害设备，造成短路。

（3）对医疗设备外表面、门把手、家具等用含75%酒精的湿巾擦拭消毒，作用60 min后清水擦拭干净。

（三）办公区域

对隔离病区清洁区办公室消毒操作前应注意覆盖档案、文件、电脑等，以免造成损失。消毒前应将所有重要纸质文件转移并封存，以免文件受损。

1. 室内空气消毒

用装有3%的过氧化氢消毒液的超低容量喷雾器进行气溶胶喷雾消毒。自内向外缓慢后退喷雾。雾滴小于50 μm，喷嘴向上45°左右摆动，使雾滴覆盖全部空间。密闭30 min后开窗通风。

2. 物体表面消毒

（1）用3%的过氧化氢消毒液进行常量喷雾，自外向内，对人可能接触的表面（如扶手、桌椅）实施表面滞留（表面湿润，不必湿透）和地面滞留（彻底喷透）。

（2）用含75%酒精的湿巾擦拭门把手、桌面、电器外表面，作用30 min后擦拭干净。

（四）生活区

对隔离病区清洁区休息室消毒前应将生活区内所有橱门、柜门打开，把其中的个人物品清理或转移，应将床单、被、褥、窗帘、桌布等纺织品全部打包清走，以免消毒时产生污染或腐蚀，影响消毒工作开展。

1. 室内空气消毒

用装有3%的过氧化氢消毒液的超低容量喷雾器进行气溶胶喷雾消毒。自内向外缓慢后退喷雾。雾滴小于50 μm，喷嘴向上45°左右摆动，使雾滴覆盖全部空间。密闭30 min后开窗通风。

2. 物体表面消毒

（1）用3%的过氧化氢消毒液进行常量喷雾，自外向内对人可能接触的表面（如扶手、桌椅）实施表面滞留（表面湿润，不必湿透）和地面滞留（彻底喷透）。

（2）用含75%酒精的湿巾擦拭门把手、桌面、电器外表面，作用30 min后擦拭干净。

（五）走廊通道及公共区域

进入污染区后应首先给隔离病区污染区走廊、安全通道、公共区域消毒。

1. 室内空气

用超低容量喷雾器将3%的过氧化氢消毒液进行气溶胶喷雾消毒，喷雾量为每立方米20 mL，雾滴小于50 μm，关闭门窗，作用30 min以上。消毒人员手持喷头斜45°朝向空中，从里到外、自上而下、从左到右全面均匀喷雾。

2. 物体表面消毒

用装有3%的过氧化氢消毒液的常量喷雾器进行喷洒消毒，自外向内缓慢推进。雾滴为50～100 μm，喷药量为每平方米100～300 mL，湿润但不流水，作用60 min以上，最后用清水擦洗干净。

（六）天花板夹层

使用3%的过氧化氢消毒液，用超低容量喷雾器进行气溶胶喷雾消毒，喷雾量为每立方米20 mL，雾滴小于50 μm。消毒人员手持喷头斜45°朝向空中，从里到外、自上而下、从左到右全面均匀喷雾，作用30 min以上。

（七）空调系统消毒

隔离病区空调系统消毒的范围是区域内空调、新风及排风系统。执行标准：《空调通风系统清洗规范》（GB 19210—2003）、《公共场所集中空调通风系统卫生规范》（WS 394—2012）、《公共场所集中空调通风系统卫生学评价规范》（WS/T 395—2012）、《公共场所集中空调通风系统清洗规范》（WS/T 396—2012）。根据环境面积、通风管道面积、空气处理机组数量、排风机组数量、风机盘管数量、卫生间排气口风扇数量、新风口数量、排风口数量等进行消毒，消毒结束后需委托第三方机构人员多次采样检验，合格后视为完成任务。

1. 入场前整体环境消杀

对环境内的各个区域使用雾化器，直接喷洒浓度为100 mol/L的次氯酸消毒液，每立方米用6~8 mL，使用超声雾化喷雾器将消毒剂雾化，雾滴达到微米级，可悬浮于空气中。

2. 风机盘管的清洗、消毒程序

（1）确认空调设备处于停机状态，并切断空调设备专供电源（医院相关负责人确认电源关闭）。

（2）设备到位（应摆放于指定区域一侧）。

（3）拆下回风口、回风网、送风口，将其送到规定位置，用1∶500的季铵盐消毒液进行消毒，消毒后用高压水枪彻底清洗。

（4）对盘管风道先用1∶500的季铵盐消毒液进行高压喷洒消毒，消毒后进行吸尘处理。

（5）清洗涡轮。

（6）拆起风机涡流罩（根据实际情况判断拆卸部位），用清洗剂喷洒翅片表面（清洗人必须戴护目镜），再用高压水枪冲洗翅片。

（7）给托水盘清洗、消毒（消毒药水），引射排水口。

（8）恢复空调设备，检查固定得是否牢固，清点设备。

（9）接通空调设备电源，开启空调设备，检测是否正常运行。

3. 机组的清洗、消毒程序

（1）关闭系统电源。

（2）打开机组，用1∶500的季铵盐消毒液对机组内部进行消毒处理。

（3）拆下所有过滤网，进行高效过滤，不能水洗。

（4）清洗机组涡轮，用干净的抹布擦拭外围部分。

（5）使用高压水枪清洗表冷器，使高压水枪垂直于清洗表面，以保证清洗效果，注意调整高压水枪与翅片的距离，避免使翅片弯折。

（6）清洗后用合适的吸水设备（吸水器或其他）将机组内的污水排出。

（7）把电源、阀门等机组设施恢复原位。

（8）现场保洁。

4. 风道的清洗、消毒程序

（1）空调主机停机。

（2）现场保护（应注意易碎、易坏物品，覆盖到位）。

（3）确定清洗工作区域段，设备入场（应摆放于指定区域一侧），电源到位（应把拉开的电线摆放于指定区域一侧）。

（4）选择最大工作半径的中心点开工作业。

（5）用高压喷洒器配合1∶500的季铵盐消毒液，通过工作口对主风道进行喷洒消毒。

（6）待风道内部晾干，把大功率负压机连接到本系统风道的最末端或合适的风口位置。

（7）打开负压机，使风道产生内外压差，并捕集漂移的污染物，防止工作期间的二次污染。

（8）将软轴或清扫机器人通过工作口放入管道内部，开启电源。

（9）评估清洗效果，拍照记录。

（10）再次进行消毒，给主风道封口。

（11）系统试风，设备撤场。

（12）做现场保护物的清理及保洁工作。

5. 风口的清洗/消毒程序

（1）对风口根据系统进行标识。

（2）将风口拆下，运送到指定消毒清洗位置。

（3）对拆卸的风口用1∶500的季铵盐消毒液进行喷洒消毒。

（4）用水枪对风口进行清洗。

（5）将清洗干净的风口擦干。

（6）将风口安装回原来的位置。

6. 撤场后整体环境消杀

对环境内的各个区域再次使用雾化器，直接喷洒浓度为100 mol/L的次氯酸消毒液，每立方米6~8 mL。喷雾时使用超声雾化喷雾器将消毒剂雾化，要求雾滴达到微米级，且悬浮于空气中。

五、评价

（一）过程评价

评价人员全程参与现场消毒，可以在现场一对一督导或通过监控视频督导。

1. 人员安排

检验科、血透室等专科科室需安排专人进行消毒的过程评价；病区可安排6人进行消毒的过程评价；行政楼、门诊楼进行预防性消杀，按照实际情况安排具体人数。

2. 评价内容

评价整个消毒过程是否按照消毒工作方案规范地执行，评价自我防护、消毒范围、消毒步骤、消毒液的配制、消毒器械的使用，还有消毒记录是否规范，是否规范记录消毒日期、地点、对象、消毒剂浓度和用量、作用时间、消毒方式等。

（二）消毒效果评价

1. 评价对象

评价对象为所有物体表面、空气及空调系统。

2. 物体表面

重点采样部位为地面、墙面、桌面、床头柜、便器、门把手、开关、键盘、鼠标等。在消毒因子难以达到的地方（如抽屉、地毯、墙角）可增加采样点或指示微生物载体，每类采样对象不少于2个样本。样本总数不少于30个。

3. 空气

使用平板暴露法进行空气消毒效果评价。根据室内面积设角设点：室内面积≤30 m^2，在对角线上设3个点，内、外点应当距离墙壁1 m；若室内面积>30 m^2，在4个角及中央共设5个点，4个角的布点应当距离墙壁1 m。较大空间（室内面积>60 m^2）布点可根据实际需要，增加采样点。样本总数不超过30个。

4. 物品及人员准备

选用金黄色葡萄球菌（ATCC 6538）作为指示微生物。每个楼层不少于60个培养皿。检验科需600个培养皿和一名微生物实验室工作人员。

5. 采样时间

空气消毒结束后当日进行。

（三）注意事项

（1）进行现场消毒效果评价时，要求个人防护规范，使用合格的防护用品，防护口罩佩戴不可超过4 h。

（2）检验操作全程均应在生物安全柜内进行，避免造成环境污染和人员健康损害。

（3）填写定点医院腾空后终末消毒过程记录表（表3-7）。

表3-7：定点医院腾空后终末消毒过程记录表（样表）

消毒剂/器械名称：				有效日期：		
主要有效成分/杀菌因子及含量：				配制方法：		
现用现配（是/否）：				消毒人员所用手消毒剂及其开瓶日期：		
消毒人员所用防护装备：						
配制日期	消毒对象	浓度	作用时间	消毒方式	使用总量	消毒面积（m²）/空间（m³）/数量
	消毒人员签字				评价人员签字	

（蒋光峰　高祀龙　潘世香）

第二十七节　定点医院恢复日常诊疗服务工作实施方案及操作指引

在疫情形势逐渐平稳的情况下，定点医院要逐渐恢复日常诊疗秩序，满足群众的就医需求。医院不仅要逐步恢复正常门诊医疗服务秩序，还要保障复医过程中就诊患者与医务人员的安全。下面以我院为例介绍定点医院恢复日常诊疗服务工作实施方案及操作指引。

一、专项工作组及工作职责

专项工作组分为领导组、督导组、培训组、院感防控组。

（一）领导组

工作职责：全面承担恢复日常诊疗服务工作的领导职责，指导医疗救治、物资调配、数据上报、宣传、院内各类工作人员的培训和防控等工作，统筹安排和指挥。

（二）督导组

工作职责：根据医院恢复日常诊疗服务工作的要求，制定督查工作方案，并对各项要求的落实情况进行督导检查、反馈、督促整改、责任追究等工作。

（三）培训组

工作职责：根据定点医院恢复日常诊疗服务工作的基本要求，制定相关培训方案，并严格落实。

（四）院感防控组

工作职责：制定恢复日常诊疗服务工作中院感防控相关工作的标准和流程，对医务人员进行院感防控培训，为工作人员提供院感防控操作指导，安排后勤消毒工作人员做好全院的消毒工作等。

二、工作内容

（一）防控工作职责到位

各科室依据医院疫情防控工作要求，做好工作预案，明确责任，落实疫情防控主体责任，制定发生疫情后相关预案，全面落实工作人员健康监测和患者急性呼吸道传染病的防控工作。（责任部门：领导组）

（二）防护物资储备到位

提前做好应急防护物资的调配和储备，根据工作需求储备7天日常工作的需要量，以备发生应急情况时使用。（责任部门：卫生物资管理部、后勤管理部）

（三）健康管理工作到位

提前对返岗工作人员摸底调查，了解其疫情期间行程，有无可疑流行病学史。定点医院工作人员结束工作后，需完成14天集中健康监测和7天自我健康管理，居家自我健康管理第7天核酸检测结果为阴性，方可返岗工作。（责任部门：人力资源部）

（四）全员培训到位

（1）开展多频次全员培训，培训内容应包括但不限于相关政策要求、急性呼吸道传染病诊疗和感染防控等知识。（责任部门：教育培训部）

（2）加强考核工作，要求全院所有人员完成线上培训课程和考核，科室根据防控需求制订培训计划，完成科室所有人员的培训、考核并做好考核记录。（责任部门：教育培训部）

（3）相关部门每半月对后勤工作人员（保洁、安保等人员）进行一次培训。后勤若购买第三方服务，协调第三方每半月进行一次员工防护知识培训和健康管理。每半月做一次员工生活工作管理登记。（责任部门：后勤管理部）

（五）应急演练到位

所有科室都要制定本科室人员感染防控相关管理办法、工作人员防护操作指南、相关应急预案等，并针对以上管理办法、指南、预案等内容进行多形式、多维度的培训、考核，在恢复日常诊疗服务前至少组织一次应急演练，重点部门必须增加演练频次。应急预案要涵盖发现急性呼吸道传染病疑似病例后，由何人按照哪条路线护送或转运疑似患者至发热门诊，以及疑似患者离开后具体的消毒处理措施。原则上选择接触人员最少、路程最短的路线。相关科

室应做好应急演练记录，包括演练脚本、签到记录、演练照片、演练总结及改进措施等。（责任部门：医务部、护理部、门急诊部）

（六）应急队伍到位

建立一支全院应急队伍，各院区建立院区应急队伍，用于全院及各院区突发情况下疫情处置和医疗救治。（责任部门：医务部）

（七）防控监督到位

据疫情防控工作需要，我院成立了疫情防控督查工作组，制定了《急性呼吸道传染病疫情防控工作落实情况督查方案》，重点对四院区病房管理、门诊就诊、医技科室检查、职能管理、安保、餐饮、保洁等的疫情防控工作流程和制度的落实情况进行全面督查。组建了疫情防控"网格员"队伍，每个病区安排一名相对固定的网格员，对病房疫情防控工作的督查采取"网格化管理"模式，重点协助病区主任、护士长做好疫情防控相关协调工作，并督促科主任、护士长做好病区疫情防控各项工作制度和流程的落实。（责任部门：督导组）

（八）综合评估到位

医院、各院区对整体情况进行综合评估，各科室对科室整体情况进行综合评估，对准备恢复日常诊疗服务各科室进行专项评估，由医院主要负责人、科室主要负责人签字确认。（责任部门：督导组、工作组）

三、恢复日常诊疗服务期间工作要求

（一）把好四个关口

1. 把好入院关口（责任部门：门急诊部）

（1）所有人员监测体温。

（2）所有人员正确佩戴口罩。

（3）所有进入医院的患者（包括预约挂号的患者）及陪同人员等均经过预检分诊后方可进入诊区。

（4）所有患者在预检分诊时，工作人员务必询问并记录患者的流行病学史，按照要求进行记录。

（5）对有可疑症状或有流行病学史的患者，应按相关流程由专人转送至发热门诊就诊。

2. 把好门急诊关口（主要责任部门：门急诊部）

（1）把好普通门诊关口。

全面实施非急诊预约挂号，减少现场挂号的情况，优化挂号流程，引导非预约患者错峰就诊，避免人员在挂号大厅、候诊区聚集。严格控制诊间加号。

尽量实施分时段挂号，根据防控要求间隔每名患者的就诊时间，多途径加大宣传力度，引导患者按时段就诊，减少候诊人员聚集。

发热门诊就诊的留观患者必须按要求进行病毒核酸检测，必要时做胸部CT检查等。

严格执行"一人一诊一室"。

患者进入医院门诊大楼时，预检分诊人员引导患者及陪诊人员用手机扫描医院预检分诊系统二维码，在线填写实名制预检分诊筛查表。患者到各分诊区护士站报到时，医院HIS系统会弹出患者填写的电子预检分诊筛查表，并对患者的异常项目给出红色警示。对于未填写电子预检分诊表单的患者，给出警示信息。在门诊医师站增加查看患者预检分诊筛查表的菜单，医师可以在诊疗过程中实时查看患者的预检分诊筛查表单，对患者进行进一步的排查和确认。（责任部门：信息管理部）

对于门诊慢性病患者，根据患者的病情和现有规定，可以将其处方用量延长至12周，并通过电话随访、互联网门诊等多种方式加强远程指导。

（2）把好发热门诊关口。

安排临床经验丰富的医务人员参与发热门诊工作，将发热门诊划分为疫区发热门诊和普通（筛查）发热门诊。

（3）把好急诊关口。

针对急诊就医患者，建立快速预检分诊通道。

给急诊入院但未经过急性呼吸道传染病排查的患者安排单间，边排查边救治，非必要不陪护，做好患者、陪护人员、医务人员的个人防护。

对危急重症患者紧急手术，如果未排除急性呼吸道传染病，应按疑似病例手术流程操作，要加强医务人员和患者的防护。（责任部门：医院感染管理部）

对于急危重症患者，应当按照相关应急预案给予及时有效救治，按照

"边救治边排查"或"先救治再排查"的原则，做好抢救及急性呼吸道传染病筛查工作，确保急诊急救工作安全开展。

3. 把好住院关口

（1）必须对新入院患者进行血常规检查，必要时做胸部CT检查、病毒核酸检测或病毒抗体检测，排除急性呼吸道传染病后安排入院。（责任部门：入院准备中心）

（2）对紧急入院患者原则上安排单间，将其收住于有独立卫生间的病房。医务人员按接触疑似病例进行防护。（责任部门：医务部）

（3）优化住院流程，减少患者的等候时间。（责任部门：服务管理部、医保与收费管理部）

（4）为方便病房医师查看患者的预检分诊电子筛查表，在医院HIS系统住院医师站中增加查看患者预检分诊筛查表的菜单，医师可以在诊疗过程中实时查看患者的预检分诊筛查表单，对患者进行进一步的排查和确认。对于已收住入院的患者，信息系统中记录的患者体温高于设定的阈值时，信息系统会在床位图中给出需要进一步关注的提示。（责任部门：信息管理部）

4. 把好病房关口

（1）关于住院的把关工作如下。

针对住院期间出现疑似症状或可疑接触史的患者，应立即开展病毒核酸检测和相关检查。（责任部门：医务部）

在为患者正常诊疗的环节中，包括病例讨论、查房、术前讨论、会诊等，必须增加筛查急性呼吸道传染病的相关内容。（责任部门：医务部）

疫情期间，建立由病区主任负责的疫情相关情况每日"零报告"制度。各住院病区、门诊科室、医技科室、护理单元每天17：00前向相关部门报告。（责任部门：医务部、门急诊部、护理部）

所有护理单元继续实行24 h门禁管理，严格管控人员进出病区。新入院患者入院时告知其不得离院，谢绝探视，最大限度地减少陪护人员。确需陪护时，原则上固定一对一陪护，不得随意更换。（责任部门：护理部）

严格落实《关于在各病区设置隔离病区的规定》，一旦患者发热或出现可疑症状，立即隔离。（责任部门：护理部、医务部）

加强患者健康宣教，使患者了解科学的防护知识，指导患者正确佩戴口罩、做好手卫生、咳嗽礼仪等。各护理单元可通过视频、音频、口头宣教等形式为所有患者和陪护人员进行疫情防控期间健康宣教。（责任部门：护理部）

（2）关于手术的把关工作如下。（责任部门：医务部、护理部）

非急诊手术，严格执行术前筛查程序，对可疑患者可增加病毒核酸检测或病毒抗体检查（入院时已检测的不必重复检测）。

手术室合理安排手术，手术结束后按照要求对手术间进行清洁消毒，保证连台手术间隔30 min。

为患者开展急诊紧急手术，必须按照疑似病例手术流程进行处置。

（二）强化三类人员管理

1. 强化医务人员管理

（1）严格落实医务人员返岗后健康筛查登记工作。人力资源部负责建立并落实医务人员健康状况日报告制度。全院职工通过钉钉每日9：00前自行上报前一日下午、晚上与当日上午的健康情况，各相关职能部门及党总支每日15：00前汇总相关人员的健康情况，上报至人力资源部。（责任部门：人力资源部）

（2）所有工作人员要按照相关规章制度和防控指南，科学、正确地做好个人防护，做到分区、分级、分岗位防护，确保防护到位。（责任部门：感染管理部）

（3）正确、合理地佩戴口罩。严格把握5个手卫生指征（接触患者前，接触患者后，进行无菌操作前，体液等污物暴露后，接触患者周围环境后）。落实七步洗手法，增加穿戴防护用品前，摘脱防护用品前、后，离开病区前等的手卫生指征。（责任部门：感染管理部）

（4）侵入性操作前，要严格按照要求做好个人防护。（责任部门：感染管理部）

（5）疫情期间减少雾化操作，严格把控诊疗标准。（责任部门：医务部、护理部）

（6）加强感染防控监测，尤其注意重点部门工作人员防护失败等导致的职业暴露的报告和应急处置。（责任部门：感染管理部）

2. 强化工勤人员管理

（1）针对陪护、运送、配餐、安保、保洁等工勤人员，多途径、多形式地开展感染防控知识培训工作，使其掌握急性呼吸道传染病防控有关的基础卫生学和消毒隔离知识，并在工作中正确运用。责任护士对每位陪护人员进行流行病学史询问和登记，每日3次监测体温变化，利用口头宣教、书面宣教和音频及微信等方式进行感染防控知识培训并督促其在整个陪护过程中落实到位。护士长负责对本护理单元所有陪护人员防控知识的掌握及防控措施的落实情况进行督导。（责任部门：护理部、后勤管理部）

（2）强化陪护人员健康监测与管理，非必要不陪护。医师评估后认为确需陪护时，固定一对一陪护，不得随意更换。要做好陪护人员的流行病学史筛查和登记。加强健康宣教，避免与疫区人员进行接触活动。按照《关于急性呼吸道传染病疫情期间加强医疗机构陪护人员管理的通知》，加强对陪护人员的管理。护士长要强化对护工的健康监测与管理，禁止在其他机构进行过陪护的护工来院从事陪护工作，陪护期间禁止串病房，离院期间减少非必要的人员接触。（责任部门：护理部）

（3）对配餐人员进行严格管控，要分院区、分班组实施网格化管理，每个班组都有责任人，每天三次体温测试并组织上报。做好卫生防护，重点做好配餐人员手卫生管理，严把食品安全关。（责任部门：后勤管理部）

（4）对运送人员严格执行医院的统一要求，分院区、分班组实施网格化管理，每个班组都有责任人，每天三次体温测试并组织上报。同时严格管控运送人员的行动规迹，在进行患者转运和标本采集等特殊作业时，一定要严格按照医院感染科的要求做好防护，严防交叉感染事故。（责任部门：后勤管理部）

（5）组建病房、发热门诊、门急诊区域安保应急队伍。该应急队伍主要负责巡逻警戒、疑似患者的转运等安保工作；制定疫情管控期间对各类突发事件的应急预案，确保突发事件得到及时、有效的处置；协调属地派出所，在我院警务室增加干警，加强医院发热门诊、预检分诊、隔离病区的治安管理工作；对视频监控进行硬件升级及软件参数调整，实现对视频监控大屏循环播放的动态化监管，提升视频监控安全管理效能。（责任部门：安全保卫部）

（6）与保洁公司签署疫情期间保洁人员管控协议，要求保洁公司按照院区班组对保洁人员实施网格化管理，每个班组都有责任人，每天三次体温测试并组织上报，对外地返工人员严格按照医院的隔离要求进行管理。同时做好保洁人员的防护工作，对门诊楼梯、医疗垃圾存放点、发热门诊等重点区域严格按照医院感染管理部的要求及时消毒，对人员密集区域要加大消毒频次，保证对院区的大环境和重点部门的消毒到位。（责任部门：后勤管理部）

3. 强化院外人员管理

积极做好沟通工作，加强探视、送餐人员管理，禁止探视和外来送餐，必须探视时要做好探视人员流行病学史的询问和登记，让其做好防护措施。做好患者和陪护人员的沟通解释工作，鼓励院内订餐，减少与院外人员接触。（责任部门：护理部、安全保卫部、后勤管理部）

（三）严格清洁消毒

（1）门急诊和普通科室应加强日常的清洁、消毒工作并增加消毒频次，每天不少于两次。（责任部门：后勤管理部）

（2）严格做好病区诊疗环境（物体表面和地面等）、医疗器械、患者用物等的清洁消毒。严格做好对患者的体液、排泄物、呕吐物等的处理。对卫生间、病区开水间等场所做好清洁消毒，严格做好终末消毒。（责任部门：医院感染管理部、后勤管理部）

（3）对隔离病区、发热门诊、急诊要按照已有规定加大消毒频次。（责任部门：医院感染管理部、后勤管理部）

（四）强化日常管理

（1）合理安排工作人员及患者错时取餐，控制取餐人数，避免结伴取餐。安排引导员引导就餐人员保持1 m以上间隔，并按规定路线取餐。禁止堂食，建议采取分餐、送餐制。对于在食堂就餐者，应严格控制同时就餐人数，增加就餐饭桌距离和就餐人员间隔。（责任部门：后勤管理部）

（2）疫情防控期间，原则上禁止举办多人参加的会议、集体活动、聚会等，尽量通过网络等进行。

（3）利用科室宣传栏、公告栏、微信群、网站等开展多种形式的急性呼吸道传染病防治知识健康宣教。（责任部门：宣传部）

四、出现疫情后处理措施

发现疑似或确诊病例时，就地隔离，做好人员防护，及时向属地卫生健康局和疾控中心报告，积极配合，做好现场流行病学调查、环境卫生学检测以及有关标本采集、病原学检查、清洁消毒等工作，及早进行处置，防止疫情扩散。（责任部门：门急诊部、医务部、护理部）

五、加强指导和监督检查

疫情防控督查工作组和网格员根据工作职责和要求，重点围绕"八个到位、四个关口、三类人员管理"，每天到负责片区进行现场指导和监督检查，对发现的问题限时整改，并跟踪检查。网格员督查发现的特殊或重大问题，须及时以书面形式向相应督查组报告。督查组每天将督查总体情况汇总并向工作小组反馈。针对制度落实不到位、失职、不担当、不作为、慢作为、假作为等情况，将视情节给予诫勉谈话、全院通报批评，甚至免职处理。（责任部门：督导组）

及时通过电话、微信等形式将恢复医疗秩序的准备情况向属地卫生健康局备案，医院同时向市卫生健康委备案。

（李环廷　张新伟　张　艳　田红森）

第四章

急性呼吸道传染病方舱医院疫情防控体系构建与操作指引

第一节　方舱医院设置管理基本要求

方舱医院是以医疗方舱为载体，集医疗与医技综合保障功能为一体的可快速建成并启用的移动医疗平台。2020年新冠肺炎疫情暴发后，方舱医院启用，多依托于会展中心、体育场馆、厂房、空旷场地等改造修建，主要用于收治轻症或无症状的新冠肺炎感染患者。方舱医院的启用是我国公共卫生防控的一项非常重要的举措，有效缓解了突发急性呼吸道传染病患者住院难的问题，从而使轻症或无症状感染患者得到及时、有效的治疗。

一、基本要求

（一）选址原则

以社会影响小、安全性高的原则进行选址。多数方舱医院依托空旷单体封闭式大空间建筑设置，比如会展中心、体育馆、厂房。方舱医院必须远离居民密集区、学校、食品加工厂，也必须远离化工厂等有害、易爆、易燃物品的生产及储存场所。

（二）建设标准

方舱医院的床位设置一般为200~3 000张，每张床位净使用面积应当不少于6 m²。方舱医院内部利用隔断区分为多个单元，每个单元包含20张床，并配置适度的活动空间，每100张床配备5~10个卫生间。在医院内配备停车位，方便救护车、出入院患者的转运车辆停靠。在建设过程中，需要充分考虑到医疗废物处置、污废水排放等因素，减少环境污染。

（三）人员配备

按照床护比1:0.2、医护比1:5进行人员配备，实行24 h轮流值班制，每个班次4~6 h。另外还需配置民警、保安、工勤人员等保障工作的顺利开展，其与医务人员同班次入舱。要求每班次每100张床配备1名保洁人员、2名保安人员和1名民警。

（四）防护要求

方舱医院大厅办公区域、医务人员入口、更衣间为清洁区，各类缓冲间、患者送餐通道为潜在污染区，方舱病房、舱内治疗室、患者卫生间和淋浴间为污染区。进入污染区的所有人员均需实施二级防护，开展呼吸道侵入性操作诊疗时实施三级防护，潜在污染区内人员实施一级防护。当地指挥部根据需求协调配备防护物资。

（五）设备设施配备

1. 医疗设备、药物、器械的配备

方舱医院应具备较完善的医疗设施设备，水、电、冷、暖保障设备以及医用气体等，合理的人流、物流通道，相对宽敞、干净、舒适的医疗作业环境，有较强的场地环境适应性。设置仪器设备及药品库房，存放常用药品、氧气瓶、吸氧用具、电子血压计、电子体温计、心电监护仪、血氧饱和度检测仪、轮椅、平车等。急救车内配备必要的急救药品和物品，配备除颤仪、呼吸机等设备。条件允许的话，配备CT机、核酸检测车。方舱内还应配备1台负压救护车，确保病情危重时及时转运患者。

2. 医疗病历信息化系统

依托托管医院信息化病历系统，在清洁区和污染区开通医师工作站、护理工作站，用于书写电子病历和信息统计，条件允许时配备患者身份识别系统，方便进行身份核查。

3. 建立病区全覆盖视频监控系统

在污染区、潜在污染区、清洁区、指挥部内安装摄像装置，尽量包含对讲功能，在指挥部、清洁区内可以通过视频监控系统监测方舱内全部情况。

4. 通信设备

在方舱内外配备移动电话、对讲机等设备，确保舱内、舱外、指挥部等实时联络。

5. 设置医疗废物暂存间

设置清晰的标识，医疗废物日产日清。医疗废物在暂存间的贮存时间不超过48 h，期间进行必要的消毒，使用2 000 mg/L的含氯消毒剂喷洒，每天至少2次，有条件时采用高效过滤的机械通风，3次/天，每次不少于30 min。医疗废物应该交付主管部门指定的单位来终端清运，并有清晰的交接联单记录。

二、医疗救治标准

（一）收治标准

方舱医院主要用于收治急性呼吸道传染病轻症确诊患者和无症状感染患者，收治的原则为患者年龄大于等于7岁、小于60岁，无心脑血管系统等的基础性疾病、急性发作期的呼吸系统疾病及精神疾病等，生活能自理。

（二）诊疗规范

方舱医院医务人员应该按照国家制定的急性呼吸道传染病诊疗方案开展积极、规范、同质的诊疗，中西医结合。应密切观察患者疾病的进展，对于有基础疾病或重症高危因素的患者要重点关注。加强对患者健康的监测与管理，规范测量生命体征，包含心率、呼吸、体温、血氧饱和度、血压等，必要时进行血常规、胸部CT、心电图等检查，按照规范要求进行核酸检测并记录，对患者进行必要的心理指导与健康教育。如果患者的病情进行性加重，应及时给予救治，尽快联系转运救护车，将患者转至定点医院进一步救治。

（三）出舱标准

连续两次核酸采样时间至少间隔24 h，结果显示病毒核酸检测N基因和ORF基因Ct值≥35（荧光定量PCR方法，界限值为40），或者病毒核酸检测结果为阴性（荧光定量PCR方法，界限值低于35）。患者出舱时需要由方舱医院开具出舱医学证明，患者出舱后需要按照要求进行5~7天居家健康监测。

三、后勤保障

（1）给每个患者配置必备生活物品，包括水杯、毛巾、洗脸盆、洗漱用品、卫生纸、拖鞋，给每个床单位配备床垫、床单、棉被、床褥、枕芯。舱内库房备有日常生活物品，住院期间如患者的物资缺少，由责任护士向舱内库房申领，保证患者的生活需要。

（2）提供保证营养的餐食，满足不同人群（如儿童、老年人、糖尿病患者、吃清真食品的患者）的饮食需求。严把食品卫生安全。保证热水24 h供应。

（3）保持床单位及病区的整洁，保洁人员及时做好地面、卫生间的清洁工作，医疗废物的清理和转运工作。为保持患者的舒适度，当床单位被污染时，应及时更换被褥。

（4）方舱严格实施封闭式管理，配备视频监控系统，配有民警、保安等人员。出现矛盾纠纷时及时处理，保证安全。

（5）加强消防安全。制定消防管理制度，实施消防安全责任制。在方舱醒目位置张贴建筑平面图、安全出口位置、应急逃生路线图等，配备灭火器、呼吸面罩、灭火毯、应急手电等，制定相关应急预案，进行必要的演练，加强对工作人员的培训。密闭场所禁止吸烟，禁止带入火种、使用明火。把医用酒精等易燃易爆品存放在相对远离病区的单独场所，且限量。

（6）注意用电安全。为每张床安装电源插座，对电气线路应分类穿管（线槽）敷设，床头的电源插座只限用于手机充电和床头照明。避免用电超负荷，不得私拉电线。在病区内张贴警示标识。

四、院感防控管理

（一）功能分区

要合理布局，采用功能分区，明确划分清洁区、缓冲区、污染区，科学设置医务人员通道、患者通道、疏散通道。严把专人运送、消毒、医疗废物与污物处理等关键环节，实现全时空、全链条、全流程规范管理。

（二）工作人员闭环管理

原则上要对方舱医院、定点医院及临时隔离安置点的工作人员闭环管理，救治点和驻地两点之间接驳车辆一线通行。

（三）强化驻地管理

工作人员驻地酒店是除方舱医院外可能发生交叉感染的高风险区域，对酒店原有格局进行区域布局，做出进出通道规划、房间内区域划分等，杜绝闭环内防控漏洞。

（李环廷　吴　倩　杨海朋　唐雅琳）

第二节　方舱医院管理组织架构

方舱医院是全球首次被用于新冠肺炎等重大传染病救治，且在极短时间内建成并投入使用的。为了弥补"硬件"上的不足，必须在"软件"上下功夫，更加注重规范化、科学化、精细化的管理，严格按照《方舱医院管理规则（试行）》有关要求来管理，确保方舱医院各项工作的有序进行。

一、党组织设置

方舱医院均应成立临时党组织，由市委组织部任命党委成员。党委可以根据不同医疗队、病区、工种等设置党支部，并任命党支部书记、委员等。方舱医院患者中也可以成立临时党支部，由党委在公务员、企事业单位人员、退役军人等的党员中选出支部成员。党支部书记也可同时担任区长，以便加强患者自我管理。

二、方舱医院行政体系设置

方舱医院主要由当地医疗机构、各省份驰援医疗队、国家紧急医学救援队共同组成，共同承担相应的临床救治工作。方舱医院运行中采取属地管理，由属地人民政府负责。一名政府人员作为负责人与接管医院或医疗队进行对接，统筹安排公安、消防、后勤、保洁、应急等工作，为方舱医院的正常运行保驾护航。属地卫生健康行政部门指定一家具有综合实力强、救治水平高等特点的托管医院来具体负责方舱医院的整体运行。承担托管任务的医院需要选派出一名管理经验丰富的院级领导担任院长，并组建强有力的管理团队，组织相关医院选派综合管理、医疗、院感、护理、后勤保障等人员组成医疗队，整建制接管方舱医院。

三、医院运行组织管理架构

（一）行政管理架构

方舱医院设指挥部。指挥部负责与当地政府、社区、后勤保障部门等的联络，负责提供医疗、生活物资的保障。设置行政管理层，包含医务部、护理部、医院感染管理部、综合管理部、后勤管理部、药学部等。各部门各司其职，做好临床诊疗救治、统筹协调等工作。

（二）医疗团队分组管理

按照医疗、护理、院感人员配比组建医疗组，设置医疗组长、护理组长、专职感控人员，他们分别负责医疗、护理、院感防控等相关工作。

（三）医疗组内分区管理

各医疗组内按照方舱分区，组建相应小组，小组包含医师、护理人员、兼职院感人员。设区长、副区长，他们负责相应区域的管理。

（魏丽丽　吴　倩　任蕾娜）

第三节　方舱医院的管理制度及协调、联络机制

方舱医院的功能定位于为急性呼吸道传染病感染者提供最基本的医学观察和相应医疗干预。其管理以患者为中心，以安全为底线，以质量为目标，以制度为框架，以规范为准则，严把入口关，重视过程监管和畅通出口关，强化医疗安全管理，提升医疗质量。

一、医疗管理制度

（一）制定并不断完善管理制度

方舱医院应该遵循18项医疗核心制度，但应根据方舱的实际特点做相应的侧重点调整，制定具有方舱管理特色的医疗核心制度，应包含交接班制度、查房制度、安全管理制度、病历书写制度、重点人群的分级诊疗制度、多学科会诊制度、紧急情况下的应急预案等。

（二）实施分类救治，落实分诊机制

严格按照方舱医院管理规范中的入舱标准进行预检分诊，收治患者。主要收治生活能自理的急性呼吸道传染病无症状感染者和轻症患者，对伴有严重基础疾病、无自理能力的老年人、精神疾病患者、婴幼儿等特殊人群，应及时分诊，送至定点医院。

（三）加强病情观察，强化过程管控

方舱医院内医疗工作中最基本的是对于患者的病情观察，根据最新的急性呼吸道传染病诊疗方案制定详细、可实施性强的诊疗方案，重点关注生命体征和关键症状的改变。对于儿童、孕妇、老年人及伴有基础疾病者等重点人群，建立病情加重预警机制，加强监测频次，及时发现潜在风险者，必要时给予一定的干预及相应处理。

（四）畅通转诊机制，确保及时救治

按照诊疗规范实施"快收、快治、快出"，提高周转率，以最大限度地满足"四应四尽"（应检尽检、应隔离尽隔离、应收尽收、应治尽治）的要求。建立"方舱医院—急救中心—定点医院"的高效联动转诊机制，指挥部做好与急救中心、定点医院的协调，确保转诊畅通。为保证急危重症患者能及时转诊至定点医院，方舱内至少配备一台负压转运救护车。

（五）建立评估体系，质量持续改进

根据疾病情况，明确方舱医院的医疗护理安全质量评价相关指标，包括平均住院日、治愈出院率、应出未出率、应转未转率、中药使用率等。每日统计，分析和讨论原因，制定相应整改措施，持续改进医疗护理质量。

二、护理管理制度

（一）护理安全管理制度

基于方舱医院环境的特殊性，安全问题是重中之重，是打赢新冠肺炎疫情防控阻击战的重要内容之一。基于方舱医院的实际情况，做出以下规定。

（1）建立健全护理质量安全管理制度、重点人群和重点环节的应急预案，实施动态监管、督查、评价和整改。

（2）在日常工作管理中纳入安全管理，加强对薄弱时段、薄弱环节以及关键环节的监管，确保医务人员及患者安全。

（3）严格落实各项规章制度，按时巡视，严密观察患者的病情变化及心理动态，实时预警。

（4）应对行动不便及情绪不稳定等特殊患者加强生活及心理护理，防止不安全事件发生。

（5）组建方舱医院时尽可能完善防护设施，根据方舱医院的病区环境制定切实可行的职业安全防护措施，督促落实，定期总结。

（6）定期对护理人员进行安全相关知识和防护技能的培训与考核。

（7）认真落实各项消毒隔离制度，规范执行各项医疗防护操作规程，避免医务人员感染，做到"零感染"。

（8）严格执行特殊药品管理规定，做到班班交接、安全用药，做好登记

及交接。

（9）确保急救药品、器材完好。确保仪器设备放置在固定位置，每班专人保管，用后及时消毒。确保药品无过期、变质、失效等情况。确保及时检查、补充设备、药品。

（10）每班接班后检查非医疗护理相关的不安全因素，及时采取防范措施。

（11）采用多种形式对患者实施安全知识宣教。

（12）全体医务人员熟知消防通道及消防设施放置区域，掌握正确的消防设施使用方法。

（二）床单位管理制度

（1）根据方舱医院条件，在每个床单位为患者提供必需的生活物品。

（2）床单位必备生活物品包括牙膏、牙刷、香皂、洗发水、水杯、卫生纸、拖鞋、毛巾、盆、床垫、床单、棉被、床褥、枕芯。

（3）患者转出或出院后，及时做好床单位终末消毒。

（4）舱内库房备有患者所需的日常生活物品。住院期间如患者的物资缺少，由责任护士向舱内库房申领，保证患者的生活需要。

（5）及时更换污染的被褥，保持患者的舒适度。

（6）患者入院后不能随意更换床位，如有特殊情况，由医务人员进行床位调整。

（三）严格落实护理核心制度，打造人文方舱

严格落实身份识别制度、查对制度、交接班制度、药品物品管理制度，确保方舱内护理工作的有序进行。细化工作流程，确保流程简洁明了，使每个班次明确自己的职责，实现护理工作标准化、同质化、规范化。加强对需要重点关注患者（如年老体弱者、儿童、孕妇）的生活照护，尊重少数民族的饮食需求和生活习惯，比如建设方舱学校、订制清真餐。应制定并落实各项护理应急预案，提升应急处置能力。以急性呼吸道传染病感染者为中心，积极开展各项护理人文关怀活动，为部分焦虑、紧张或情绪波动较大的患者提供心理疏导，努力打造人文方舱，积极组织患者参加科普活动、健身活动，尽最大努力满足患者的精神和心理需求。

三、院感管理制度

（一）组建院感团队，建章立制

1. 组建院感团队

由院长负责，组长、专职院感人员、感控护士构成的院感管理团队，负责方舱医院内的感控管理制度的制定、院感督导、环境消杀、人员培训与考核等工作。

2. 建章立制

根据疫情防控要求和方舱医院的工作特色，需要针对急性传染病防控的关键环节，从布局流程、人员培训、空气和环境表面消毒、医疗废物处理等方面制定感染防控措施并督促执行，避免医务人员以及患者的交叉感染。制定各种感控管理制度、工作流程、职业暴露应急预案等，包括穿脱防护服、环境物体表面消杀、核酸采集、出入院物品消杀、医疗废物处置、工作人员上下班及驻地健康管理等流程。

（二）加强人员培训与考核

强化培训与考核是确保制度落地的前提。对于不同区域、岗位开展人员培训与考核，确保全员的感控行为统一，提高感控依从性和执行力度。对缺乏感控知识的人员（如保洁人员、保安人员、民警和消防员），培训必须从"零"开始，涵盖防护用品的穿脱、环境及个人消毒要求、污染区工作注意事项、各种职业暴露的应急处置方法等方面。可通过视频教学、现场培训、强化训练等，确保人人过关。

（三）强化细节监管

通过视频监控，持续关注重点区域、重点人群、重点环节。重点环节如穿脱防护用品的房间，重点人群如保安人员、保洁人员，重点环节如物体表面消杀、手卫生、医疗废物处置。不断强化细节管理，反复强调，充分发挥舱内兼职感控员的作用。工作人员在做好自身防护的同时监督他人，避免单人行动，双人及时互相查看防护用品的情况，减少职业暴露。

（四）健康管理全覆盖

建立健全医疗队员健康管理制度，严格落实闭环管理，形成健康状况每日上报机制，及时查看核酸检测结果。对于可疑感染者，立即展开评估分析和跟踪，研判启动隔离的必要性，开展相关环境消杀等工作。

四、方舱医院的协调、联络机制

方舱医院的正常运行需要多个部门协同并且全程参与。

（一）多方协同、全程监管

建立设计、建设、监理、医院、保障五方协同机制，五方共同参与从方案设计到工程验收全过程的监管。定期进行现场巡回督查，重点关注安全、流程、质量等关键问题。建立问题清单反馈制度，及时落实整改措施，从而保证方舱准时、规范地完成验收。

（二）高效协调，使流程不断优化

组建多方协同的团队，构建协同机制，选定合适的协调人。协调人负责与各部门进行沟通协调，包括各级指令的上传下达。通过对方舱医院运行中存在的问题进行不断梳理，持续优化各工作流程，切实推动方舱医院的医疗、生活、保洁、安保、后勤等工作制度的落实。设立医疗与生活物资保障组、药品保障组等。这些保障组负责舱内的所有物资供应，与各企业协调，确保及时供货，保证方舱医院对物资的需求。

（魏丽丽　吴　倩　周沛红）

第四节　方舱医院病区环境布局设置

方舱医院被称为"生命之舱"，对于急性呼吸道传染病的防控至关重要。急性呼吸道传染病传染性强，需要有效隔离传染源。医院收治患者需满足传染病房的要求，即要按"三区两通道"进行划分，而方舱医院可按照上述要求完成结构布局，快速分区、分模块，在短时间内达到要求，隔离传染源，并通过调

配专业力量积极救治患者，保证患者的生命安全，提高治愈率，降低死亡率。

一、结构布局

方舱医院应根据"三区两通道"布局，"三区"包括清洁区、潜在污染区、污染区，各区之间应无交叉。清洁区主要是医务人员生活区。潜在污染区位于清洁区与污染区之间，包括医务人员办公室、治疗室、护士站、医疗器械处理室等。污染区包括诊疗的区域（如病床区、观察救治室、处置室），污物间以及患者入舱和出舱处理室。"两通道"包括传染病收治区内医务人员进出通道和患者进出通道，医务人员通道、出入口设在清洁区的一端，患者通道、出入口设在污染区的一端。

（一）污染区

污染区由室外场地和室内空间组成。

（1）室外场地包括接收患者落客区、录入大厅、方舱检查检验区、附属设施区、舱外污染区等。落客区包括接收患者车辆泊车平台、车辆冲洗消毒区等。录入大厅包括智能化患者身份识别区、患者更衣室、消毒室、安检室、个人物品寄存室等。方舱检查检验区包括诊室舱、CT扫描舱、检验舱、呼吸道标本采集舱、核酸检测舱等。附属设施区包括移动式患者卫生间、患者淋浴间、盥洗间、开水间、洗衣间、污水消毒处理间、垃圾暂存间等。舱外污染区包括患者出院淋浴间、患者出院更衣间。

（2）室内空间包括患者收治区、护理工作区和出舱口消毒打包区等，各分区之间可用轻质材料隔开。

患者收治区由若干护理单元构成。每个护理单元应有重症患者观察救治区。此处的重症患者是指住院的轻症患者中病情加重者。观察区应该配有抢救车、抢救药品、氧气瓶、监护抢救设备、转运平车等物品，由专人负责。应该为重症患者优先配置医务人员。

护理工作区包括移动医师工作站、中心护士站、治疗室、移动器械间、配剂室、处置室、库房、入院处置室、污洗间、污物间、配餐间、谈话间、高压蒸锅紧急消毒间等。

出舱口消毒打包区设置在康复患者的出口。

（二）清洁区

清洁区包括医务人员生活区、物资保障区和出院舱外清洁区。

（1）医务人员生活区、物资保障区和出院舱外清洁区各自独立，有物理隔离。医务人员生活区包括医务人员更衣室（分男更衣室和女更衣室）、CT诊断室、远程会诊室、视频心理疏导室、营养师视频指导室、医师办公室、休息室、用餐室、值班室及清洁库房等。物资保障区包括值班室、货物接收区、物资库房等。出院舱外清洁区为给出院患者的着装消毒的区域。

（2）清洁区应与污染区隔离，达到清洁要求。可以选择与既有建筑大空间（污染区）不连通的办公区等相对独立空间，或者在室外场地搭建帐篷，或者由装配式板房构造清洁区。应该以明显的标识区分污染区和清洁区。

（3）医务人员从清洁区进出污染区的出入口处分别设有卫生通过入口室和卫生通过出口室。具体进入步骤：在清洁区经一次更衣（换刷手衣裤），二次更衣（戴医用防护口罩、防护面屏或护目镜、手套，穿医用防护服、一次性隔离衣、鞋套等），经室外连廊进入污染区。返回流程：脱隔离衣，脱防护服，摘内口罩、内圆帽，强制淋浴，回到清洁区。

（三）通道

医务人员和患者的通道应完全分开。医务人员、患者必须使用不同的出入口及通道（包括垂直交通的楼梯、电梯）。

（1）医务人员应由医务人员出入口进入清洁区，完成手卫生后从入口室进入污染区。

（2）患者经过入院处置后，通过患者入口进入污染区。出院患者应携带个人用品，在出舱口消毒打包区消毒。对通过评估的可淋浴的出院患者更换下来的衣物及生活用品应用75%的酒精喷洒消毒，建议将这些衣物、用品作为医疗垃圾，交予保洁人员集中销毁；若患者不愿销毁衣物、用品，在消毒后套双层垃圾袋打包，由患者带走。为出院患者准备清洁口罩。患者戴口罩从舱外污染区进入舱外清洁区，在清洁区出口处再次消毒。

（3）患者收治区可划分成若干个护理组，每个护理组有16～22张病床，平行的两床之间的净距离应大于1.2 m。两个护理组内通道宽度应大于1.6 m，可采用2.5 m高、轻质、隔音、不透气的材料进行分隔。如果条件允许，为保护患者的隐私，可在病床间设置隔板或隔帘。收治区内应每150张床位配备1个护士站、放置4张有隔帘或隔断的病床的重症观察救治区。护士站与最远的患者床位之间的距离不超过30 m。

（4）主要出入口和患者服务通道应设有无障碍通道，且需满足使病床和人员同时通过的必要宽度，如既有建筑内部通道存在高度差，应设置无障碍坡道。

（5）当既有建筑中的地沟、变形缝或不间断设施跨越清洁区和污染区时，应该做好必要的封堵。

（6）门诊区、小型移动CT机等移动医疗设备可设在室外，以通道连接患者收治区。患者收治区附近区域应设有被服库、开水间、备餐间、污洗间和生活垃圾暂存间等。污洗间、生活垃圾暂存间应靠外墙、临污物出口。医务人员生活区应设有办公室、值班休息室、药品库房、无菌物品库、备餐间。

（7）卫生间标准是男卫生间20人/蹲位，女卫生间10人/蹲位。当方舱医院收治非传染病患者时，既有建筑内的卫生间可作为医务人员、后勤保障人员、患者的卫生间。当方舱医院收治传染病患者时，则必须分开规划医务人员、后勤保障人员的卫生间和患者的卫生间，两者均采用临时活动卫生间。应对排泄物进行投药消毒或集中无害化处理，严禁直接外排。

二、功能分区

方舱医院包括病房区（含重症观察救治区）、影像检查区、临床检验区、核酸检测区等具有特定功能的区域。

（1）预检分诊区是对收治患者行第一步预检分诊的区域。

（2）病房区是患者生活、对患者进行临床治疗和观察的区域。为保证大量轻症患者和无症状感染者的入住需求，方舱医院有效使用了会展中心、体育场馆等场所构造固定病房，也配备了少数可移动病房。重症观察救治区相对独立，配备氧气瓶、抢救车、抢救药品、监护抢救设备、转运平车等，主要用于观察救治新入院的重症患者和住院期间病情加重的轻症患者。

（3）影像检查区是由多组影像车构成，用于完成X线、CT、超声等多种影像检查工作。

（4）临床检验区由多组检验车构成，用于完成血常规等多种实验室检验工作。

（5）病毒核酸检测区由移动P3实验室构成，用于完成急性呼吸道传染病病毒核酸检测工作。

（孔心涓　杨海朋　范学宾）

第五节　方舱医院医疗队组建及人力资源调配体系

方舱医院为急性呼吸道传染病感染者提供最基本的医学观察和相应医疗干预。医疗管理必须遵循以患者为中心、以制度为框架、以规范为准则、以安全为底线、以质量为目标的准则，严把入口关，重视过程监管和畅通出口关，强化医疗安全管理，提升医疗质量。

一、医疗队组建

（一）医疗队人员配备标准

一般根据床护比1∶0.2、医护比1∶5配备医务人员，实行24 h轮流值班制，根据实际情况调整，一般4～6 h 1班次。配备与医务人员同班次的民警、保安等保障人员。此外，需配备管理团队，包括综合协调组、医务组、护理组、医院感染（院感）管理组、信息保障组及运营保障组（资产和后勤保障），其中院感专职人员应配足以确保安全。

（二）医疗队开展院感防控及安全管理相关专业化培训及演练

1. 方舱医院的院感预防与控制培训

（1）组建队伍，建章立制。

组建队伍：组建由院长、各舱负责人、院感专职人员和兼职人员组成的方舱院感管理团队。该团队负责日常院感防控督导和培训工作。大型方舱医院中，在院感管理团队的领导下，各舱应设二级感控专班。该类专班负责本舱日常院感防控工作。各舱至少配备专职院感人员2名，每100张床位至少配备兼职院感人员1名。

建章立制：必须按照方舱医院的院感特点和防控要求制定各种院感防控管理制度和运行标准操作规程（standard operating procedure，SOP），包括个人防护用品使用规范、各区域消毒规范、感染者出入院处置规范、核酸标本采集与转运规范、医疗废物处置规范、终末消毒规范，还包括驻地酒店管理、工作人员隔离期间健康管理和职业暴露处置的规范等。制作各种感控地标和海报，落实院感防控措施。

（2）全员培训，提升能力。

落实制度的前提是强化培训考核。应根据不同区域、不同人员、岗位的分层分类开展全员培训与考核，确保全员院感防控行为统一，提高院感防控的依从性和执行力度；对缺乏院感防控知识的人员，培训必须涵盖防护用品的穿脱、污染区工作注意事项、环境及个人消毒要求、各种职业暴露的应急处置方法等方面。可通过视频学习、现场演练、重点讲解、反复操作等，确保个人防护措施到位、无差错，院感防控技能不断提升。

（3）关注细节，强化监管。

为确保防控的有效性和安全性，需要不断优化防控流程，持续关注重点部门、重点人员和重点环节的各种细节问题。制定巡查表，定期开展地毯式风险排查，识别风险点，及时反馈缺陷和不足，加强监管，确保整改措施落实到位。此外，应倡议人人参与院感防控文化建设，人人都是院感防控的实践者和管理者，既要做好自我防护，又要监督他人、监管环境。

（4）健康管理，全员覆盖。

建立全员健康管理制度，严格落实全员闭环管理、健康状况报告和及时核酸检测。根据预案对健康管理中识别出的疑似感染者，立即展开评估和跟踪，研判启动隔离的必要性，做好相关环境消杀等。

（5）杜绝污染。

和常规医院比，方舱医院每天产生的医疗废物较多。必须制定相应的医疗废物管理制度，建立专班，优化垃圾收集、包装、转运流程，实现对从感染者床旁到舱内暂存点，再到舱外暂存处，最终到处理厂的全流程监管。严防医疗废物外溢造成的污染而导致的疾病传播。

2. 加强病区安全管理培训

方舱医院具有人员聚集性高、矛盾触发点多、存在消防隐患等问题，应建立应急预案并进行演练。应急预案应针对医疗和非医疗纠纷事件、消防事件、停水事件、停电事件、舆情事件等而建立，应包括人员的分工、对事件的预测和预警机制、应急处置程序及事后分析上报。开舱前紧急实施预警培训工作，采取分级培训、线上培训管理，做好应对准备。对所有人员进行安全培训，提升人员的安全防范意识。组织对所有救援队领队的培训，由各领队对队员进行分级培训。

二、构建协同救治体系

聚焦"集中收治确诊轻症患者"的目标，方舱医院应确立辖区政府主导、牵头医疗机构负责、其他单位配合的运行管理模式，实现院内纵向协同。协同管理的运行机制是以协同合作为核心理念，以辖区政府、医疗单位、患者群体为主体，以提升服务、完善流程为主线，围绕"一切以患者为中心"，由合作需求驱动，建立"合作—执行—改进"的管理循环，实现协同效应。

（一）明确合作需求

方舱医院是临时组建的医疗机构，辖区政府、医疗单位、患者群体是方舱医院快速、有序运行的关键环节。辖区政府主要负责场地改造、后勤保障和患者转运；医疗机构的任务是方舱内的医疗救治以及综合协调；患者群体既是医疗服务的对象，又是医院在运行管理中重要的力量资源。辖区政府、医疗单位和患者群体在方舱医院工作中密切相关、相互交集，有合作的需求，需要建立紧密的合作关系。

（二）建立合作关系

1. 与辖区政府协同

辖区政府各部门在方舱医院现场指挥部的领导下，扎实做好场地整治、医疗物资供应、生活保障、消防、保卫等各项保障工作。

2. 内部协同

在牵头医疗机构的带领下，加强医疗单位间的学习与沟通，实行诊疗标准、治疗方法、评估过程同质化。

3. 医患协同

发挥党员患者的先锋模范作用，组建患者志愿小组，让病友共同参与医院的管理工作。

（三）合作的执行与控制

1. 与辖区政府协同

辖区政府抽调专业管理人员组成工作专班，工作专班在方舱医院长期驻守，加强沟通，加强协作。采取例会制、通报制、督办制等方式，以点带面，狠抓工作落实。

2. 内部协同

医疗队之间、医务人员之间、管理人员与临床工作者之间，通过队长例会、医务例会、管理例会，实现默契配合。

3. 医患协同

组织、动员更多的病友加入志愿服务队伍，当医务人员的得力助手，成为医患关系的润滑剂。

（四）合作的评价与反馈

对各相关科室和各类人员的行为是否符合合作协议，哪些科室和人员需要做哪些方面的调整，采取线上和线下相结合的方式进行评估，确保方舱医院运行快速、有序。结合工作需求，及时调整合作关系等，有效地发现并解决问题，形成"合作—执行—改进"的良性管理循环。

三、建立医疗队员动态实时管理机制

根据方舱医院医务人员配置要求，动态调整病区在岗医务人员数。排班时考虑层级搭配，同时为了应对病区的突发情况，遵循弹性排班的原则进行备班安排。医务部、护理部针对前期患者过多、突发事件较多的情况，酌情增加管理人员，确保管理人员24 h在岗，切实解决实际困难。后期患者数量减少，医务部根据患者的情况将病区进行合并管理，满足医务人员配比后，及时撤离冗余医疗队员。对医疗队员实施动态管理。另外，医疗队要关注队员的身心健康及适应能力，实行病区小组负责制，本着保护队员的原则，及时通知相关队员撤出。

四、明确职责，统一排班原则，高效完成紧急救治工作

（1）护理人员的职责：负责患者的病情观察、医嘱处理、医嘱执行、护理文书的书写以及隔离病区各区域（清洁区除外）的日常消杀工作。

（2）医师的职责：负责患者诊疗方案的制定、医嘱下达、医疗文书的书写、患者的核酸采集以及清洁区的日常消杀工作。

（3）院感工作人员的职责：负责制定隔离病区院感相关工作标准和流程，对医务人员进行院感防控的培训，督导工作人员正确穿脱防护用品，发现问题，及时提醒并协助正确处理突发情况，负责隔离病区各区域环境物体表面的核酸采集工作。

（孔心涓　杨海朋　叶　敏）

第六节　方舱医院物资调配及管理体系

应急资源是指在灾害救援、灾后恢复重建等环节中，用于防止紧急情况发生或紧急情况发生后的各种支援资源。紧急医疗物资的需求相对于传统的物资需求，具有突发性、不确定性、及时性、阶段性和强制性等特点。应急医疗物资的补充和管理是制约应急医疗队救治工作顺利展开、成功救治患者的关键因素。随着我国应急管理体系的不断完善，医疗机构应急医疗物资的调配及管理的重要性日益凸显。要在国家战略储备规划中，增强应急医药物资的储备能力。

一、物资调配

（一）医用物资的调配

医用防护物资如防护服、护目镜、手套、隔离衣、鞋套，由辖区政府统一调配；氧气瓶、急救车、治疗车、呼吸气囊、移动CT机等诊疗设备由辖区政府和牵头医疗机构共同协调落实，牵头医疗机构派驻技术人员支持；药品的储备、配送则由牵头医疗机构负责。

（二）生活物资的调配

生活物资主要包括与在舱患者生活密切相关的吃、穿、用等各类生活用品，由辖区政府统一调配。

二、物资储备与供应

（1）要根据储备物品的种类、标准，结合可保存性等因素，科学地制定应急储备物资目录。

（2）物资供应要充分考虑个性化需求，充足、有序的物资供应是方舱医院正常运行的保障。在方舱医院运行初期，最大的困难就是物资供应，包括药品、医用防护物资和生活物资的供应。虽然政府能够基本保障批量物资的供应，但是仍存在短时间内难以满足个性化需求的问题。物资保障管理团队设医疗物资保障组、药品保障组和生活物资保障组，对患者和医疗队的物资需求进行汇总，协调物资供应企业，保证方舱医院的物资需求。后勤保障管理团队下设餐饮组、保洁组、安保组、运输组、维保组，分别负责方舱医院各种人员的餐饮、环境清洁、秩序维护、物资配送及生活设施的维护。

三、建立健全信息保障系统

应急医疗物资的管理是一个动态管理的过程。过去物资信息的盘点、更新、核对等，采用人工作业的模式，速度慢，费时耗力，准确度低，已经不能适应现在精细化管理的情况。在信息化高速发展的今天，智慧医疗已经成为当下医疗发展的必然趋势，而各种网络平台提供的管理应用软件使得物资管理改变了原有的人工信息化管理模式，为物资管理提供了一种全新的思路，提高信息管理的速度和效率。通过信息平台进行管理，一方面能够全面提升应急医用物资的管理能力，缩短应急医用物资的准备时间，提升准备工作质量，另一方面能够结合系统的模块构建流程，多方结合，共同提高应急医用物资的管理水平，确保物资管理工作的系统性、科学性。

四、制定物资保障应急预案并组织培训演练

制定物资保障相关应急演练预案、流程和规章制度，进行培训和应急演练，以保障应急情况下能够快速调配人力资源、防疫物资，及时配合应急救治。物资供需平衡是理想状态。疫情发生后，需要尽快落实物资调配，畅通渠道，利用科技手段进一步保障供需平衡，保障防疫物资精准、有效地匹配。在配置物资过程中，要保证突发的物资需求信息能够及时、有效地传递，疫情发生地所需物资的种类、数量等信息能够实时上报至数据库终端，系统会根据最低配置标准和就近原则，智能匹配各项应急医疗物资，保证供需平衡，实行动态调整和优化。

（蒋光峰　杨海朋　田红森）

第七节　方舱医院后勤保障管理体系

结合方舱医院内部的实际环境和条件，针对服务细化的有效管理，通过不断优化现场的工作流程，切实做好后勤保障服务工作，以制度化、规范化、流程化推进方舱医院后勤管理和运行工作。充分发挥后勤保障作用，确保方舱医院内部的医疗工作安全、有序、规范地开展。

一、构建后勤应急保障管理体系

按照国家疫情防控指导文件及最新的急性呼吸道传染病诊疗和防控方

案，制定适用于后勤全体人员的通用性管理规章制度，建立方舱医院后勤管理防控组织。各部门以部门负责人为第一责任人，严格按照要求落实疫情防控各项规章制度。

二、明确后勤各部门的职责与范围

（一）分区管控

方舱医院满足"三区两通道"的要求，要对不同区域分别制定相应的院感防控标准。对于不同防护等级选择哪些防护用品、如何正确穿戴、使用后如何处置等，应结合不同区域（从事不同工作）的感染风险进行规范。对日常健康监控、手卫生及职业暴露处置等工作提出了要求。

（二）环境卫生管理

明确不同区域的消毒液的选择、消毒方法、消毒频次及终末消毒要求，重点规范"三区两通道"及缓冲间的空气、地面、物体表面的清洁消毒。

（三）秩序维护

1. 入院现场维护

为了对人流、物流、车流有序管理，应完善院内"三区"的划分并在不同区域用文字或颜色指引。患者集中入院时，后勤部门应派出人员维护现场秩序；现场维护人员的个人防护级别应与现场医务人员的个人防护级别相同。

2. 车辆管理

禁止无关车辆进入方舱医院。为防止意外交叉感染，工作人员车辆应从专门通道进出，并在清洁区的指定位置停放，应实行通行证准入制。对运送患者和污染物的车辆，应从非工作人员车辆出入口进出，停放在指定区域，在车辆进出时应对车身和车轮实行喷洒消毒。

（四）安全管理

方舱医院属于人员密集的地方。患者自主行动力弱，心理状况特殊，自救互救能力有限，因此在安全事故发生时后果往往极其严重。

1. 消防安全

建立消防安全责任明确的消防安全责任体系和防火管理体系。方舱医院的消防设施应随时保持可应急使用状态。在方舱医院的室内和室外固定位置配置消防应急器材柜，柜内应有呼吸面罩、灭火毯、灭火器、灭火战斗服、头盔、应急手电等。应把应急器材柜纳入后勤日常安全巡查的范围，并写完整的台账和巡查记录，对消防器材应用封条封闭，并明显标识。室外配置的消防器材柜内除消防应急物资外还应配置必要的防疫防护用品，必要时可配置呼叫器。应根据方舱医院的规模和防护条件配置应急消防队，并24 h值守。应急消防队除培训和演练基本的灭火技能外，还应全面培训隔离病区的防疫技能，包括个人防护用品的穿脱。

2. 用电安全

应分类穿管（线槽）敷设电气线路，床头的电源插座只限用于手机充电和床头照明。严禁超负荷用电和私拉电线，并张贴警示标志。

3. 禁火和危险品管理

严禁带火种、使用明火，严禁吸烟。在病区以外的单独场所（房间）内，限量存放医用酒精、强氧化剂等易燃易爆品。供氧设备储存医用氧气，应远离热源、火源及易燃易爆源。

4. 安全疏散

应设置安全出口和疏散通道标识并保持出口与通道通畅。可根据床位布置，在疏散通道的地面、墙面（隔断）增设疏散指示标识，并张贴疏散引导示意图。

5. 日常巡查

每天安排专人进行安全检查，保持记录完整。消防设施巡查的顺序为先清洁区，然后潜在污染区，最后污染区。具体巡查时的个人防护应按不同区域防护等级的要求执行。对排查出的隐患，及时进行反馈，制定整改措施，及时进行整改，并对整改工作组织验收。

6. 供配电系统

后勤部门要派专业人员对方舱医院的供配电进行管理，保证整个方舱院区24 h不间断供电。保持与供电部门的密切联系，计划停电前应做好通知和应急供电的准备。突发停电时，应确保15 min内完成关键部位的应急供电。

7. 给排水系统

应专人值守，保障方舱医院各区域排水通畅。每周至少2次巡查非清洁区给排水截止阀，防止设施故障而出现污染水源倒流。按环保和防疫部门的要求协助做好潜在污染区、污染区废水、粪水、排泄物的收集处理。

8. 空调及通风系统

对排风系统运行状况进行定期检查，并对运行参数进行记录，保证系统运行正常。定期更换或检查排风口的消毒装置，定期更换高效过滤器，定期检查紫外线消毒装置或高温消毒装置等。若空调系统为全空气系统，应关闭回风阀，以全新风方式运行。定期检查新风系统的运行状态并记录运行参数，确保新风系统运行正常，定期对排风口进行清洁消毒。

9. 医用气体

检查仪表调节阀的压力正常与否，并记录。一旦发现气瓶压力异常，及时与气瓶充装单位联系。

10. 设施设备维护

维修工具应分区配置并在固定位置存放，不应跨区使用。进入不同区域维修的人员应穿戴相应等级的防护用品。对无回收或再修复价值的损坏件，应在现场按废弃物处置，并按有关规定进行消杀处理；对于潜在污染区、污染区的可修复件，应现场修复，若需要外带修复，应该密封并进行必要的消毒处理，按规定从污染通道带出。

11. 被服管理

清洁区：按正常医疗被服的洗涤要求，将被服放置于污衣袋，打包后送洗。潜在污染区：采用水溶性包装袋盛装，扎紧后，再套黄色污物袋，将被服交给洗涤厂处理。污染区：应把被服当作感染性医疗废物来处置。如需送洗，应按有关规定内外消杀衣物，装入水溶袋扎紧后，再放入黄色感染织物专用转运箱或黄色污物袋，将被服交给洗涤厂处理。

后勤保障管理工作在急性呼吸道传染病疫情中经受了极大的考验。特别是在新增病例数激增、重大传染性疾病应急管理经验不足的情况下，后勤保障管理部门应以"抓重点、克难点"为原则，积极优化、调整保障管理体系，推动医院和社会整体疫情防控工作的有序进行。

（蒋光峰　杨海朋　任蕾娜）

第八节　方舱医院患者入院操作指引

　　方舱医院开诊初期，患者大规模集中入院，如果采用传统的入院模式，就会面临入院登记办理时间长，患者等待时间长等问题，易造成交叉感染及患者焦虑，也无法快速、合理地完成收治任务。

　　为协助医务人员快速收治批量患者，将入院模式由原来先办理入院手续再入病区的方式，改为患者先入病区，由病区护士分配床位，入院协调组根据收治患者的进度，合理安排各病区患者到入院处补办入院手续。使用预检信息系统优化预检流程。患者在病区内等待过程中，使用移动设备扫二维码，填写个人信息，自动生成入院登记二维码，这样既缩短了在入院处等待的时间，又减轻了医务人员的工作压力。

　　鉴于方舱医院主要用于收治轻症患者，舱内急救设备、医护配比均不足，为保障患者的生命安全，医务人员在接诊时应做好分诊，避免重症患者入舱。此流程的改变可以使方舱医院高效、安全地批量收治患者，最大限度地完成救治任务。

　　方舱医院患者入院操作如图4-1所示。

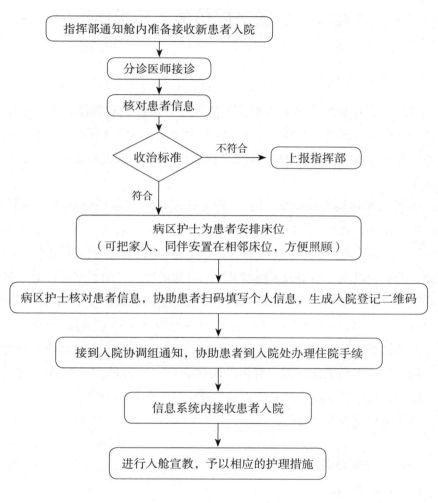

图4-1 方舱医院患者入院操作指引

（李环廷 任蕾娜 周沛红 张 倩）

第九节　方舱医院核酸采样操作指引

目前，病毒核酸检测阳性仍作为急性呼吸道传染病确诊的首要标准。患者自入院后第二天起，需要每日进行核酸检测。核酸采样过程的管理对于采样任务的有效完成、采样质量的保障、院感防控、医务人员的安全等起着至关重要的作用。

病毒核酸检测专家共识指出，病毒核酸标本采集的优选顺序为鼻咽拭子、口咽拭子、痰液。在同一根病毒采样管中可同时采集一份鼻咽拭子和一份口咽拭子，以提高阳性率。采样方法：采集鼻咽拭子时，被采样者的头部充分后仰，采样者以拭子测量被采样者鼻尖到耳垂的距离并用手指做标记，将拭子以垂直于鼻子（面部）的方向插入鼻腔，直至手指触及鼻尖（拭子深入的长度至少应达耳垂到鼻尖的1/2），将拭子在鼻内停留15～30 s，轻轻旋转3～5次。采集口咽拭子时，被采样者的头部略后仰，充分暴露口咽部。采样者手持咽拭子末端快速、稍用力擦拭被采样者的两侧扁桃体窝和咽后壁各3次，避免触及其他部位；采样后迅速将拭子放入采集管中，折断并弃去咽拭子尾部，盖紧瓶盖，防止采集管内液体漏出。

一、采样前准备

（一）物资准备

准备专用的采样拭子、压舌板、合格的一次性使用病毒采样管（单人单管）、一次性采样管密封袋、试管架、生物安全转运箱、快速手消毒剂、75%的酒精及喷壶、干手纸巾、医疗废物袋、粘贴标签、乳胶手套、带盖医疗废物桶等。

（二）信息系统准备

打印核酸检测患者明细单，准备PDA、患者端核酸码。

（三）人员准备

（1）采样者：对于防护用品按照三级防护标准配备，防护用品包括一次性帽子、医用防护口罩或动力送风过滤式呼吸器、医用防护服、双层手套、防护面屏、鞋套、防水靴套，必要时可加穿防水围裙或防水隔离衣。

（2）患者：接到采样通知，做好准备，清水漱口，提前如厕，按指定时间到采样地点等候采样。

二、采样点的设置

应把室外采样点设置在相对空旷的区域，采样区上置防水遮阳的顶棚，四周有适当的物理阻隔。室内采样点须为相对独立的空间，通风条件良好，保证采样位置处于上风处。

三、采样台的设置

根据采样数量设置采样台。采样台一般包括宽度与长度合适的桌子，桌上放置试管、快速手消毒剂、消毒湿巾、手套、纸巾等；采样台之间的距离为1.5 m以上。长时间采样时，及时清运医疗废物，对采样台、场地定时消毒，避免环境污染。

四、现场管理

将10名患者作为一组，组织患者排队进行采样，保持2 m间隔，加强现场秩序维护，避免人员聚集。

五、样本管理及交接

采样者采样后将样本放入两层一次性密封袋内，然后密封，用75%的酒精或2 000 mg/L的含氯消毒剂对密封袋外表面进行喷洒消毒。采样完毕，清点患者采样信息单上的人数与样本数量，二者相符后把样本放入转运箱。用75%的酒精或2 000 mg/L的含氯消毒剂对转运箱外表面进行喷洒消毒，严格防止样本污染或容器渗漏。样本交接和签收时送检者和接收者都要签名，保证记录清晰。

六、注意事项

（1）注意手卫生，禁止戴手套接触身体的任何部位；如果需调整防护用品，要做好手卫生、更换手套。

（2）每为一位患者采样后，都要做好手卫生。

（3）发生防护用品破损或严重污染时，须立即更换防护用品。

方舱医院内患者核酸采样流程如图4-2所示。

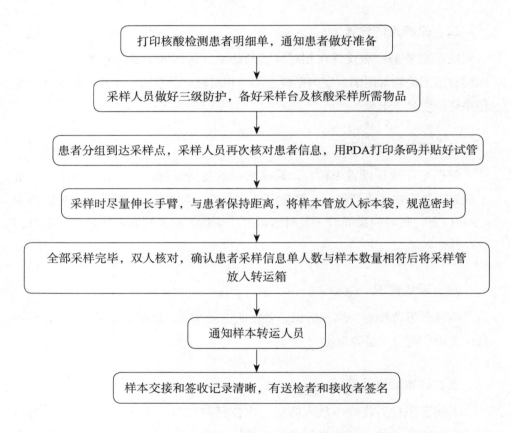

图4-2　方舱医院内患者核酸采样流程

（李环廷　任蕾娜　杨海朋　林　辉）

第十节　方舱医院患者日常生活管理操作指引

方舱医院主要收治急性呼吸道传染病无症状感染者和轻型确诊患者，收治对象原则上生活能够自理。在维持每日基本医疗工作的同时，应该对患者的各类生活基本需求及时给予满足并对其住院体验、特殊需求高度关注。但方舱医院基础设施不完备，后勤保障不充分，医务人员配备不足，患者无家属陪伴及照护，需要充分发挥患者的主动性，实行患者自我管理。

患者的日常生活管理包括以下几个方面。

一、生活配套

践行"关爱优于治疗、患者就是亲人"的理念，确保患者吃得健康、睡得安稳、住得干净、医得安心。

二、营养膳食

提供科学、合理的营养膳食，能够改善患者的营养状况，增强抵抗力，有助于新冠肺炎的防控与救治。

三、安全教育

宣教正确佩戴外科口罩的方法、对跌倒的预防、手卫生、咳嗽礼仪、消防安全知识等。

四、运动与康复

适度运动不仅可以强身健体，还可以帮助患者调节心情，保持积极向上的心态，有利于患者的康复。

五、睡眠管理

患者入住方舱医院后面临着陌生的集体宿舍式环境、疾病导致的压力等。这可能影响其睡眠质量，进而影响身体机能的恢复，需要进行睡眠管理。

六、人文关怀

方舱医院设施简单，患者长期处于隔离状态，易产生抵抗情绪，严重者可出现过激的言语或破坏性的行为。如不能及时、有效地进行干预，容易演化成群体事件，造成恶劣的后果。要注重人文关怀和心理疏导，以抚慰患者。

七、建立病友志愿者小组

鼓励患者积极参与日常生活活动及志愿活动，协助医务人员进行生活照护。

（魏丽丽　任蕾娜　吴　倩　盖玉彪）

第十一节　方舱医院患者转院操作指引

急性呼吸道传染病的传染性强，人群普遍易感。为避免参加转运的医务人员感染，针对病毒通过呼吸道及接触传播的特点，转运前需要对患者的病情进行充分评估，制订转运计划，实施分级转运策略及预见性干预措施。

一、具体预见性干预措施

（1）预见性隔离：通知电梯员、隔离病区，提前设定转运路线，避免过多行人干扰。

（2）预见性治疗：预判患者转运途中可能出现的问题，设定有针对性的处理预案。

（3）预见性护理：如果患者需要依托设备进行转运，就要在转运前调试设备，确保设备处于备用状态，并固定设备及患者，避免设备脱落及患者坠床。

（4）预见性心理干预：确诊及疑似急性呼吸道传染病患者存在恐慌、焦虑等心理状态，甚至有可能由于愤怒出现过激行为，攻击医务人员，故意咳嗽、吐口水等。转运前应该向患者做好解释工作，告知转运的目的，讲解急性呼吸道传染病的相关知识，减轻患者的压力，缓解其不良情绪。

二、患者转运流程

（1）医师开具转出医嘱，联系转诊120并填写患者出院转运登记表，主班护士完善住院病历相关信息。

（2）责任护士通知患者做好转出准备，协助患者整理随行用物并消毒。对于个人电子产品、水杯等物品的表面，可选用75%的医用酒精、双链季铵盐类消毒剂等擦拭消毒。

（3）进行转运的患者均具有传染性，是病毒的传染源。帮助患者规范佩戴外科口罩，可有效阻止冠状病毒的传播。指导患者正确佩戴医用外科口罩并实施心理干预，为其讲解急性呼吸道传染病的相关知识，消除患者的恐惧心理。主管医师及责任护士送患者至方舱医院出入口。

（4）方舱医院相关工作人员与120接诊医师共同做好交接班，仔细核对患者名单，确保无误。提前梳理患者转运名单，有计划性、分批次安排患者进入转运通道。患者间需要保持1 m以上的有效距离，患者在工作人员的指引下排队上车。

（5）责任护士监督方舱医院内保洁人员对床单位进行终末消毒工作。依据方舱医院的环境特点和诊疗救治重点，方舱医院内的专业保洁消杀团队负责对出院患者床单位的终末消毒工作。对物体表面采用1 000 mg/L的含氯消毒剂彻底擦拭消毒，对空气需使用紫外线灯照射和500 mg/L的二氧化氯消毒剂喷洒消毒。

（6）患者到达定点医院后，转运小组成员与定点医院接收患者的负责人共同核对患者名单，确保转运患者的信息准确无误。

（魏丽丽　周沛红　任蕾娜）

第十二节　方舱医院患者治愈后出院操作指引

一、急性呼吸道传染病无症状感染患者出院标准

（1）患者的体温正常。

（2）患者无呼吸道症状。

（3）连续两次病毒核酸检测结果为阴性（采样时间间隔24 h以上）。

医院专家组结合患者的病情进行综合研判，认为患者符合诊疗方案的出院标准，准予出院。

二、急性呼吸道传染病患者解除隔离管理及出院后注意事项

患者解除隔离管理或出院后继续进行7天居家健康监测，要规范佩戴口罩，有条件的居住在通风良好的单人房间，尽量减少与家人的密切接触，分餐饮食，做好手卫生，避免不必要的外出活动。

三、急性呼吸道传染病患者出院流程

规范隔离病区医务人员将患者自隔离病区转至集中隔离医学观察病区的工作流程，引导患者出院前医疗、护理各项准备工作有序进行，降低急性呼吸道传染病医院感染的风险，杜绝交叉感染。

（一）患者出院行李终末消毒处置流程

（1）确认出院患者信息后，提前告知患者将随身物品进行分类，除个人贵重物品外，尽量全部销毁，避免携带病毒的风险。

（2）患者出院时除必需物品，不建议带走其他物品。应该把患者不要的物品放置到黄色垃圾袋中，按照急性呼吸道传染病性医疗废物集中处置。

（3）对必需物品使用75%的酒精喷洒消毒后用密封塑料袋进行打包。对个人电子产品、水杯等，可选用75%的医用酒精、双链季铵盐类消毒剂等擦拭消毒，将其放入白色塑料袋内扎口，护士再次使用含75%酒精的湿巾擦拭塑料袋表面。

（4）把患者不愿意销毁的物品单独放入白色塑料袋内，把织物放入行李箱或背包内，若患者无行李箱，把织物放入白色塑料袋内，分别使用扎带扎口。应用床单位臭氧消毒机，将行李箱或背包用支柱撑开，套臭氧消毒袋，将消毒袋扎紧或四周边缘压紧、密封，防止臭氧外泄，开启臭氧消毒机，消毒时间为40 min（行李为大件或物品较多时，按照说明书要求延长消毒时间），静置30 min。

（二）患者出院流程

1. 出院前准备

（1）护士确认患者要带走的物品已消毒，核酸采样结果为阴性。

（2）为患者准备出院防护用品：N95防护口罩、帽子、手套、鞋套、一次性隔离衣。

（3）责任护士对出院患者做好出院指导和健康宣教，做好出院准备。患者虽然经过治疗康复出院，但仍然担忧、焦虑，害怕疾病复发，害怕自己仍然具有传染性，出院后威胁到家人的安全，担心受到歧视，表现出情绪低落。出院前医务人员针对其担心的问题给予耐心解答，让患者及其家属正确地理解、对待此疾病，消除其顾虑。

2. 出院时流程

（1）确定患者出院时间后，护士提前30 min将出院防护用品及新的衣物交给患者并协助患者穿戴整齐。

（2）转运车辆到达后，医务人员检查患者穿戴防护用品是否符合要求，符合要求后出病区。护士将患者的物品袋用消毒湿巾再擦拭一遍，交给患者。

（3）患者跟随医师到达出口，医师与转运车辆工作人员确认患者信息，将患者送至指定车辆。

3. 出院后处置

（1）患者上车后，清洁区医师下达出院医嘱，护士执行，完成病历归档。

（2）对患者使用后的床单位进行终末消毒。依据方舱医院的环境特点和诊疗重点，专业消杀团队负责对出院患者床单位的终末消毒和环境消杀工作，对物体表面采用1 000 mg/L的含氯消毒剂彻底擦拭消毒，对空气采用紫外线灯照射和500 mg/L的二氧化氯消毒剂喷洒消毒。

方舱医院患者出院操作指引如图4-3所示。

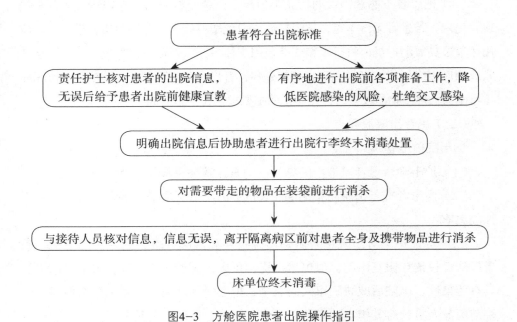

图4-3　方舱医院患者出院操作指引

（孔心涓　周沛红　吴　倩）

第十三节　方舱医院床单位终末消毒操作指引

　　经过治疗的急性呼吸道传染病患者陆续出院，方舱医院需要有序开展终末消毒，然后恢复常规医疗服务。医疗机构经常使用的空气消毒方法包括汽化过氧化氢消毒、二氧化氯气体消毒、紫外线消毒等，常用的物体表面消毒剂包括含氯消毒剂、液体二氧化氯消毒剂、液体过氧乙酸消毒剂。针对床单位的终末消毒，床单位臭氧消毒机的效果明显优于紫外线照射消毒法。

　　依据方舱医院的环境特点和诊疗救治重点，专业消杀团队负责对出院患者床单位的终末消毒及环境消杀工作，对物体表面采用1 000 mg/L的含氯消毒剂彻底擦拭消毒，对空气采用紫外线灯照射和500 mg/L的二氧化氯消毒剂喷洒消毒。

护理人员协助消杀人员用1 000 mg/L的含氯消毒剂对出院患者使用过的床单、被、褥、枕芯及需丢弃的衣物及生活用品等进行逐一消杀。

对患者使用过的床架、床头柜、座椅等用1 000 mg/L的含氯消毒剂擦拭、喷洒消毒，作用30 min后用清水擦拭干净。也可以使用含双链季铵盐、过氧化氢的消毒湿巾对上述物品进行擦拭消毒。

收集衣服、被、褥等织物时，动作必须轻缓，避免产生气溶胶。若需要重复使用织物，可采用流通蒸汽或煮沸消毒30 min；或用含有效氯1 000 mg/L的消毒剂浸泡30 min，或用衣物消毒剂浸泡，然后常规清洗；或用水溶性包装袋盛装后直接投入洗衣机中，洗涤消毒30 min，并保持1 000 mg/L的有效氯含量。对贵重衣物可选用环氧乙烷灭菌器进行处理。

衣服、被、褥等织物若为一次性使用，可按医疗废物集中焚烧处理。护理人员协助保洁人员将患者使用过的床单、被套、枕套、需丢弃的衣物及生活用品等参照感染性医疗废物进行处置，于床旁用双层医疗废物袋进行打包，鹅颈式封口，给每袋医疗废物封包时均标识"急性呼吸道传染病"，将医疗废物从舱内密闭后再转移至舱外。转运人员按照规定时间和路线将医疗废物转运至医疗废物暂存点，不得泄漏、污染环境。

需要严格按照医疗废物处理办法处理患者的生活垃圾。应遵循《医疗废物管理条例》和《医疗卫生机构医疗废物管理办法》的要求，规范使用双层黄色医疗废物袋来收集患者的生活垃圾。盛装的生活垃圾达到医疗废物袋的3/4时，要严密地封口，在隔离病区的污物暂存区对封口喷洒消毒剂，再将盛装的生活垃圾的医疗废物袋放入外层医疗废物袋并封口。

物体表面或地面被少量污染物（患者的血液、分泌物、呕吐物和排泄物等）污染时，用一次性吸水材料（如纱布、抹布）蘸取5 000 mg/L的含氯消毒剂，移除污染物；物体表面或地面被大量污染物污染时，用一次性吸水材料完全覆盖后喷洒足量的5 000 mg/L的含氯消毒剂，30 min后清除干净，最后采用1 000 mg/L的含氯消毒剂擦拭消毒。

床单位消毒结束后为新入院患者提供新的床单、被、褥、枕芯和生活用品等。

（孔心涓　周沛红　杨海朋）

第十四节　方舱医院患者病情变化应急预案

一、患者突发病情变化应急预案

（1）当患者的生命体征出现异常（有如下症状之一：静息状态下血氧饱和度≤93%，呼吸频率＞30次/分钟，经积极治疗后体温仍持续高于38.5℃并且超过两天），责任护士告知主管医师。主管医师查体评估后，上报舱外管理人员和医务部，请方舱医院内上级医师会诊。

（2）责任护士立即准备好抢救所需的药品、物品、仪器设备，积极配合医师进行抢救。

（3）对于转院的患者，做好患者的交接及转运工作，同时帮助患者整理好生活用品及药品，对于焦虑不安、情绪波动的患者，做好安抚工作。

（4）对于特殊抢救或者重大抢救的患者，要密切观察患者生命体征的动态变化、处理后病情转归、用药反应等，认真记录患者的病情变化及抢救流程，加强巡视，班班交接，尤其注意做好床头交接。

如遇重大抢救或特殊抢救，应按规定及时上报方舱医院医务部、护理部等相关部门。

二、患者发生猝死的应急程序

（1）发现患者猝死，应立即启动应急反应，就地抢救，同时通知主管医师及舱内护士长，及时向舱外管理人员上报。

（2）舱外管理人员立即向指挥部汇报，必要时转院，通知患者家属，做好交接工作。

（3）在抢救过程中，保安要注意维护舱内秩序，保证其他患者的治疗及护理工作有序进行。

（4）抢救结束后做好病情变化及抢救记录，进行病历讨论。

三、患者突发缺氧的应急预案

（1）根据病情变化，立即监测生命体征并同时通知医师。

（2）将氧气筒推至患者的床旁，给患者氧气吸入，并备好抢救药品及物品。

（3）护士积极配合医师抢救。医师要做好抢救记录。

（4）医务人员安抚患者，向舱外管理人员上报。舱外管理人员要及时向指挥部上报，联系转院相关事项。

（5）根据患者的具体情况进行相应的风险评估，并给予适当的护理措施。

四、患者突发高血压的应急预案

（1）患者突发高血压后，立即让患者卧床休息并通知值班医师，监测血压。

（2）护士积极配合医师进行相应处理，根据医嘱给予相应护理措施并做好护理记录。

（3）治疗后，30 min复测血压。

（4）医务人员安抚患者，向舱外管理人员上报。舱外管理人员向指挥部上报。

（5）根据患者的具体情况进行相应的风险评估，并给予相应的护理措施。

五、患者突发低血糖的应急预案

（1）患者突发低血糖后，护士要 立即让患者卧床休息，监测血糖，同时通知医师。

（2）护士积极配合医师，给予患者含糖类食品，并做好护理记录。

（3）治疗后，15 min复测血糖。

（4）医务人员安抚患者，向舱外管理人员上报。舱外管理人员向指挥部上报。

（5）根据患者的具体情况进行相应的风险评估，并给予相应的护理措施。

六、患者突发精神症状的应急预案

（1）护士立即通知舱内医师、护士长、民警。

（2）采取安全保护措施，以免患者自伤或伤及他人。

（3）医务人员向舱外管理人员上报。舱外管理人员向指挥部上报，并提出处理意见。

（4）必要时给予药物治疗，并要求24 h有人员陪伴，必要时尽快联系转院。

（5）如果患者出现过激行为，医务人员要立即通知舱内民警和保安人员，让其协助处理，可以考虑对患者采取保护性约束，以防意外发生。

（6）严密观察患者病情的变化，防止意外损伤。

（7）做好护理记录，详细交接班。

（蒋光峰　吴　倩　杨海朋　魏　明）

第十五节　方舱医院不良事件应急预案

一、患者发生跌倒、坠床的应急预案

（1）护士发现患者坠床、跌倒时，立即通知舱内主管医师及护士长，还要准备抢救车。

（2）护士立即给患者监测生命体征及意识，将结果作为初步判断，为医师提供信息。

（3）护士协助医师进行检查，遵医嘱进行相应处理。

（4）在病情允许的情况下，将患者移至其病床上。

（5）护士遵医嘱给予必要的检查及治疗，必要时联系120，尽快将患者转至定点医院以进一步治疗。

（6）密切观察并做好记录。

（7）医务人员上报方舱医院医务部、护理部，填写医疗质量（安全）不良事件上报表（表4-1）。

表4-1　医疗质量（安全）不良事件上报表（样表）

事件编号：	报告日期：		报告时间：	
患者基本信息				
患者姓名：	患者性别：		患者年龄：	
所在病区：	床位号：		入院日期：	
患者分型：无症状□　　　　轻症□　　　　重症□　　　　危重症□				
事件基本信息				
事件类型：患者跌倒摔伤□　药品不良反应（药害事件）□　其他事件□				
发生日期：　　　　　　　　　　发生时间：				
发生场所：				
严重程度：严重□　　　　　一般□				
事件经过（事件发生及发现的具体过程，事件发生时已经采取的措施）：				
原因分析：				
处理措施：				
报告人信息				
填报人姓名：			填报人职称：	
填报人所在工作组：			联系电话：	

二、突发群体事件的应急预案

（1）舱内医务人员巡视患者，发现患者有情绪不稳倾向时，应立即向舱内值班护士长报告，并通知安保人员，在安保人员陪同下稳定现场。值班护士长上报指挥部。

（2）患者情绪激动时，安保人员要及时、有效地控制局面，驱散无关人员。

（3）医务人员负责协同引导，预防、及时发现并处理患者突发病情变化。

（4）处理过程中如发生传染并暴露，进行相应的消毒处理和医学观察。

（5）应及时对事件的发生、应急处理、结果进行全面评估与总结，并将总结报告报给方舱医院指挥部，填写医疗质量（安全）不良事件上报表。

三、发生药物不良反应的应急预案

（1）发生药物不良反应，护士应立即停止用药，向舱内主管医师、护士长及药师报告。

（2）护士准备抢救车，配合医师进行抢救，必要时请药师到场给予指导和处理。

（3）做好记录。

（4）上报方舱医院医务部、护理部，填写医疗质量（安全）不良事件上报表。

四、方舱医院停电的应急预案

根据停电的计划性，停电分为计划内停电与计划外停电。

（一）计划内停电

（1）指挥部及时关注停电公告等公共信息以及上级各部门发布的灾害预警信息，通知当班医师及责任护士做好应急准备。

（2）医务人员接到停电通知后，做好停电准备，备好手电筒、应急灯等；检查消防通道，确保通畅无阻。告诉患者停电时间并嘱咐其减少走动，防止跌倒。

（3）停电期间护理组长及时上报护士长和行政值班人员，联络后勤维修人员，掌握来电时间。责任护士加强巡视，安抚患者，对危重患者重点观察，防止发生病情变化。

（4）恢复供电后，护理组长检查各区照明、仪器运转情况。责任护士巡视病区，确保工作正常进行。

（二）计划外停电

（1）突然停电时，医务人员及时与方舱医院后勤管理部门联系，说明停电情况，请求尽快检修。

（2）护理组长及时向护士长和行政值班人员准确上报停电相关信息。

（3）停电期间护理组长负责指挥，责任护士加强巡视，安抚患者，对重点患者加强观察，防止发生病情变化。

（4）恢复供电后，护理组长检查各区照明、仪器运转情况，责任护士巡视病区，确保工作正常进行。

（5）应查明突发停电的原因，做书面记录并上报，警示全员，防止此类事件再次发生。

五、方舱医院停水的应急预案

（1）突然停水时，医务人员及时与方舱医院后勤管理部门联系，说明停水情况，请求尽快检修。

（2）护理组长及时向护士长和行政值班人员准确上报停水相关信息。

（3）停水期间护理组长负责指挥，通知各区护士关闭水龙头、电热水器等；协调调度桶装水，保证患者生活用水的供应。责任护士加强巡视，安抚患者，对重点患者加强观察，防止发生病情变化。

（4）恢复供水后，护理组长检查各区供水情况和饮水机、电热水器的使用情况；责任护士巡视患者，确保工作正常进行。

（5）应查明突发停水的原因，做书面记录并上报，警示全员，防止此类事件再次发生。

六、方舱医院突发火灾的应急预案

（1）发现火灾后，现场负责人员立即组织值班人员，使用就近的灭火设备（灭火器、消防栓）进行灭火。灭火过程中，如发生电气火灾，必须尽快将故障部位相关电源切断，并通知安保人员，让其确认火灾的具体情况并拨打119报警。

（2）疏散人群，通过应急广播向火灾现场发出疏散指令。各区域值班医务人员引导患者有序地撤离火灾现场。医务人员分工明确，由当班组长统一指挥。

（3）通知在附近酒店休息的医务人员来现场，及时救治火场受伤人员，必要时与其他邻近医院联系，请其派人参与救治工作。

（4）安保人员迅速赶赴火场，进行现场警戒，维持秩序。

（5）后勤人员对被抢救、转移的物资进行登记、保管，对火灾损失情况协同有关部门进行登记。

七、患者身份识别错误的应急预案

（1）一旦发生患者身份识别错误，护士应立即停止当前操作，通知舱内医师及护士长，采取补救措施。

（2）如果发生用药错误，护士应立即停止用药，遵医嘱给予对症处理，备齐抢救用物，必要时配合医师进行抢救，保留残留药液和给药装置。

（3）密切观察患者的病情变化，记录患者的生命体征、一般状况、意识及抢救过程。

（4）填写医疗质量（安全）不良事件上报表。

（5）组织相关人员查找、分析患者身份识别错误的原因，制定有效的防范措施，进行整改。

八、医务人员发生意外伤害的应急预案

（1）医务人员发生意外伤害（如割伤）后，伤口不严重时，立即用健侧手从患侧受伤部位的近心端向远心端挤压，使部分血液排出，用流动水冲洗暴露伤口15 min，用75%的酒精、0.2%（质量分数，下同）的安尔碘或0.5%的碘伏给受伤部位消毒；损伤严重时，用0.2%的安尔碘或0.5%的碘伏为受伤部位消毒，用无菌敷料按压止血后，再行处理，必要时行外科缝合。

（2）了解患者除新冠状病毒感染外的其他流行病学情况。

（3）立即向院感部报告，并填写医务人员职业暴露上报登记表。指挥部尽快组织专家对损伤的危险程度进行评估，同时对暴露者及患者进行相关的血清学检查。

（4）暴露者根据专家建议及时做好相应的预防处理，做好记录并按要求进行复检。

九、患者发生意外烫伤的应急预案

（1）护士发现患者意外烫伤后，应立即去除热源，以流动水冲洗烫伤部位30 min，或局部冰敷，通知医师。

（2）医师评估烫伤的部位、面积与深度，护士遵医嘱处理烫伤部位。

（3）做好患者的安抚及宣教工作，加强安全教育。

（4）组织人员分析、讨论烫伤的原因，提出整改措施。

（5）将处理结果上报给指挥部。

（李环廷　吴　倩　杨海朋　董海成）

第十六节　方舱医院医务人员核酸检测混检呈阳性应急预案

一、处理流程

（1）发现方舱医院医务人员核酸检测混检呈阳性，立即组成应急小组。组长确定混检阳性可能波及的范围，明确混检人员所在班组、楼层、房间号，并及时上报护理部负责人，通知其所在班组、楼层所有人员立即原地静止、待命，暂时实行隔离管控。

（2）组长联系样本转运负责人，告知其有待复核样本需送疾控，准备好复核样本相关登记表。

（3）组长通知所涉及的混检人员，让其立即进行抗原自测，并及时安排应急小组成员（至少两名组员）进行单人单管双采核酸检测及房间门口外环境物体表面核酸检测，并立即通知样本转运负责人，让其收取样本并送检。

（4）组长及时联系方舱医院医务人员所住酒店所在区的疾控负责人，尽早确认感染者。

二、酒店全体人员进行核酸采样

一旦确认感染者，护理部安排相关人员对方舱医院医务人员所住酒店的全体人员进行全面的单人单管双采核酸检测，结果未出前所有人员除正常工作以外的在房间内自我隔离。

三、感染者转运消杀流程

（一）应急小组人员组成及物资准备

（1）及时确定应急小组人员，包括组长、院感专职人员、至少2名组员（各组可根据情况适当增加人员）及2名酒店消杀人员；全体人员均严格按照二级防护要求进行防护。

（2）二级防护用品：包括防护服、一次性帽子、手套、N95口罩、防护面屏或护目镜、鞋套、靴套等二级防护用品。

（3）环境核酸采样物品：拭子、核酸采样管、记号笔。

（4）准备含75%酒精的免洗手消毒凝胶、2 000 mg/L的含氯消毒剂、3%的过氧化氢消毒液、黄色医疗废物袋、封口条、酒精湿巾。

（二）转运、消杀及消毒前环境核酸采样流程

（1）组长（A）于一楼负责协调指挥，同时通知酒店全员静止，在整个转运及消杀过程中禁止出入。

（2）组员B将提前准备好的二级防护用品放置到感染者的房间门外，并将消毒用品放置到组员摘脱防护用品处。

（3）各项准备工作完毕，组长通过一楼客服电话通知感染者做好转运准备。负压转运车到达酒店入口。做好二级防护的组员C到感染者的房间门口按

下门铃，沿指定通道带领感染者（感染者采取二级防护）到达指定一号电梯门口处。组员C按下电梯按键，感染者独自乘一号电梯到达一楼，全程不接触任何物品。组员C指导消杀人员对感染者所走通道及所住楼层进行全面消杀。

（4）感染者走出一号电梯后，组员D（院感专职人员）进入该电梯，先进行消毒前环境采样，然后按下电梯按键，使该电梯运行至感染者所住楼层，门外等候的消杀人员对电梯进行消杀，消杀结束后按下一楼按键。组员C、组员D与酒店消杀人员返回感染者所住房间，对房间内的物体表面进行消毒前环境物体表面核酸采样，视情况而定样本数量。

（5）组员B在一楼电梯口等候，引领感染者至指定负压转运车。感染者进行开、关车门的操作。组员B提前准备好消杀物品，对感染者出电梯后所经过的区域、负压转运车外表面及门把手等进行消杀，消杀完毕，到指定位置规范地摘脱防护用品，返回房间。

（6）样本采集结束后，酒店消杀人员用2 000 mg/L的含氯消毒剂进行全屋喷洒。然后组员C、组员D配合将感染者使用过的被、褥等用品按照医疗废物进行处置，并用2 000 mg/L的含氯消毒剂对医疗废物袋内层、外层进行喷洒消毒，双层包装，逐层鹅颈式封口。若环境面积过大，建议增加人员以配合消杀及处置医疗废物。

（7）进行终末消杀，对物体表面喷洒2 000 mg/L的含氯消毒剂；对空气用装有3%的过氧化氢消毒液的超低容量喷雾器进行喷洒消毒，密闭24 h。

（8）消杀结束后组员C或组员D在房间内拨打前台电话，组长接到电话后按下一号电梯按键。组员C、组员D与酒店消杀人员（携带医疗废物）乘一号电梯下至一层。酒店消杀人员对一号电梯物体表面用2 000 mg/L的含氯消毒剂喷洒消毒，30 min后擦拭。组员D进行第一次消毒后采样。采样完毕，酒店消杀人员对一号电梯内的空气用装有3%的过氧化氢消毒液的超低容量喷雾器进行喷洒消毒，密闭24 h。

（9）负责采样、转运、消杀的应急小组人员通过酒店出口，由室外绕行至专用摘脱区域，在感控人员监督下完成摘脱、消杀过程、医疗垃圾的规范处理。组长联系酒店经理和样本转运负责人，立即转运医疗废物和环境核酸样本。

（10）转运完毕，酒店消杀人员更换新的防护用品，对整个酒店进行终末喷洒消毒。

四、消杀后环境核酸采样流程

（1）将感染者所住房间密闭24 h后，组员C、组员D首先对房间的各个角落使用含75%酒精的湿巾进行擦拭，待干后进行采样，采样后使用含75%酒精的湿巾对采样部位进行擦拭。对使用后的含75%酒精的湿巾按照医疗废物处理。采样完毕，酒店消杀人员用2 000 mg/L的含氯消毒剂进行喷洒消毒，再次用装有3%的过氧化氢消毒液的超低容量喷雾器对空气进行喷洒消毒，再次密闭24 h。上述采样过程连续进行三次（具体三次终末消杀，三次消杀后采样，总共时间间隔为72 h），确保三次消毒后环境检测结果均为阴性，房间封闭7天后方可使用。

（2）一号电梯密闭24 h后第二次采集电梯环境核酸标本。采样完毕，酒店消杀人员用2 000 mg/L的含氯消毒剂进行喷洒消毒，再次用装有3%的过氧化氢消毒液的超低容量喷雾器对空气进行喷洒消毒。消毒前、后共三次环境核酸检测结果均为阴性，方可使用一号电梯。

五、核酸采样分布情况

（1）对所有样本均单管单采，提前列好采样点记录单并在管身上做好对应标记。

（2）消杀前采集核酸位置：门把手（外）、门把手（内）、水龙头、淋浴器开关、床头桌、地毯的毯面、电话、遥控器、灯开关、马桶盖、马桶按钮、橱门、房卡、窗帘、床头灯开关、餐桌桌面、办公椅、电梯按键、电梯厢体、电梯纸巾盒、电梯内小桌。

（3）消杀后采集核酸的位置：门把手（外）、门把手（内）、入门处灯开关、水龙头、床头灯开关、电话、房间内餐桌、椅子、淋浴室门把手、电梯内按键、电梯内厢体。

（魏丽丽　高祀龙　吴　倩　孔　雪）

参考文献

［1］中华人民共和国国务院. 突发公共卫生事件应急条例［R/OL］.（2003-05-07）［2003-05-09］. http：//www.gov.cn/gongbao/content/2003/content_62137.htm.

［2］吕扬，贾燕瑞，高凤莉. 参与救治新发急性呼吸道传染病医护人员心理健康影响因素及应对策略［J］. 中国护理管理，2019，19（1）：83-86.

［3］陈锦治，王旭辉，杨敬，等. 突发公共卫生事件预防与应急处理［M］. 南京：东南大学出版社，2005：52.

［4］张广清，周春兰. 突发公共卫生事件护理工作指引［M］. 广东：广东科技出版社，2020：59.

［5］杨琪. 健康中国视域下突发公共卫生事件应对路径探究［J］. 中共郑州市委党校学报，2021，（6）：64-67.

［6］闵锐，谢婉银，方鹏骞. 公立医院应对突发公共卫生事件应急管理能力发展思考及路径分析［J］. 中国医院，2021，25（11）：1-3.

［7］徐婷，鲍勇，王韬. 中国公共卫生应急管理体系的变迁与效果分析［J］. 中国公共卫生，2020，36（12）：1704-1706.

［8］张丹丹，黄金迪，罗楚亮. 从"医疗挤兑"到"普惠医疗"：武汉疫情防控策略转变的效应分析［J］. 经济学报，2021，8（2）：182-206.

［9］Plagg B，Piccoliori G，Oschmann J，et al. Primary health care and hospital management during COVID-19：Lessons from Lombardy［J］. Risk management and healthcare policy，2021，14：3987-3992.

［10］Barbash I J，Kahn J M. Fostering hospital resilience—lessons from COVID-19［J］. JAMA，2021，326（8）：693-694.

［11］魏丽荣，黄鹏，陈航，等.传染病医院"平战结合"运行机制探讨［J］.中国卫生标准管理，2021，12（14）：166-168.

［12］中华人民共和国国务院.国家突发公共卫生事件应急预案［EB/OL］.（2006-02-26）［2022-05-09］.http：//www.gov.cn/yjgl/2006-02/26/content_211654.htm.

［13］张晓玲.新中国成立以来我国突发公共卫生事件应急管理的发展历程［J］.中国应急管理科学，2020（10）：43-49.

［14］中华人民共和国国务院.国家突发公共卫生事件应急预案［J］.中国食品卫生杂志，2006，18（4）：366-373.

［15］高小平.建设中国特色的应急管理体系［J］.中国应急管理，2009（4）：11-17.

［16］张彭强，任恒.突发公共卫生事件中的政府责任探讨：以防控新冠病毒肺炎疫情为例［J］.特区经济，2021（11）：26-30.

［17］习近平.决胜全面建成小康社会夺取新时代中国特色社会主义伟大胜利：在中国共产党第十九次全国代表大会上的报告［M］.北京：人民出版社，2017：49.

［18］中共中央关于坚持和完善中国特色社会主义制度推进国家治理体系和治理能力现代化若干重大问题的决定［M］.北京：人民出版社，2019：29.

［19］习近平.在统筹推进新冠肺炎疫情防控和经济社会发展工作部署会议上的讲话［N］.人民日报，2020-02-24（2）.

［20］王卓然，李明穗，蒋慧莉，等.我国突发公共卫生事件应急防控体系建设研究［J］.中国工程科学，2021，23（5）：18-23.

［21］杨丽君，郑静晨，黄钢，等.我国突发公共卫生事件应急救援体系建设研究［J］.中国工程科学，2021，23（5）：9-17.

［22］张浩军，陈文森，高晓东，等.应对新冠肺炎局部暴发疫情定点医院感染防控工作模式思考［J］.中华医院感染学杂志，2021，31（24）：3691-3694.

［23］国家发展和改革委员会，国家卫生健康委员会，国家中医药管理局.公共卫生防控救治能力建设方案［EB/OL］.（2020-05-09）［2020-05-21］.

http：//www.nhc.gov.cn/guihuaxxs/s7824/202005/09acdf4d55d648f8a4fa385b4ed1e9e4.shtml.

［24］温新. 突发公共卫生事件的危机管理研究：以新型冠状病毒肺炎疫情为例［J］. 中国卫生法制，2021，29（5）：88-92.

［25］马玲娜，常娜，许福斌，等. 突发公共卫生事件之媒体报道的作用及伦理规范：以健康理念视角下的新冠肺炎疫情报道为例［J］. 医学与法学，2021，13（4）：70-73.

［26］曹振祥，储节旺，郭春侠. 面向重大疫情防控的应急情报保障体系理论框架构建：以2019新型冠状病毒肺炎疫情防控为例［J］. 图书情报工作，2020，64（15）：72-81.

［27］郭燕红. 疫情防控进入关键时期 坚持"四早""四集中"原则［EB/OL］.（2020-02-07）［2020-04-10］. http：//health.people.com.cn/n1/2020/0207/c14739-31576455.html.

［28］邵成. 突发公共卫生事件应急管理问题及对策探讨［J］. 科技资讯，2022，20（1）：225-227.

［29］钟南山. 传染性非典型肺炎（SARS）诊疗方案［J］. 中华医学杂志，2003，83（19）：95-116.

［30］杨之涛，高卫益，梁婧，等. 大型综合医院急诊科应对新型冠状病毒肺炎疫情经验探索［J］. 上海交通大学学报（医学版），2020，40（4）：417-421.

［31］朱敏，叶凌凌，王静，等. 地市级医疗机构突发公共卫生事件科研应急管理机制建设：以新冠肺炎疫情防控为例［J］. 中华医院管理杂志，2020，36（10）：826-828.

［32］黄亚杰，刘玉莹，陈伟，等. 综合医院突发灾害应急救援能力建设探讨［J］. 现代医院，2014，14（8）：139-140.

［33］韩丽娜，王贤伟，张姣兰，等. 灾害脆弱性分析在医院应急管理中的实证研究［J］. 现代医院，2020，20（6）：883-886.

［34］李叶萍，何梅，王海燕，等. 应急管理体系在地震应急救援中的应用效果［J］. 护理管理杂志，2019，19（3）：180-183.

［35］肖俊辉，安然，陈琴.我国分级诊疗的现状、问题与出路［J］.医学与哲学，2019，40（21）：38-42;55.

［36］吴艳君，曹美琴，陈辉，等.火神山医院信息化平台转诊入院流程优化与实践［J］.中国数字医学，2020，15（5）：42-44.

［37］夏芳.探讨优化住院医保登记流程的意义［J］.现代经济信息，2019（12）：112.

［38］肖晞，陈旭.公共卫生安全应急管理体系现代化的四重含义：以新冠肺炎疫情防控为例［J］.学习与探索，2020（4）：25-34;173.

［39］王兴琳，单涛，蔡华，等.新冠肺炎疫情下医院运营状况调查与分析［J］.中国卫生质量管理，2020，27（4）：142-145.

［40］刘剑烽，赖旭东，梁文生.探究双盲突袭式应急演练在紧急医学救援队演练中的应用［J］.临床急诊杂志，2018，19（1）：25-29.

［41］李达，杨波，晏合虎."海恩法则"在医院安全生产管理中的应用［J］.现代医院，2018，18（5）：666-668.

［42］杨晨，吴永仁，何艳燕，等.基于Kaiser模型的医院灾害脆弱性分析［J］.现代医院，2016，16（10）：1551-1554.

［43］魏丽荣，黄鹏，吴国安.北京地坛医院突发公共卫生事件应急管理机制分析与探讨：以新冠肺炎救治为例［J］.中国医院，2021，25（5）：82-84.

［44］薛飞，程友，苏义，等.新型冠状病毒感染流行期间耳鼻咽喉头颈外科手术选择及流程管理［J］.中国眼耳鼻喉科杂志，2020，20（3）：186-188.

［45］李六亿，吴安华.新型冠状病毒医院感染防控常见困惑探讨［J］.中国感染控制杂志，2020，19（2）：105-108.

［46］吕民.关于建立特种院前急救队伍的思考［J］.江苏卫生事业管理，2008，19（3）：62.

［47］孙新华.加强120急救中心院前急救医疗服务体系的管理研究［J］.世界最新医学信息文摘，2019，19（96）：288;290.

［48］赵英英，郑亚群，万文.医院应急管理体系建设的实践与思考［J］.

中国医院，2017，21（1）：12-14.

［49］邓超，闫石，王金良，等.新型冠状病毒肺炎疫情防控后勤应急管理体系的构建［J］.中国医院管理，2020，40（4）：84-86.

［50］赵永春.关于院前急救队伍继续教育的思考［J］.中华急诊医学杂志，2008，17（7）：677.

［51］邹勇，江旺祥.院前急救网络医院急救站科学管理模式初探［J］.现代医院管理，2014，12（1）：51-53.

［52］赵双彪，谢钢，宁晔，等.在急救中心开展多发伤一体化救治分析［J］.中华创伤杂志，2004，20（6）：340-342.

［53］韩莹瑶，羊月祺.新冠疫情常态化防控相关医疗设备配置及管理模式探讨［J］.现代仪器与医疗，2020，26（3）：21-25.

［54］马锋，李楠，金立元，等.三级综合医院"平战结合"强化新冠肺炎疫情防控医疗服务工作实践与思考［J］.现代医院，2020，20（6）：781-783；787.

［55］胡国仕，祝红，余德松.突发事件捐赠药品管理的探索与实践［J］.现代医院，2014，14（11）：150-151.

［56］陈舒.院前急救在急性创伤救护工作中的重要性分析［J］.医药前沿，2019，9（21）：234-235.

［57］李清，苏强.新冠肺炎疫情演化情境下应急物资需求预测研究［J］.华中师范大学学报（自然科学版），2021，55（4）：661-670.

［58］秦善春，宋巍，陶燕霞，等.三级综合医院应急改造新冠肺炎定点医院的组织与管理［J］现代医院，2020，20（4）：476-479.

［59］韩金凤，陈淑琴，王淑新，等.应急岗位胜任力模型在抗击新冠肺炎疫情护理人力抽组配置中的应用［J］.中国护理管理，2021，21（1）：46-48.

［60］刘静，陆小英，张玲，等.新冠肺炎疫情应急响应医院护理管理体系的建立和运行［J］.解放军护理杂志，2020，37（2）：4-7.

［61］刘俊雅，胡露红，黄丽红，等.新冠肺炎危重症患者收治医院护理人力资源应急管理策略［J］.中国医院管理，2020，40（3）：37-38.

［62］林陶玉，方鹏骞.疫情防控紧急状态下医院护理人力资源配置与动员管理策略［J］.中国卫生事业管理，2020，37（5）：332-334.

［63］卢明，赵延兵，侯继梅，等.新型冠状病毒肺炎疫期基于专科学组的护理人力资源调配［J］.中华护理教育，2020，17（4）：296-299.

［64］熊莉娟，黄恺，刘义兰，等.新型冠状病毒肺炎突发疫情防控下的护理人力资源应急管理［J］.护理学杂志，2020，35（7）：56-58.

［65］谢芸，周萍，何巧芳.新冠肺炎疫情期间感控观察员制度在手术室的应用效果［J］.中国感染控制杂志，2021，20（3）：253-256.

［66］苏湘芬，张树增，聂岸柳，等.新冠肺炎疫情期间定点医院急诊应急体系的管理实践［J］.中国护理管理，2021，21（1）：64-68.

［67］王宽垒，朱晓勃，黄先涛，等.新冠肺炎疫情期间防控医护人员心理干预效果分析［J］.河北北方学院学报（自然科学版），2022，38（2）：33-34.

［68］张天宝，姚璇，熊进峰，等.新型冠状病毒肺炎方舱医院消毒与感染防控措施［J］.中国消毒学杂志，2020，37（4）：300-303.

［69］金艳，刘杨正，白涛，等.新型冠状病毒肺炎患者安全转运的管理［J］.护理学杂志，2020，35（11）：54-56.

［70］郑改改，邓雨芳，杨巧芳，等.河南省8所三级甲等医院抗击新冠肺炎一线医护人员替代性创伤现状调查［J］.中国护理管理，2021，21（5）：702-706.

［71］李思，王巍，宋宁宏，等.新冠肺炎疫情期间医务人员健康管理和综合保障实践探讨［J］.江苏卫生事业管理，2020，31（10）：1286-1288；1291.

［72］黎丽燕，刘翠霞，韦毅，等.新冠肺炎疫情下封闭管理医护人员的心理状况及生活质量的影响研究［J］.医学理论与实践，2021，34（22）：4010-4012.

［73］任晋宏，郭玉棉，聂晶，等.新冠肺炎疫情下医护人员在红区工作中出现不适症状的原因及应对策略［J］.天津护理，2021，29（1）：97-99.

［74］袁贤明，邓开琴，胡利姣，等.基于MPNFS模式的统合性心理护理

干预在抗击新冠肺炎护士中的应用效果评价［J］.中国护理管理，2021，21（1）：49-54.

［75］孙丽，胡德英，代艺，等.新型冠状病毒肺炎定点医院护理质量和安全管理［J］.护理学杂志，2020，35（14）：45-48.

［76］左效艳，冯小霞，董燕.新冠肺炎隔离病房患者心理反应与护理人文关怀［J］.当代护士（中旬刊），2021，28（10）：92-94.

［77］罗雅文，马智群.重大传染病疫情下护士价值与法律保障探究［J］.中国护理管理，2020，20（12）：1819-1822.

［78］顾怡沁，李朝凤，宋艳，等.基于腾讯会议直播的正念减压疗法对新冠肺炎确诊患者焦虑抑郁情绪的影响［J］.中国护理管理，2021，21（5）：707-712.

［79］胡德英，刘晓虹，刘义兰，等.新型冠状病毒肺炎住院患者心理护理专家共识［J］.护理学杂志，2020，35（15）：1-6.

［80］李爱军，姚淳，邝春燕，等.耳穴压豆联合八段锦对新型冠状病毒肺炎康复期患者焦虑抑郁的影响［J］.护理学报，2021，28（6）：48-52.

［81］于丰，胡德英，孙丽，等.新型冠状病毒肺炎患者重度焦虑抑郁影响因素的质性研究［J］.护理学杂志，2020，35（12）：83-85.

［82］李映花，李素红，李小金，等.疑似新型冠状病毒肺炎患者隔离病房护理管理方案的构建及应用［J］.中华护理杂志，2020，55（S1）：179-181.

［83］中华护理学会.新型冠状病毒感染的肺炎护理要点［EB/OL］.（2022-03-29）［2022-05-09］.https：//science.zhhlxh.org.cn/popularization/kpdetail/%E6%90%9C%E7%B4%A2/165.

［84］孔庆新.急性呼吸道传染病患者的防控及护理［J］.中国实用护理杂志，2011（27）：1-2.

［85］保成兰.突发急性呼吸道传染病危重患者的护理［J］.护士进修杂志，2014，29（7）：656-657.

［86］焦承玖.新发急性呼吸道传染病的感染控制及护理分析［J］.中外医疗，2014，33（19）：159-160.

［87］苏琼.支气管哮喘的一般护理、心理护理和健康护理方法［J］.科学养生，2021，24（3）：20.

［88］李慧，周冬梅，陈利，等.区域医联体模式下防控护理管理结合连花清瘟胶囊治疗新冠肺炎的实践与思考［J］.沈阳药科大学学报，2021，38（S1）：6-7.

［89］王月，陈立，郑玲，等.清肺排毒汤联合常规治疗对新冠肺炎患者的临床疗效［J］.中成药，2021，43（3）：656-659.

［90］徐丽华，钱培芬.重症护理学［M］.北京：人民卫生出版社，2008：34-47.

［91］胡娜，厉春林，杜晓亮，等.神经外科昏迷患者人工气道管理方案的制订及实践［J］.中华护理杂志，2019，54（6）：839-843.

［92］薛鹏扬，高健，周文华，等.机械通气病人人工气道内吸痰护理研究进展［J］.护理研究，2019，33（14）：2446-2448.

［93］中华人民共和国国家卫生健康委员会.新冠肺炎重型、危重型患者护理规范［J］.中国实用乡村医生杂志，2020，27（3）：1-3.

［94］孙红.北京协和医院重症医学科护理工作指南［M］.北京：人民卫生出版社，2016：59.

［95］中华医学会重症医学分会.中国成人ICU镇痛和镇静治疗指南［J］.中华危重病急救医学，2018，30（6）：497-514.

［96］鲜于云艳，张智霞，张美芳，等.新型冠状病毒肺炎患者机械通气护理管理专家共识［J］.中华护理杂志，2020，55（8）：1179.

［97］中国医师协会呼吸医师分会危重症专业委员会，中华医学会呼吸病学分会危重症医学学组，《中国呼吸危重症疾病营养支持治疗专家共识》专家委员会.中国呼吸危重症患者营养支持治疗专家共识［J］.中华医学杂志，2020（8）：573-585.

［98］刘晨曦，代晓明，黄伟.2020国际重症医学临床研究进展［J］.中华危重病急救医学，2021，33（1）：5-9.

［99］徐燕，孟玫，刘娇，等.危重型新型冠状病毒肺炎患者俯卧位通气实操流程［J］.中华危重病急救医学，2021，33（4）：393-398.

［100］中华医学会重症医学分会重症呼吸学组. 急性呼吸窘迫综合征患者俯卧位通气治疗规范化流程［J］. 中华内科杂志，2020，59（10）：781-787.

［101］Coppo A，Bellani G，Winterton D，et al. Feasibility and physiological effects of prone positioning in non-intubated patients with acute respiratory failure due to COVID-19（PRON-COVID）：a prospective cohort study［J］. The lancet respiratory medicine，2020，8（8）：765-774.

［102］Fan E，Del Sorbo L，Goligher E C，et al. An official American thoracic society/European society of intensive care medicine/society of critical care medicine clinical practice guideline：mechanical ventilation in adult patients with acute respiratory distress syndrome［J］. American journal of respiratory and critical care medicine，2017，195（9）：1253-1263.

［103］Gattinoni L，Tognoni G，Pesenti A，et al. Effect of prone positioning on the survival of patients with acute respiratory failure［J］. New England journal of medicine，2001，345（8）：568-573.

［104］Guérin C，Reignier J，Richard J C，et al. Prone positioning in severe acute respiratory distress syndrome［J］. New England journal of medicine，2013，368（23）：2159-2168.

［105］赵晓宇，李敬娥. 新型冠状病毒肺炎患者护理中的防护问题与应对方法［J］. 解放军护理杂志，2020，37（3）：13-15.

［106］杨峰，王粮山. 成人体外膜氧合循环辅助专家共识［J］. 中华医学杂志，2018，4（2）：886-894.

［107］张磊，王萌，王旭东. 成人体外膜肺氧合辅助心肺复苏实践路径实施中的适应证与禁忌证［J］. 中国临床医生杂志，2020，48（9）：1025-1027.

［108］Diaz R A，Graf J，Zambrano J M，et al. Extracorporeal membrane oxygenation for COVID-19-associated severe acute respiratory distress syndrome in Chile：A nationwide incidence and cohort study［J］. American journal of respiratory and critical care medicine，2021，204（1）：34-43.

［109］Araos J，Alegria L，Garcia P，et al. Near-apneic ventilation decreases lung injury and fibroproliferation in an acute respiratory distress syndrome model with extracorporeal membrane oxygenation［J］. American journal of respiratory and critical care medicine，2019，199（5）：603-612.

［110］王昭昭，沈小清，何细飞，等. 心血管内科ECMO护理标准流程的建立和实施［J］. 护理学杂志，2020，35（15）：37-39.

［111］Lüsebrink E，Stremmel C，Stark K，et al. Update on weaning from veno-arterial extracorporeal membrane oxygenation［J］. Journal of clinical medicine，2020，9（4）：992.

［112］姚希，巩玉秀，张宇，等.《医疗机构消毒技术规范》WS/T 367—2012实施情况调查［J］. 中国感染控制杂志，2020，19（8）：728-732.

［113］国家中医药管理局办公室. 新型冠状病毒肺炎诊疗方案（试行第九版）关于印发新型冠状病毒肺炎诊疗方案（试行第九版）的通知［J］. 江苏中医药，2022，54（4）：2-6.

［114］宗边. 两部门印发新冠肺炎应急救治设施负压病区建筑技术导则［J］. 粉煤灰综合利用，2020，34（2）：108.

［115］李宝金，邬子林，胡波涌，等. 疑似及确诊新型冠状病毒感染患者的手术管理指引［J］. 广东医学，2020，41（5）：437-439.

［116］尚静，赵治红，刘丽莹. 新冠肺炎患者急诊手术对手术室护士心理压力的分析及管理策略［J］. 当代护士（下旬刊），2021，28（2）：181-182.

［117］中华人民共和国国家卫生健康委员会. 新型冠状病毒感染的肺炎病例转运工作方案（试行）［EB/OL］.（2020-01-27）［2022-01-27］. http：//www.gov.cn/zhengce/zhengceku/2020-01/29/content_5472894.htm.

［118］高兴莲，杨英，吴荷玉，等. 新型冠状病毒肺炎疫情后期手术室感染防控管理［J］. 护理学杂志，2020，35（9）：11-14.

［119］国家卫生健康委办公厅. 消毒剂使用指南［J］. 中国感染控制杂志，2020，19（2）：196-198.

［120］中华人民共和国国家质量监督检验检疫委员会，中国国家标准化管理委员会. 医院消毒卫生标准［S/OL］.（2012-11-01）［2022-05-09］. http：//www.nhc.gov.cn/ewebeditor/uploadfile/2014/10/20141029163321351.pdf.

［121］王晨，杨慧霞. 重视新型冠状病毒感染对母婴的影响［J］. 中华妇

产科杂志，2020，55（3）：147−149.

［122］World Health Organization. Clinical management of severe acute respiratory infection（SARI）when COVID−19 disease is suspected. Interim guidance［J］. Pediatria i Medycyna Rodzinna, 2020, 16（1）：9−26.

［123］Dawei W，Bo H，Chang H，et al. Clinical characteristics of 138 hospitalized patients with 2019 novel coronavirus−infected pneumonia in Wuhan, China［J］. The journal of the American Medical Association，2020，323（11）：1061−1069.

［124］国家卫生健康委办公厅. 新型冠状病毒感染的肺炎诊疗方案（试行第五版）［EB/OL］.（2020−02−04）［2020−02−05］. http：//www.nhc.gov.cn/yzygj/s7653p/202002/3b09b894ac9b4204a79db5b8912d4440.shtml.

［125］王善林，彭萍，郭智勇，等. 新型冠状病毒肺炎疫情期间非定点医院孕产妇应急管理的探讨［J］. 解放军预防医学杂志，2020，38（10）：197−198.

［126］国家卫生和计划生育委员会. 国家卫生计委关于加强母婴安全保障工作的通知［EB/OL］.（2017−07−21）［2017−07−31］. http：//www.nhc.gov.cn/fys/s3581/201707/8a786fae7e4d480c94fb0e09c89ab5fd.shtml?COLLCC=2208010373&.

［127］中国医师协会新生儿科医师分会，中国妇幼保健协会新生儿保健专业委员会，中华医学会围产医学分会，等. 新生儿科2019新型冠状病毒感染防控专家建议［J］. 中华围产医学杂志，2020（2）：80−84.

［128］中国医师协会妇产科医师分会母胎医师专业委员会，中华医学会妇产科分会产科学组，中华医学会围产医学分会，等. 妊娠期与产褥期新型冠状病毒感染专家建议［J］. 中华围产医学杂志，2020，23（2）：73−79.

［129］谭虎，曾迎春，贺芳，等.《妊娠期与产褥期新型冠状病毒感染专家建议》解读［J］. 实用妇产科杂志，2020，36（2）：104−107.

［130］王新燕，吴杰，鲁新华，等. 河南省新型冠状病毒（2019−nCoV）感染孕产妇管理策略建议［J］. 郑州大学学报（医学版），2020，55（2）：200−202.

［131］马玉燕. 新型冠状病毒感染疫情期孕产妇管理建议［J］. 山东大学学报（医学版），2020，58（3）：38-43.

［132］潜艳，汪晖，刘于，等. 新型冠状病毒肺炎疫情下发热门诊护理人员组织与管理［J］. 护理学杂志，2020，35（6）：64-66.

［133］肖红菊，祝伟秀，田琳，等. 新冠疫情防控期间综合医院发热门诊的运行机制及策略［J］. 中华医院感染学杂志，2022，32（2）：303-307.

［134］盛欣，王冰，杨丽华，等.《物体表面新型冠状病毒样本采集技术规范》地方标准解读［J］国际病毒学杂志.2021，28（3）：251-253.

［135］山东省委统筹疫情防控和经济运行工作领导小组. 关于印发《山东省新型冠状病毒核酸采样点规范设置管理工作指引（试行）》的通知［EB/OL］.（2021-02-09）［2021-02-09］. http：//www.shanting.gov.cn/zwgk/xxgkml/qzbm/qwsjkj/202104/t20210416_1195204.html.

［136］国务院应对新型冠状病毒肺炎疫情联防联控机制医疗救治组.关于印发医疗机构新型冠状病毒核酸检测工作手册（试行第二版）的通知［EB/OL］.（2020-12-28）［2020-12-30］. http：//www.nhc.gov.cn/yzygj/s7659/202012/b89bcd0813da41788688eb14787b3c72.shtml.

［137］国务院应对新型冠状病毒肺炎疫情联防联控机制综合组. 关于印发区域新型冠状病毒核酸检测组织实施指南（第三版）的通知［EB/OL］.（2022-03-18）［2022-03-22］. http：//www.nhc.gov.cn/yzygj/s7659/202203/b5aaa96dfe1b4f14b19bf2f888a10673.shtml.

［138］国务院应对新型冠状病毒肺炎疫情联防联控机制医疗救治组.关于印发新冠病毒核酸10合1混采检测技术规范的通知［EB/OL］.（2020-08-17）［2020-08-19］. http：//www.nhc.gov.cn/yzygj/s7659/202008/fa5057afe4314ef8a9172edd6c65380e.shtml.

［139］国务院应对新型冠状病毒肺炎疫情联防联控机制医疗救治组.关于印发新冠病毒核酸20合1混采检测技术规范的通知［EB/OL］.（2022-01-15）［2022-01-17］. http：//www.nhc.gov.cn/yzygj/s7659/202201/4644a41bc9c14c5d888ca7c9e1f2f083.shtml.

［140］王琳，汪建英，谢艳玲，等. 突发公共卫生事件时的宣传工作思路

探讨［J］.中医药管理杂志，2015，23（10）：159-161.

［141］夏韫华，肖剑，郑茹秋，等.突发公共卫生事件中医院的新闻宣传工作研究［J］.新闻研究导刊，2021，12（12）：168-170.

［142］安璐.突发重大疫情下的应急舆情分析与管理应对［J］.图书情报知识，2020（2）：7-8.

［143］徐进，孙润康，任宇飞，等.面向突发公共卫生事件的医院信息化总体设计与实践［J］.医学信息学杂志，2021，42（8）：49-53.

［144］王怡凡，周典，姚辰欢，等.面向重大突发公共卫生事件的医院应急管理弹性能力研究［J］.中国医院管理，2021，41（6）：12-15.

［145］龚瑞娥，曾烂漫，李春辉，等.大型综合医院在突发公共卫生事件中平战结合改建实证与反思［J］.中南大学学报（医学版），2020，45（5）：489-494.

［146］曹红梅，韩光曙，顾海，等.基于新型冠状病毒肺炎疫情防控的医院突发公共卫生事件应急管理体系构建［J］.中国医院管理，2020，40（4）：11-14.

［147］苑小历，高大志，王桂玲，等.军队医院门诊应对新型冠状病毒肺炎疫情平转战机制及其思考［J］.医学研究生学报，2020，33（9）：977-979.

［148］程军，艾军，赵红蕊.军队院校门诊应急处置突发公共卫生事件状况与对策［J］.解放军预防医学杂志，2015，33（6）：680-681.

［149］柳昭羽，康红，王治，等.门诊应对重大公共卫生事件的新诊疗服务模式实践与思考［J］.中国医药导报，2021，18（25）：162-165；177.

［150］周丽萍，王佳，王思瑶，等.传染病突发公共卫生事件中疫情筛查防控管理［J］.海军医学杂志，2020，41（4）：370-372.

［151］胡立强，熊青云，李燕，等.新型冠状病毒肺炎定点医院发热门诊规范化管理探索［J］.中国医院管理，2020，40（4）：47-50.

［152］陈军华，汪茵，汪晖，等.综合医院发热门诊应对新型冠状病毒肺炎的应急管理［J］.护理学杂志，2020，35（5）：78-80.

［153］齐建伟，张克标，古满平.清单制管理在危重患者院间长途转运中的应用［J］.护理学杂志，2017，32（6）：58-60.

［154］张梓童，周细银，蒋彩霞，等.护理安全管理在危重患者院前转运中的应用［J］.国际护理学杂志，2013，32（3）：540-541.

［155］赵芳芳，李丽，常杰，等.新型冠状病毒肺炎隔离病房快速改造实践探索［J］.解放军护理杂志，2020，37（2）：13-15.

［156］李六亿，姚希，张冰丽.新冠肺炎患者救治定点医院改建对策［J］.中华医院感染学杂志，2021，31（19）：2881-2885.

［157］程乐星，张叙天，王华，等.新冠肺炎疫情定点医院的改造与思考［J］.中国卫生质量管理，2021，28（3）：18-20.

［158］梁浩，酒淼，李宏军，等.《酒店建筑用于新冠肺炎临时隔离区的应急管理操作指南》编制解读［J］.建设科技，2020（6）：19-26；41.

［159］周红芬，朱月萍.新型冠状病毒肺炎疫情下隔离病房的构建及护理管理［J］.抗感染药学，2021，18（11）：1700-1702.

［160］中华人民共和国卫生部.医院隔离技术规范［J］.中华医院感染学杂志，2009，19（13）：1612-1616.

［161］李六亿，刘玉村.医院感染管理学［M］.北京：北京大学医学出版社，2010：64.

［162］罗鑫，刘丁.新冠肺炎疫情下综合医院"平战结合"流程布局改造实践与体会［J］.中国医院建筑与装备，2020，21（12）：70-72.

［163］程坤.医院传染楼住院部的设计研究［J］.安徽建筑，2017，24（6）：87-88.

［164］刘宇峻，宋世尧，王宇.某传染病医院通风空调设计及平疫转换方案探讨［J］.建筑节能（中英文），2021，49（8）：151-156.

［165］中华人民共和国国务院应对新型冠状病毒肺炎疫情联防联控机制医疗救治组.医疗机构新型冠状病毒核酸检测工作手册（试行第二版）［J］.中国病毒杂志，2021，11（3）：163-167.

［166］中华人民共和国国务院应对新型冠状病毒肺炎疫情联防联控机制综合组.全员新型冠状病毒核酸检测组织实施指南（第二版）［J］.国家卫生健康委员会公报，2021，28（11）：9-15.

［167］中华人民共和国卫生部.医院隔离技术规范（WS/T 311—2009）

［J］.中华医院感染学杂志，2009，19（13）：4-8.

［168］国务院应对新型冠状病毒肺炎疫情联防联控机制综合组.关于印发医疗机构内新型冠状病毒感染预防与控制技术指南（第三版）的通知［J］.中华人民共和国国家卫生健康委员会公报，2021（9）：5-18.

［169］雷英琪，张彦杰，彭丽，等.新冠肺炎疫情下武汉驻地医疗队管理模式探索与实践［J］.中国卫生质量管理，2021，28（2）：29-31.

［170］陈湘威，段孟岐，张杨，等.抗击新冠肺炎医疗队员个人健康及驻地管理实践探讨［J］.中国医院管理，2020，40（3）：35-36.

［171］许雪洁，李肖肖，张先华.新型冠状病毒肺炎疫情期间援鄂医疗队驻地后勤物资管理策略［J］.中西医结合护理（中英文），2020，6（6）：188-189.

［172］宋阳，秦岭，赖发伟，等.四川省应对新型冠状病毒肺炎疫情援鄂医疗队武汉驻地感染防控管理规范［J］.中国循证医学杂志，2020，20（4）：373-377.

［173］匡慧慧，于梅，于帅，等.新型冠状病毒实验室核酸检测方法及实践［J］.中华医院感染学杂志，2020，30（6）：830-833.

［174］中华医学会检验医学分会.2019新型冠状病毒核酸检测专家共识［J］.中华医学杂志，2020，100（13）：968-973.

［175］李佳，李霖，李春辉，等.咽拭子新型冠状病毒核酸检测的临床价值［J］.中国感染控制杂志，2020，19（7）：585-590.

［176］国务院应对新型冠状病毒肺炎疫情联防联控机制综合组.新型冠状病毒肺炎防控方案（第八版）［EB/OL］.（2021-05-11）［2021-05-14］.http：//www.nhc.gov.cn/xcs/zhengcwj/202105/6f1e8ec6c4a540d99fafef52fc86d0f8.shtml.

［177］国家卫生健康委员会.新型冠状病毒感染的肺炎实验室检测技术指南（第二版）［EB/OL］.（2020-01-22）［2020-01-22］.http：//www.nhc.gov.cn/xcs/xxgzbd/202001/c67cfe29ecf1470e8c7fc47d3b751e88.shtml.

［178］国家卫生健康委员会.农贸（集贸）市场新型冠状病毒环境监测技术规范（WS/T 776—2021）［EB/OL］.（2021-02-20）［2021-02-23］.http：

//www.nhc.gov.cn/wjw/pgw/202102/9365fcb458ab4538848a23e166bb3131.shtml.

［179］北京预防医学会.《新型冠状病毒肺炎样本采集包装运输及检测规范》（T/BPMA0004—2020）［J］中华流行病学杂志，2020，41（9）：1365-1369.

［180］国务院应对新型冠状病毒肺炎疫情联防联控机制综合组.关于印发全员新型冠状病毒核酸检测组织实施指南（第二版）的通知［EB/OL］.（2021-09-08）［2021-09-13］.http：//www.nhc.gov.cn/yzygj/s7659/202109/a84fe1eccb414418aa5ebb21b4369c8b.shtml.

［181］中华人民共和国国务院.医疗废物管理条例（2011修订）［EB/OL］.（2018-08-30）［2021-09-10］.http：//www.nhc.gov.cn/fzs/s3576/201808/e881cd660adb4ccf951f9a91455d0d11.shtml.

［182］吕晔，马肖容，张欢，等.医学人文关怀新方案在抗击新型冠状病毒肺炎疫情中的应用［J］.中国医学伦理学，2020，33（12）：1551-1555.

［183］杨芳，刘群英，张蔚.制度伦理视域下重大公共卫生事件医疗救治人员人文关怀措施制度化研究［J］.中国医学伦理学，2021，34（1）：48-52.

［184］李洁琼，张蜜，马佳佳，等.抗疫战地医疗队人文护理模式的探索与实践［J］.中国医学伦理学，2020，33（5）：546-551.

［185］徐珍，李敏华，何东泽，等.医院工会对抗击新型冠状病毒肺炎医护人员的人文关怀探讨［J］.劳动保障世界，2020（17）：34.

［186］向邱，何细飞，徐素琴，等.方舱医院新型冠状病毒肺炎患者护理人文关怀实践研究［J］.护理管理杂志，2020，20（4）：243-246.

［187］张文光，李晓俞，李莉，等.综合医院应对新型冠状病毒肺炎疫情的护理管理策略［J］.护理研究，2020，34（13）：2427-2430.

［188］徐榆林，王晓东，李豪，等.赋能理论在慢性病家庭主要照顾者中的研究进展［J］.护士进修杂志，2020，35（22）：2065-2069.

［189］蔡小林，黄喜凤，蔡学梅.新型冠状病毒肺炎患者心理护理干预效果研究［J］.甘肃中医药大学学报，2021，38（6）：81-84.

［190］高敏，石泽亚，韩小彤，等.疑似及确诊新型冠状病毒肺炎患者呼吸机使用的感染防控管理［J］.中华护理杂志，2020，55（S1）：779-781.

［191］葛慧青，代冰，徐培峰，等.新型冠状病毒肺炎患者呼吸机使用感控管理专家共识［J］.中国呼吸与危重监护杂志，2020，19（2）：116-119.

［192］陈学斌，杨学来，高敏，等.呼吸机内部气路系统消毒的可行性分析［J］.中国医学装备，2018，15（1）：134-137.

［193］重症监护病房医院感染预防与控制规范WS/T 509—2016［J］.中国感染控制杂志，2017，16（2）：191-194.

［194］黄桃，王国琴，徐钦，等.新型冠状病毒患者机械通气中的感染防控措施［J］.中国医疗器械杂志，2020，44（5）：453-456.

［195］赵丽梅，孙建民，巨彬彬.新型冠状病毒肺炎患者16 例转运分析［J］.潍坊医学院学报，2021，43（4）：286-288.

［196］赖开兰，黄桑，陆青，等.新型冠状病毒肺炎患者院前救护及转运的护理策略［J］.中华护理杂志，2020，55（S1）：573-575.

［197］韩晓东，何志鹏，李娅斐，等.新型冠状病毒肺炎出院患者随身物品消毒探讨［J］.现代医药卫生，2020，36（19）：3034-3036.

［198］韩煜，吴强，戎柯纬，等.新冠肺炎的预防与新冠病毒消毒方法研究进展［J］.中国消毒学杂志，2021，38（12）：939-945.

［199］张利君，王文慧，沙莉，等.新型冠状病毒肺炎病人血液标本采集和运送流程的制订及应用［J］.护理研究，2020，34（6）：950-952.

［200］王伟仙，刘义兰，望运丹，等.常态化疫情防控下新型冠状病毒核酸检测集中采样管理［J］.护理学杂志，2021，36（18）：54-57.

［201］刘义兰，金艳，陈秋香，等.医院参与全员新冠病毒核酸检测样本采集管理专家共识［J］.护理学杂志，2022，37（5）：1-4.

［202］包磊，米元元，朱丽群，等.《新型冠状病毒患者标本采集技术专家共识》解读［J］.中国临床护理，2020，12（03）：185-189.

［203］崔津津，程艳爽，李晶，等.新型冠状病毒肺炎的CT检查流程及隔离防护措施［J］.中华医院感染学杂志，2020，30（19）：2908-2912.

［204］张明鸣，李刚，戴炎杉，等.方舱式应急CT在新型冠状病毒肺炎疫区使用的初步经验［J］.中国医学计算机成像杂志，2020，26（5）：483-485.

［205］中华医学会影像技术分会.新型冠状病毒肺炎影像学检查院内感染

防控管理：中华医学会影像技术分会推荐意见（第一版）［J］.中华放射学杂志，2020,54（4）：286-291.

［206］程金宝，王超，刘筠. 移动方舱CT用于新型冠状病毒肺炎检查的工作流程与实践［J］.国际医学放射学杂志，2020，43（3）：353-355.

［207］乔文俊，许乙凯，严承功，等. 新型冠状病毒肺炎期间方舱CT感染防控经验（英文）［J］.中国医学物理学杂志，2020，37（7）：903-907.

［208］戴炎杉，张明鸣，孙贵新，等. 基于武汉东西湖方舱医院的方舱CT建设与感控［J］.中国医学计算机成像杂志，2020，26（5）：486-490.

［209］唐婉，梅良英，夏颖，等.CT检查场所新型冠状病毒肺炎防控及辐射安全的研究进展［J］.中华放射医学与防护杂志，2021，41（7）：514-518.

［210］医务人员手卫生规范WS/T 313—2019［J］.中国感染控制杂志，2020，19（1）：93-98.

［211］医疗废物分类目录（2021年版）［J］.中国感染控制志，2021，20（12）：1166-1167.

［212］医疗卫生机构医疗废物管理办法［J］.中华人民共和国国务院公报，2004（18）：30-35.

［213］卫生部，国家环保总局. 医疗废物专用包装物、容器标准和警示标识规定［J］.中国护理管理，2004，4（1）：16-17.

［214］国家环境保护总局. 医疗废物集中处置技术规范（试行）［EB/OL］.（2003-12-26）［2003-12-26］. https：//www.mee.gov.cn/ywgz/fgbz/bz/bzwb/gthw/gtfwwrkzbz/200312/t20031226_63450.shtml.

［215］上海市市场监督管理局. 医疗废物管理规范：DB31/T 1249—2020［EB/OL］.（2020-11-02）［2020-05-09］. http：//scjgj.sh.gov.cn/912/20201102/2c9bf2f6756f7c81017586d1b6750e3b.html.

［216］郑颖. 探析医疗废物信息化管理在医院感染管理中的价值［J］.临床医药文献电子杂志，2020，7（91）：15-16.

［217］李权，于惠崧，吴殿坤，等. 重大传染病疫情下医疗机构医疗废物管理存在的问题及应对策略［J］.航空航天医学杂志，2020，31（11）：1301-1302.

［218］侯铁英，廖新波，胡正路. 医疗废物处理的研究进展［J］. 中华医院感染学杂志，2006，16（12）：1438-1440.

［219］周丰，陈华北. 后疫情时期对医疗废弃物收集、处置流程的思考［J］. 医院管理论坛，2022，39（1）：52-54.

［220］张晔，施裕新，赵延兵，等. 传染病流行期间定点收治医院医疗废弃物的"闭环式"管理［J］. 中国卫生资源，2021，24（1）：95-99.

［221］医院医用织物洗涤消毒技术规范WS/T 508—2016［J］. 中国感染控制杂志，2017，16（7）：687-692.

［222］罗雯，吕政飞，罗乐，等. 新冠肺炎疫情下的医用织物洗涤质量管控［J］. 中国医院建筑与装备，2021，22（8）：65-67.

［223］李仁杰，张宇亮，董成林，等. 医用织物洗涤消毒效果监测方法［J］. 中国卫生检验杂志，2019，29（14）：1656-1794.

［224］梁建生，许慧琼.《医院医用织物洗涤消毒技术规范》释义［J］. 中华医院感染学杂志，2017，27（15）：3377-3381.

［225］鲍大旺，郭成，方刚，等. 医用织物全流程质量管理实践［J］. 现代医院，2022，22（1）：124-128.

［226］张丽梅. 传染病流行传播背景下重复使用医用织物规范化管理干预措施及成效［J］. 东方药膳，2021（15）：279.

［227］梁建生. 医用织物洗涤场所建筑布局设计与建设要求［J］. 中国消毒学杂志，2017，34（11）：1062-1063.

［228］班海群. 医用织物洗涤的原则与措施［J］. 中国医院建筑与装备，2017（5）：26-27.

［229］蒋景华，陶映，于美芳，等. 重复使用医用织物规范化管理干预措施及其成效［J］. 中华医院感染学杂志，2019，29（16）：2550-2554.

［230］陈亚庆. 加强重复使用的医用织物卫生质量管理［J］. 中国消毒学杂志，2007，24（2）：193-193.

［231］国家发展改革委办公厅. 应急保障重点物资分类目录（2015年）［EB/OL］.（2015-04-07）［2015-04-10］. https：//www.ndrc.gov.cn/fzggw/jgsj/yxj/sjdt/201504/t20150410_987672.html?code=&state=123.

［232］彭雅睿，岳靖凯，李浩，等.突发公共卫生事件应急医疗物资平战结合管理探讨［J］.中华医院管理杂志，2020，36（9）：705-710.

［233］沈兵，尤健，李晶慧，等.大型城市应急医疗物资保障体系建设的问题与对策［J］.中国医院管理，2020，40（4）：1-4.

［234］范玉改，姚建红，刘智勇，等.突发公共卫生事件应急物资保障能力提升对策与建议［J］.中国护理管理，2021，21（5）：798-800.

［235］谷玮，严光，王文婷，等.新冠肺炎疫情应急物资保障实践探讨［J］.现代医院，2020，20（8）：1180-1182；1186.

［236］赫琰.在应对突发公共卫生事件中医疗机构应急物资储备清单制的建立与运行管理探讨［J］.医药论坛杂志，2021，42（16）：4-6.

［237］张永利，李鹏.新型冠状病毒肺炎疫情背景下现代疾病预防控制机构应急物资保障体系建设探讨［J］.上海预防医学，2020，32（9）：712-715.

［238］查静茹，陈明壮，汪卓赟，等.新型冠状病毒肺炎疫情期间医院物资应急管理实践［J］.中国医院管理，2020，40（4）：87-89.

［239］刘志猛，田林怀，高磊，等.应对新型冠状病毒肺炎疫情的防护物资应急保障实践与启示［J］.医疗卫生装备，2020，41（3）：69-72.

［240］高冰馨，苏伟.突发公共卫生事件中医用应急物资安全库存管理［J］.解放军医院管理杂志，2020，27（12）：1105-1109；1112.

［241］张萍，梁东竹，董娅卓，等.新冠肺炎流行期间传染病医院消毒供应中心的管理［J］.实用预防医学，2020，27（8）：1017-1019.

［242］张佩，朱娟，汪晖，等.新冠肺炎消毒供应中心物品处理的问题与应对策略［J］.基层医学论坛，2020，24（27）：3961-3963.

［243］陈晓华，蒋艳，陈群，等.新冠肺炎疫情期间发热门诊及隔离病区患者院内转运实践［J］.中国护理管理，2020，20（9）：1356-1361.

［244］申瑶，邵春梅，姚卓娅，等.新型冠状病毒肺炎疫情期间医院外来医疗器械的管理实践［J］.中华护理杂志，2020，55（S1）：763-764.

［245］由娜，康博.新型冠状病毒肺炎疫情防控期间消毒供应中心的管理［J］.护理研究，2020，34（5）：769-771.

［246］朱娟，尹世玉，汪晖，等.新型冠状病毒肺炎患者复用医疗物品的

处理方法与效果［J］.中华护理杂志，2020，55（04）：515-518.

［247］贺吉群，陈秀文，肖映平，等.新型冠状病毒流行期医院手术室净化空调系统的现状调查［J］.中华护理杂志，2020，55（03）：368-372.

［248］国家卫生健康委办公厅，民政部办公厅，公安部办公厅.新型冠状病毒感染的肺炎患者遗体处置工作指引（试行）［EB/OL］.（2020-02-01）［2020-02-01］.http://www.nhc.gov.cn/yzygj/s7659/202002/163c26a24057489dbf64dba359c59a5f.shtml.

［249］国家卫生健康委办公厅.医疗机构内新型冠状病毒感染预防与控制技术指南（第一版）［J］.中国感染控制杂志，2020，19（2）：189-191.

［250］于鑫玮，韩玮，李静，等.新型冠状病毒肺炎疫情期间医院终末消毒实践［J］.中国消毒学杂志，2021，38（7）：621-624.

［251］蔡丹丹，李茹芳，汤秋芳.新型冠状病毒肺炎患者的院内感染预防措施［J］.中华护理杂志，2020，55（z2）：772-774.

［252］贾平鸷,黄牧，邱伟，等.新型冠状病毒肺炎疫点终末消毒措施及效果评价［J］.中国消毒学杂志，2020，37（4）：275-276，279.

［253］韩成铁，张辉鹏，张莹，等.新冠病毒污染的集中隔离观察点污水应急消毒方案研究与应用［J］.给水排水，2020，56（5）：13-17.

［254］黄牧，茅旭，贾辰，等.有害生物防制公司新冠肺炎疫情环境消毒能力的评估［J］.中国消毒学杂志，2021，38（12）：916-918.

［255］魏晓霞，赵晋，吴振波，等.2019冠状病毒肺炎重症监护室的临时改建及终末消毒［J］.当代医学，2021，27（14）：116-118.

［256］张辉，高燕，苏继艳，等.疾控机构在实施新型冠状病毒肺炎终末消毒时常见问题探讨［J］.职业卫生与病伤，2020，35（05）：311-313.

［257］林良强，张韶华，朱子犁，等.深圳新冠肺炎疫情消毒处置策略与实践［J］.中国消毒学杂志，2020，37（9）：718-720.

［258］张晓，张彤，刘慧媛，等.消杀服务公司在新型冠状病毒肺炎疫情防控中作用的调查［J］.中国消毒学杂志，2020，37（7）：532-534.

［259］梅树林，张要锋，齐振文，等.某市新型冠状病毒肺炎疫源地消毒现状调查［J］.中国消毒学杂志，2020，37（5）：391-392.

［260］国务院应对新型冠状病毒肺炎疫情联防联控机制综合组.关于进一步加强新冠肺炎疫情防控消毒工作的通知［EB/OL］.（2021-08-31）［2021-09-01］. http：//www.nhc.gov.cn/jkj/s7923/202109/4c99f219126f4024809607b0f96fbdb1.shtml.

［261］中华人民共和国国家质量监督检验检疫总局，中国国家标准化管理委员会.疫源地消毒总则（GB 19193—2015）［EB/OL］.（2015-06-02）［2015-07-31］. http：//www.nhc.gov.cn/wjw/s9488/201507/d69be0f22bf24f2880d26974ec0111a7.shtml.

［262］国家卫生健康委员会.新冠肺炎疫情期间现场消毒评价标准（WS/T 774—2021）［EB/OL］.（2021-02-20）［2021-02-23］. http：//www.nhc.gov.cn/wjw/s9488/202102/4401730c8a2e4c85b1b65c2653adad2e.shtml.

［263］广东省卫生健康委员会.广东省医疗机构恢复日常诊疗服务防控新冠肺炎工作指引［EB/OL］.（2020-02-23）［2022-02-24］. http：//wsjkw.gd.gov.cn/gkmlpt/content/2/2907/mmpost_2907298.html#2532.

［264］王一镗.中华医学百科全书·灾难医学［J］.中华灾害救援医学，2017（18）：79-81.

［265］国家卫生健康委办公厅，国家发展改革委办公厅，住房城乡建设部办公厅.方舱医院设计导则.［EB/OL］.（2022-07-06）［2022-08-09］. http：//www.gov.cn/zhengce/zhengceku/2022-08/12/content_5705168.htm.

［266］刘俊峰，翟晓辉，向准，等.应对新型冠状病毒肺炎疫情的方舱医院建设管理探讨［J］.中国医院管理，2020，40（3）：12-14.

［267］上海市卫生系统后勤管理协会.方舱医院后勤保障服务管理规范［EB/OL］.（2022-04-27）［2022-04-29］. http：//med.china.com.cn/content/pid/340407/tid/1026.

［268］国家卫生健康委员会办公厅，国家中医药管理局办公室.新型冠状病毒肺炎诊疗方案（试行第九版）［EB/OL］.（2022-03-14）［2022-03-15］. http：//www.nhc.gov.cn/yzygj/s7653p/202203/b74ade1ba4494583805a3d2e40093d88.shtml.

［269］He Q，Xiao H，Li H M，et al. Practice in information technology support for fangcang shelter hospital during COVID-19 epidemic in Wuhan, China〔J〕. Journal of medical systems, 2021, 45（4）: 1-8.

〔270〕梁晓虹, 郭颖, 曹伟伟, 等. 新型冠状病毒肺炎疫情下隔离病区及闭环内工作人员驻地紧急改建经验〔J〕. 内科理论与实践, 2022, 17（2）: 164-167.

〔271〕杨之涛, 景峰, 吴文娟, 等. 方舱医院建设与运行管理探索〔J〕. 内科理论与践, 2022, 17（2）: 117-122.

〔272〕黄青, 曾伟, 蔡永辉. 应对突发公共卫生事件的方舱医院运行管理标准化研究〔J〕. 中国标准化, 2020（8）: 43-47.

〔273〕龚卫静, 伍三兰, 吴婷婷, 等. 方舱医院新型冠状病毒肺炎患者治疗的药学监护〔J〕. 医药导报, 2020, 39（5）: 650-653.

〔274〕Xin X, Li S F, Cheng L, et al. Government intervention measures effectively control COVID-19 epidemic in Wuhan, China〔J〕. Current medical science, 2021, 41（1）: 77-83.

〔275〕李筠, 戴遥, 胡柳, 等. 新型冠状病毒肺炎疫情下方舱医院护理团队应急管理实践探析〔J〕. 中华护理杂志, 2020, 55（z1）: 60-62.

〔276〕徐玉兰, 刘义兰, 曹青, 等. 新型冠状病毒肺炎疫情下方舱医院护理管理模式的构建〔J〕. 中华护理杂志, 2020, 55（7）: 1024-1027.

〔277〕席新学, 汪晖, 毛靖, 等. 方舱医院中新型冠状病毒肺炎患者的安全管理〔J〕. 中华护理杂志, 2020, 55（z1）: 53-55.

〔278〕王一颖, 丁亚兴, 罗西贝, 等. 新型冠状病毒肺炎疫情下武汉方舱医院的医院感染风险及对策〔J〕. 中国医院管理, 2020, 40（3）: 4.

〔279〕何细飞, 程捷, 杨建国, 等. 新型冠状病毒肺炎疫情下方舱医院护理管理实践〔J〕. 护理学杂志, 2020, 35（10）: 59-62.

〔280〕吴文娟, 何丽华, 刘波, 等. 新冠肺炎疫情期间方舱医院院内感染管理探讨〔J〕. 中华医院管理杂志, 2020, 36（4）: 320-323.

〔281〕王晶晶, 周琼, 孙晖, 等. 新冠肺炎疫情下武汉方舱医院实施协同管理机制实践探索〔J〕. 中国医疗管理科学, 2021, 11（2）: 50-53.

〔282〕山东省住房和城乡建设厅, 山东省卫生健康委员会. 关于印发《"方

舱式"临时应急医疗救治场所设计导则（试行）》的通知［EB/OL］.（2020-12-21）［2020-12-28］. http://www.hunanjz.com/news/info/8d2fdaa82cf644c399c8a639d308c516.

［283］薛贻敏，周晓芬，陈玉芳，等.方舱医院的展开与院感管理［J］.解放军医院管理杂志，2021，28（4）：314-316.

［284］叶燕，张丽萍，何细飞.方舱医院在应对新型冠状病毒肺炎疫情中的运行模式［J］.中国临床护理，2020，12（6）：480-483.

［285］张义丹，丁宁，胡豫，等.新冠肺炎疫情下武汉方舱医院运行管理模式及实践探析［J］.中华医院管理杂志，2020（4）：281-285.

［286］郑建兰.信息平台在灾害救援物资管理中的应用现状［J］.当代护士（下旬刊），2016（7）：17-19.

［287］黄赣英，章富莲，朱艳丽，等.应急预案在大批量收治新型冠状病毒肺炎患者中的应用［J］.中华护理杂志，2020，55（z1）：207-208.

［288］干振华，郭玉峰，孙启荻，等.火神山医院单日12h421例患者转运接收的做法［J］.解放军医院管理杂志，2020，27（9）：804-807.

［289］林玲，李素云，娄湘红，等.方舱医院轻症新型冠状病毒肺炎患者的护理与管理［J］.护理研究，2020，34（7）：1122-1125.

［290］阙佳凯，高友健，王学理.新型冠状病毒肺炎预检信息系统的设计与应用［J］.中国数字医学，2020，15（5）：34-36.

［291］中华人民共和国国家卫生健康委员会.新型冠状病毒感染的肺炎防护中常见医用防护用品使用范围指引（试行）［EB/OL］.（2020-01-26）［2020-01-27］. http://www.nhc.gov.cn/yzygj/s7659/202001/e71c5de925a64eafbe1ce790debab5c6.shtml.

［292］何红艳，杨起，李金莲，等.大规模人群新型冠状病毒核酸检测的护理组织与管理［J］.护理学报，2021，28（14）：52-55.

［293］潜艳，曾铁英，汪晖，等.疑似新型冠状病毒肺炎感染患者鼻咽拭子标本采集的安全管理［J］.中华护理杂志，2020，55（3）：359-361.

［294］詹昱新，喻姣花，刘义兰，等.新型冠状病毒肺炎防控中方舱医院护理应急管理的实践［J］.解放军护理杂志，2020，37（5）：13-16.

［295］孙宽，李丽勤，朱文成，等. 疫情下方舱医院患者自我管理［J］. 解放军医院管理杂志，2021，28（2）：147-149.

［296］冯韬，杨灿华，李桂迎，等. 方舱医院轻型新型冠状病毒肺炎患者931例临床特点与管理探讨［J］. 广东医学，2020，41（23）：2377-2380.

［297］高兴莲，沈剑辉，王曾妍，等. 方舱医院收治新型冠状病毒肺炎患者护理管理策略［J］. 中华护理杂志，2020，55（z1）：62-65.

［298］何细飞，刘清华，杨建国，等. 方舱医院新型冠状病毒感染患者睡眠质量现状及影响因素分析［J］. 中国临床护理，2020，12（3）：190-195.

［299］曾珠，邓永鸿，彭洁婧. 方舱医院中新型冠状病毒肺炎患者的护理管理［J］. 中华护理杂志，2020，55（z1）：66-67.

［300］喻姣花，孙晖，詹昱新，等. 新型冠状病毒肺炎疫情防控中方舱医院的护理应急综合管理［J］. 护理学杂志，2020，35（9）：1-3.

［301］张华玲，王健，翟晓辉，等. 新型冠状病毒肺炎疫情下方舱医院党建工作思考［J］. 中国医院管理，2020，40（4）：72-74.

［302］李银燕，宋巧玲，杨秀华. 新型冠状病毒肺炎疫情期间患者的安全转运［J］. 护理管理杂志，2021，21（6）：447-450.

［303］罗西贝，凌瑞杰，丁亚兴，等. 武汉江岸方舱医院医院感染预防与控制措施及效果评价［J］中国病毒病杂志，2020，10（04）：284-288.

［304］乔秋阁，潘杰，刘燕，等. 基于循证实践指南的新型冠状病毒肺炎患者隔离病区环境表面清洁与消毒流程的构建［J］. 护理学报，2021，28（16）：9-15.